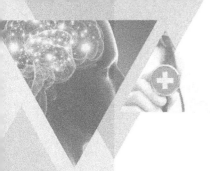

脑卒中康复护理

刘 芳 ◎著

U0216941

厦门大学出版社
XIAMEN UNIVERSITY PRESS
国家一级出版社
全国百佳图书出版单位

图书在版编目（CIP）数据

脑卒中康复护理 / 刘芳著. -- 厦门：厦门大学出版社，2018.11（2023.8 重印）

ISBN 978-7-5615-7003-6

Ⅰ. ①脑… Ⅱ. ①刘… Ⅲ. ①脑血管疾病-康复 Ⅳ. ①R743.309

中国版本图书馆CIP数据核字(2018)第276589号

出 版 人	郑文礼
责任编辑	陈进才　黄雅君
封面设计	蒋卓群
技术编辑	许克华

出版发行	厦门大孝出版社
社　　址	厦门市软件园二期望海路 39 号
邮政编码	361008
总　　机	0592-2181111　0592-2181406(传真)
营销中心	0592-2184458　0592-2181365
网　　址	http://www.xmupress.com
邮　　箱	xmup@xmupress.com
印　　刷	广东虎彩云印刷有限公司

开本	720 mm×1 000 mm　1/16
印张	24.25
字数	386 千字
版次	2018 年 11 月第 1 版
印次	2023 年 8 月第 2 次印刷
定价	68.00 元

本书如有印装质量问题请直接寄承印厂调换

厦门大学出版社
微信二维码

厦门大学出版社
微博二维码

前 言

脑卒中是我国常见病、多发病，具有死亡率高、复发率高、致残率高的特点，有80%以上的患者会遗留不同程度的功能障碍，从而影响患者的生活自理，给家庭和社会带来沉重负担。康复治疗与护理的早期介入可明显降低患者的致残率，能够明显地改善其生活自理能力，提高其生活质量。本书充分吸收国内外研究的成果，在编写过程中着力突出脑卒中康复护理的重点与难点问题，从护理的角度集中、深入、重点地对其进行阐述。

本书共分为三个部分。第一部分介绍康复护理概论，包括康复及康复护理的基本概念、康复护理的特点、康复护理理论背景、康复护理实践——出院准备服务；第二部分着重介绍脑卒中康复护理，包括脑卒中概念、危险因素、临床分型、康复预防、康复评定、康复治疗，以及脑卒中常见功能障碍的康复护理、常见并发症与合并症的康复护理；第三部分结合大量图片，图文并茂地介绍脑卒中康复护理技术。这三个部分从康复护理理论到脑卒中康复护理再到康复技术，较全面、系统地阐述了脑卒中康复护理的相关基础理论知识与临床实践应用，以期对广大的脑卒中医护工作人员有所裨益。

本书读者对象为各级医疗机构，包括综合性医院、康复专科医院以及社区卫生服务中心的医护工作者及广大医学院校研究生、本科生等，通过本书使其充分认识脑卒中这一疾病并且掌握一定的康复、护理知识，有助于医护人员更好地进行脑卒中患者的康复和护理，提高患者未来的生活质量。本书亦可作为读者学习和工作的工具书及辅助参考资料。本书经费从作者主持的2016年度福建省高校新世纪优秀人才支持计划"基于出院准备服务的脑卒中患者康复护理模式研究"项目中支出。

由于水平有限，书中难免有疏漏不足之处，恳请读者批评指正，不胜感激！

刘芳

2018年5月28日

目　录

第一篇　康复护理概论

第二篇　脑卒中的康复护理

第三篇　脑卒中康复护理技术

康复护理概论

|第一章| 康复护理学基础

美国护士协会（American Nurses Association，ANA）于1980年提出："每个人对自身存在的或潜在的健康问题，必有一定的表现和反应，对这种反应的诊断和治疗即称为护理。"简言之，护理学是为人类健康服务的，是自然科学与社会科学相结合的一门综合性的应用学科。康复护理是护理学的一个重要分支，也是康复医学的重要组成部分。对康复、康复护理、残疾等相关概念的正确理解不仅对康复人员很重要，对所有参与患者医疗救治的人都很重要。这一理解意味着需要为实现和保持患者的最佳功能和独立性而向患者提供援助，这涉及治疗的机制，例如，在安全情况下尽早动员患者积极参与自我保健、保护身体结构以防止并发症以及培育自我管理和决策技能，需要多学科小组的共同参与。

第一节　康复护理基本概念

一、概　念

（一）健　康

健康（health）是一个综合的、复杂的、多维的，且在不断深化发展的概念。传统的健康观是"无病即健康"，现代人的健康观是整体健康，1948年《世界卫生组织组织法》对健康的定义是："健康不仅为疾病或羸弱之消除，而系体格、精神与社会之完全健康状态。"这一定义揭示了人类健康的本质，健康是人的躯体、精神、心理状态与自然状态、社会生态等的和谐适应和良性互动。《世界卫生组织组织法》规定："享受最高而能获致之健康标准，为人人基本权利之一。不因种族、宗教、政治信仰、经济或社会情境各异，而分轩轾。"

（二）功　能

功能（functioning）是一个包括身体所有的功能、活动和参与在内的各个部分的包罗万象的术语。康复的功能观，即从康复的角度看，所谓功能，是一种有目的的、为达到一定目标而可以调控的活动。这种活动是人们维持日常生活和进行工作、学习、劳动和社会生活所必需的，如生活自理功能（穿衣、进食、梳洗、转移、排二便、家务等），言语交流功能（听、说、读、写等），肢体运动功能，感觉知觉功能，心理状态与适应能力，认知功能，职业功能，社会生活功能等。很多人在某段时间内都经历过由于健康状况出现问题而造成的某种功能局限。由于慢性病、损伤、车祸、跌倒、暴力以及老龄化等的增加，罹患残疾的人数正在上升。2001年，世界卫生组织（World Health Organization，WHO）建立了新的残疾分类体系——"国际功能、残疾和健康分类"（International Classification of Functioning，Disability and Health，ICF）。ICF中文版已经与其他5种WHO正式文字版本同时完成并出版发行。

（三）残　疾

残疾（disability）也称为功能减弱或丧失，是人类的一种生存状态，几乎每个人在生命的某一阶段都会发生暂时或永久的损伤，而步入老龄的人更是会经历不断增加的功能障碍。中国台湾地区称残疾为"伤残"，香港则称之为"弱能"。ICF将残疾定义为损伤、活动受限以及参与限制的总称。残疾是某些疾病患者（如脑瘫、唐氏综合征和抑郁）与个人及环境因素（如消极态度、不方便残疾人使用的交通工具和公共建筑及有限的社会支持）之间的相互作用。据估计，超过10亿人（约占世界人口的13%）患有某种形式的残疾。15岁及以上的人群中，有1.1亿（约占世界人口的1.5%）至1.9亿（约占世界人口的2.6%）人存在很严重的功能性障碍。其中，人口老龄化和慢性疾病的增多使残疾率正在不断上升。残疾是复杂的，为了克服残疾带来的不利情况而采取的各种干预措施也是多样的、系统的，并且会随着情境的变化而变化。

（四）康　复

康复的英文"rehabilitation"一词来源于中世纪的拉丁语，其中，"re-"是"重新"的意思，"habilis"是"为人所期望"的意思，在当时是指失去地位、特权、财产等而重新恢复的意思，后逐渐被赋予"经正规治疗使病残者恢复往日的自我和尊严"的意思。中国大陆由于"康复"一词的使用由来已久，故仍译成"康复",它不同于我们习惯上所说的"康复"。我们习惯上所说的"康复"一般指患病后的健康恢复,以"治病救命"为主要目标,而在康复医学中"康复"是以提高人的整体功能、生存质量为目标,从而提高身体、精神、心理和社会生活各方面的能力。台湾地区译为"复健",香港译为"复康"。在现代医学领域中,康复的定义和内涵在不断地演变。1969年,WHO对康复的定义是:"康复是综合、协调地应用医学的、社会的、教育的和职业的措施对患者进行训练和再训练,以恢复其功能至最高水平。"1981年,WHO重新给康复下了定义:"康复是指应用各种有用的措施以减轻残疾的影响和使残疾人重返社会。康复不仅是指训练残疾人使其适应周围的环境,也指调整残疾人周围的环境和社会条件,以利于他们重返社会。"2011年,WHO发布的《世界残疾问题报告》将康复定义为"帮助经历或可能经历残疾的个人在所处环境中实现和保持最佳功能的一套措施"。康复的目标是实现身体功能、结构、活动、参与同环境和个人因素的相互统一。

（五）康复医学

康复医学（rehabilitation medicine）是为了康复的目的而研究有关功能障碍的预防、评定和治疗的一门医学学科。随着社会的进步和发展、现代医学模式的转变、疾病谱以及人口结构的变化,康复医学与预防医学、保健医学、临床医学共同构成现代医学体系的四大支柱。康复医学的工作内容在于研究功能障碍的预防、康复评定和康复治疗,主要着眼点在于功能及其障碍,从康复的角度研究和处理有关功能的障碍。可以说,康复医学是一门以功能为中心的医学（function-oriented medicine）。由于功能障碍可以是潜在的也可以是现存的,可以是可逆的或不可逆的,可以在疾病之前出现、与疾病并存或是疾病的后遗症,所以康复医学实际上涉及临床各个学科及其相关知识。

（六）康复护理

康复护理（rehabilitation nursing）是根据总的康复治疗计划,围绕全面康复（躯体的、心理的、职业的和社会的）的目标,运用护理专业知识与技能以及相关的康复技术,与其他康复专业人员共同协作,对致残性疾病或残疾者进行护理工作和功能训练,以预防继发性残疾。1988年,美国护士协会（ANA）和康复协会将康复护理定义为"诊断和治疗个人和群体对现存的或潜在的健康问题的反应,以获得良好的功能和生活方式"。康复护理是实现康复计划的重要组成部分，并且贯穿于康复全过程，与预防、保健和临床护理共同组成全面护理。康复护理作为一种概念和指导思想，必须渗透到整个护理系统，包括门诊、住院、出院、家庭、社区患者的护理计划中去。

（七）康复护理学

康复护理学（rehabilitation nursing science）是一门旨在研究病、伤、残者康复的护理理论、知识和技能的科学。为了康复的目的，研究有关功能障碍的预防、评定和协助治疗、训练的护理等，在整个护理学体系中占有十分重要的位置。随着现代医学模式的转变、疾病谱以及人口结构的变化，人们对生活质量的要求也相应提高，康复护理学的"提高功能、全面康复、重返社会"三大指导原则，正符合社会对护理学的要求。

二、康复的内涵

（一）康复的对象

康复的对象主要是由损伤、疾病、先天发育缺陷、营养不良和老化而导致功能障碍者。康复面对的是残损的功能，目标是要完成对残损功能，特别是对日常生活产生不利影响的功能的全面恢复，而不是修复其损伤的解剖结构。

（二）康复的领域

康复的领域包括医学康复、教育康复、康复工程、职业康复和社会康复。

1. **医学康复**　医学康复或称为医疗康复，是指应用各种医学或医疗手段来解决病、伤、残者的功能障碍，达到康复的目的。与临床医学相比较，二者最大的区别在于临床医学更多地关注于救命治病，医学康复更多地关注于对那些救治过来的对象如何改善他们的功能。

2. **教育康复**　教育康复是指通过教育与训练的手段，提高残疾者素质和能力，包括智力、日常生活活动能力、必要的职业技能、适应社会生活能力等。教育康复对儿童而言是一个十分重要的环节，他们将来能否适应社会生活，能否跟上社会的发展，其所受教育的程度是一个重要的影响因素。

3. **康复工程**　康复工程主要是借助医学工程手段，补偿、矫正和增强康复对象残存的功能，发挥其潜在的能力，是康复工作的重要措施之一。我国已将康复工程纳入发展规划，委托有关部门制订研究生产计划和质量检测管理办法。随着科学技术的进步，更加智能化的辅助器具也将研制成功并投入康复服务。

4. 职业康复 工作是人的基本权利之一，人的社会职责的履行在很大程度上是通过工作得以实现的。残疾人只有通过工作才能从依赖和自卑的心态中解脱出来，才能实现经济独立。职业康复体系包含职业评定、职业咨询、职业培训和就业指导四个方面的内容。职业康复的目的是评估患者返回工作岗位是否安全，帮助患者加速恢复就业能力和保持继续工作的能力。

5. 社会康复 社会康复是指从社会学的角度采取各种有效措施为残疾人创造一种适合其生存、创造、发展和实现自身价值的环境，使残疾人享受与健全人同等的权利，达到全面参与社会生活的目的。社会康复的实现，一方面依靠残疾人自己的不懈努力，另一方面则依靠社会对其提供尽可能多的帮助。社会康复的措施，有些是针对残疾人个人的，有些是社会整体性的，如法律政策保护、无障碍环境、美好和谐的人际关系等。

（三）康复的措施

康复措施包括所有能消除或减轻身心功能障碍的措施，以及其他有利于教育康复、职业康复和社会康复的措施。不仅可使用医学科学的技术，也可使用社会学、心理学、工程学等方面的技术和方法作为康复措施。

（四）康复的目的

康复的目的是使个体在生理、心理和社会功能各方面达到和保持最佳状态，增强其自理能力，使其重返社会，提高生存质量。现代康复仍不可能解决所有病、伤、残带来的不利影响，但经过积极的全面康复后，个体可以带着某些功能障碍融入社会，在家庭和社会中过着更有意义的生活，达到"与病、伤、残共存"的和谐状态。

（五）康复的提供

提供康复医疗、训练和服务的不仅包括专业的康复工作者，也包括社区的力量，以及患者本人与家属的共同参与。

三、康复护理的对象和范围

（一）对　象

康复护理的对象不同于一般护理对象，主要是残疾者、慢性病患者和某些年老体弱者，以及疾病或损伤急性期和恢复早期的患者。

1. **残疾者**　WHO和世界银行2011年发布的《世界残疾报告》称，基于2010年的估计，"目前有10亿人口带有某种形式的残疾，约占世界总人口的15%，而且随着人口日益老龄化，这一比例将继续增长"。康复治疗和护理是改善残疾者躯体、内脏、心理和精神状态的重要手段，也是预防残疾发生、发展的重要手段。

2. **慢性病患者**　慢性病患者主要是指患有各种内脏疾病、神经系统疾病或运动系统疾病的患者。这些患者往往由于疾病而减少身体活动，从而产生继发性功能衰退，如慢性支气管炎导致的肺气肿和全身有氧运动能力降低等。对这些问题除了进行临床医疗之外，积极的康复治疗与护理也有助于改善患者的躯体和心理功能，减轻其残疾程度，提高独立生活能力。

3. **老年病患者**　老年人大多存在不同程度的退行性改变和功能障碍，为使老年病患者能参加力所能及的活动，应充分发挥康复医学及康复护理的作用。我国第六次全国人口普查数据显示，截至2010年年底，我国老年人口达1.78亿，占总人口的13.26%，其中65岁及以上人口占8.87%，为1.48亿人。我国已进入老龄化社会，因此，老年人的康复护理是防治老年性疾病、保持老年人身体健康的重要环节。

4. **疾病或损伤急性期及恢复早期患者**　许多疾病和损伤需要早期开展康复治疗，以促进原发性功能障碍的恢复，防治继发性功能障碍。处于早期"患病状态"的各系统器官慢性病患者的活动能力受限，心理和精神均受到不同程度的影响，康复治疗和护理是改善此类患者功能状况的重要手段，如心肌梗死后的早期运动治疗，有助于减少并发症，维护心功能。

5. **亚健康人群**　康复锻炼对许多疾病或病态（morbidity）有预防和治疗的双重作用。合理的运动锻炼有利于提高组织对各种不良应激的适应性，预防疾病的发生。例如，积极的有氧训练有利于降低血脂，控制血压，改善情绪，从而增强体质，减少心血管疾病的发生或延缓病情发展。

（二）范　围

康复护理涉及临床各专科，强调康复整体护理，包括生理、心理、社会等方面，体现生物—心理—社会的一体化医学模式。康复护理人员不仅要对患者进行必要的康复护理，还要对其家属进行健康教育，要求患者本人、家庭成员及所在社区，均参与康复计划的制订和实施。康复护理的早期介入与预防性康复护理，是一种重要的护理理念。护理人员应24小时连续给患者进行康复护理，从预防、治疗到健康教育，扮演好协调者、执行者、教育者等角色。

四、康复护理的特点

（一）高度重视心理护理

患者因突然伤病致残所造成的生活、工作和活动能力的障碍或功能丧失存在时间较长，有时甚至是终身的，而康复治疗时程长，住院时间久，患者容易产生悲观、绝望、急躁等不良的心理状态，甚至出现心理失调和人格偏差。康复护理人员要根据患者已经发生或可能发生的各种心理障碍和行为异常，及时地给予相应的心理支持，把心理康复作为全面康复的枢纽，并注意调动其家属与社会的力量共同帮助患者，抚平其心理创伤，消除其心理障碍，使患者树立生活的信心，积极主动配合并坚持不懈地进行各种康复治疗和护理，并能够克服功能障碍给生活、学习、工作带来的困难。

（二）强调自我护理

一般护理对象在患病期间可能有暂时性的影响其生活自理能力的情况发生，此时护理人员应给予患者口腔护理、床上擦浴、翻身等以减轻病痛，促进患者尽快恢复健康。由于患者处于接受照顾的被动状态下，因此这种护理称为"替代护理"。对于康复护理对象，由各种功能障碍导致的不同程度的长期生活自理能力下降不能靠替代解决，应该通过耐心的引导、鼓励和帮助使患者通过各种训练，发挥其残余功能和潜在能力，使其由被动地接受他人的护理变为自我照顾的主动护理，即所谓的"自我护理"，如进食、穿脱衣服、解决个人卫生问题等，恢复其独立生活能力，以适应新的生活，为重返社会创造条件。对于功能障碍者而言，虽然他们的活动不能达到患病前的状态，但是应通过康复治疗和护理，使他们达到最大程度的自理。康复护理人员通过完全代偿、部分代偿、支持和教育等方法，帮助病、伤、残者克服自理方面的缺陷，从被动地终生依赖他人，转变到最大限度地实现生活自理。

（三）评定贯穿始终

评定是通过一系列的标准对患者的功能障碍做出全面、系统的判断、评定和分析，可作为制订和调整相应护理计划的依据。康复护理人员只有掌握了正确的评定方法，才能根据患者的情况设计康复护理目标，制订康复护理计划，评定康复护理的效果。康复护理评定是康复护理工作的重要内容，是康复护理的基础，一切康复护理工作都是从初期评定开始至末期评定结束，即评定贯穿于康复护理的整个过程。

（四）持之以恒地进行功能训练

保存和恢复康复护理对象的功能，是康复整体护理的核心，也是康复护理的关键。早期介入功能训练，可改善患者的肢体运动功能，预防残疾的发生、发展和继发性残疾的出现，并能减少病后抑郁状态的发生。后期的功能训练可最大限度地保存和恢复患者机体的功能。康复护理人员应在全面评估患者残存功能的前提下，在总体康复治疗计划中，结合护理工作特点，指导和督促患者坚持不懈、持之以恒地进行康复功能训练，从而促进功能早日恢复。

（五）积极发挥桥梁作用

康复护理人员是康复团队中与患者接触机会和时间最多的康复专业人员，不仅要配合和协调安排好各种康复治疗的时间、内容和顺序以保证康复治疗的正常进行，还要努力促进患者之间建立良好的人际关系，形成互相关心、互相帮助、互相鼓励的好风气，并努力争取家属和单位的配合，从精神上、生活上多给患者以支持，使患者积极主动配合康复治疗和护理，以促进患者功能的恢复。

第二节　康复及康复护理学历史沿革

一、产生与发展

　　康复护理学的发展离不开康复医学的发展。早在2000多年前我国就已经存在简单的康复治疗，而且一直是医、药、护并存。现存最早的医学著作《黄帝内经·素问》中记载用针灸、导引、按摩、热熨、饮食、身体活动等治疗瘫痪、麻木、肌肉挛缩等病症的康复方法。汉末名医华佗创编的"五禽戏"，既能防病健身，又能促使患者康复，影响甚广。在西方，古罗马和希腊也有关于运动治病的记载，他们曾用体操、散步、工作疗法、文娱疗法等治疗躯体和精神疾病，这是最早的作业疗法，同时也采用电疗、水疗、光疗等治疗身心疾病，从而形成了物理疗法。

　　现代康复护理学的发展历史可以追溯到南丁格尔时代，早在1859年南丁格尔所著的《护理注意事项：该做什么和不该做什么》一文中便提到允许患者自我护理是重要的护理干预措施。任何学科的产生和发展都源于社会的需要，康复护理学也不例外。20世纪是现代康复医学形成和发展的时期，两次世界大战，尤其是第二次世界大战，大批伤病员的出现，促进了康复医学和康复护理学的产生和发展。英、美等国把战争时期的康复经验运用到和平时期，成立了许多康复中心。1922年，国际康复医学委员会（the Medical Commission of Rehabilitation International，CRI）成立了，于1969年更名为康复国际（Rehabilitation International，RI）。1938年，由Keit Hauster等大力提倡的早期起床活动被认为是20世纪医学实践重大变革之一。1947年，美国成立了美国物理医学与康复委员会（American Board of Physical Medicine and Rehabilitation），确立了现代康复医学的学科地位；1952年，成立了国际物理医学与康复联盟（International Federation of Physical Medicine and Rehabilitation，IFPMR）。1960年，首届世界康复医学大会在意大利召开。随后，许多国家相继设立了康复医学（物理医学与康复）专科。1969年，国际康复医学学会（the International Rehabilitation Medicine Association，IRMA）成立，并于1970年在意大利召开了第一次会议，标志着康复医学学科的成熟。康复的概念也有了新的发展，现代康复医学之父，美国医学家Howard A.Rusk，提出了全面康复的概念，认为康复治疗应针对整个人，包括身体、精神、职业与社会各方面，他提倡术后早期离床活动，同时采用医疗体操、功能训练、作业疗法、心理治疗、语言矫正、假肢、矫形支具装配等综合措施进行康复治疗。这些治疗大大提高了康复的疗效，使康复医学开始成为一门独立的医学学科。

1976年，WHO 提出了一种新的、有效的、经济的康复途径——社区康复（community-based rehabilitation，CBR），它顺应了全球残疾人的康复需求，更顺应了发展中国家残疾人的迫切需求。1982年，WHO 在斯里兰卡首都科伦坡召开了"社区康复国际研讨会"，会上阐明了全球残疾人所面临的康复现状，肯定了《在社区中训练残疾人》一书对社区康复的指导意义，有力地推动了社区康复在全球的实施。1997年，国际康复医学学会、国际物理医学与康复联盟合并组成了国际物理医学与康复医学会（International Society of Physical and Rehabilitation Medicine，ISPRM）。

20世纪80年代，我国引入了康复医学，康复护理也随之产生。近年来，随着交通事故和其他意外事故的增加及人口的老龄化，康复护理工作的需求也随之增加。我国先后成立了荣军疗养院、荣军康复院，各地区也成立了疗养院、福利院、盲人学校、聋哑学校以及残疾人工厂，为残疾人提供了进行康复治疗、工作和学习的一系列场所。1983年，我国成立了中国康复医学研究会，1988年更名为"中国康复医学会"。1983年，卫生部要求有条件的医学院校开设康复医学课程，同时，我国许多地区纷纷成立了多种形式的康复机构。康复医疗已成为常规治疗，呈现出专科化趋势，形成骨科、神经科、心脏病、老年病等康复医学分支，并大力倡导和推广社区康复。康复护理学与康复医学密不可分，康复护理学伴随康复医学的发展而发展。在中国残疾人联合会的领导下，中国康复护理研究会于1987年6月正式成立，后改名为"中国康复医学会康复护理专业委员会"，为我国普及和提高护理教育起到了极大的推动作用。随着中国康复医学会及各省康复护理专业委员会的成立，在学会的积极努力下，在康复医学界领导、专家对康复护理学的重视、关怀、支持下，康复护理在理论、知识、技能以及科研方面取得了显著的成绩。康复护理学是护理学专业中的一个新的领域，近年来逐渐被社会所重视。随着康复医学的发展，康复护理也取得长足发展，正从整个护理领域中脱颖而出，并逐渐形成独立的专业体系，而康复护理学的建立和发展反过来也必将促进康复医学的发展。

二、现状与前景

随着现代医学和科技的进步及我国老龄化时代的到来，康复护理学在康复护理基础理论、康复护理方法和手段、人文关怀、心理康复护理等方面取得了较快的发展和令人瞩目的成绩，越来越受到人们的重视。不仅综合医院相继组建了康复科，区、县、街道、厂矿、学校等社区康复也以惊人的速度向前推进。2011年，为全面贯彻落实《中共中央国务院关于促进残疾人事业发展的意见》(中发〔2008〕7号)，依据《中华人民共和国国民经济和社会发展第十二个五年规划纲要》(以下简称《纲要》)，制定了《中国残疾人事业"十二五"发展纲要》，其中，"十二五"时期残疾人事业发展的总目标和指导原则："十二五"时期，残疾人事业的发展要高举中国特色社会主义伟大旗帜，以邓小平理论和"三个代表"重要思想为指导，深入贯彻落实科学发展观，全面落实《中共中央国务院关于促进残疾人事业发展的意见》，按照"政府主导、社会参与，国家扶持、市场推动，统筹兼顾、分类指导，立足基层、面向群众"的要求，健全残疾人社会保障体系和服务体系，使残疾人基本生活、医疗、康复、教育、就业、文化体育等基本需求得到制度性保障，促进残疾人状况改善和全面发展，为残疾人平等参与社会生活创造更好的环境和条件，为全面建设小康社会和构建社会主义和谐社会做出贡献。2016年8月，国务院印发《"十三五"加快残疾人小康进程规划纲要》指出：残疾人既是全面小康社会的受益者，也是重要的参与者和建设者，要把加快残疾人小康进程作为全面建成小康社会决胜阶段的重点任务，健全残疾人权益保障制度和扶残助残服务体系，增加残疾人公共产品和公共服务供给，让广大残疾人安居乐业、衣食无忧，生活得更加殷实、更有尊严。到2020年，残疾人权益保障制度基本健全、基本公共服务体系更加完善，残疾人事业与经济社会协调发展；残疾人社会保障和基本公共服务水平明显提高，共享全面建成小康社会的成果。《纲要》提出六个方面的主要任务：一是将农村贫困残疾人作为脱贫攻坚的重点对象，分类施策、精准帮扶，确保如期脱贫；逐步建立残疾人基本福利制度，提高残疾人社会保障水平，织密筑牢残疾人基本民生保障安全网。二是建立完善残疾人就业扶持政策体系，多渠道促进残疾人就业创业，帮助更多的残疾人加入"大众创业、万众创新"的时代潮流中去，通过劳动过上更好的生活。三是实施残疾预防和残疾人康复、教育、文化体育、无障碍等基本公共服务项目，建立服务标准体系，提高服务质量效益，为残疾人平等参与、全面发展创造便利化条件和友好型环境。四是制订修订残疾人就业、教育、社会福利等法规，强化残疾人权益保障法律法规的落实，提升残疾人事业法治化水平，依法保障残疾人平等权益，依法推进残疾人小康进程。五是营造理解、尊重、关心、帮助残疾人的浓厚社会氛围，促进残疾人慈善事业、志愿服务和服务产业发展，加强国际交流合作，为加快残疾人小康进程注入新的动力。六是落实政府责任，加大投入力度，加快专业人才队伍培养，促进科技应用和信息化建设，增强基层服务能力，改进残疾人证发放管理等基础工作，为加快残疾人小康进程提供有力支撑。以上这些足见国家对残疾人事业及康复事业的重视。

同时，康复概念已逐步渗入临床各科护理中，康复护理已成为社区护理的重要工作内容之一，康复护理的科研工作也正在逐步开展。第一，康复护理除了对创伤患者残存生理功能进行康复外，随着疾病谱的变化，已经扩大到对肿瘤、精神病及慢性病患者进行康复治疗和护理。第二，康复护理人员对临床康复护理理论和实践进行深入研究，使人们认识到康复护理在患者治疗过程中的重要性，"预防残疾为主"的观念已经深入临床各个学科，并渗透到创伤和疾病恢复的整个过程，促进了临床康复护理水平和科研水平的提高。第三，患者心理障碍的康复也引起了护理界的关注，为使患者能以良好的心理状态重返社会，康复护理人员正不断加大心理康复护理的比重。第四，由于科学技术的发展、康复技术的提高和康复仪器的更新、康复护理的进步，患者回归社会的目标已成为可能和现实，这提高了康复护理在社会上的地位。第五，许多护理院校开设了康复护理学课程，对现有护理人员通过各种形式进行康复医学及护理知识的教育和培训，扩大了康复护理人员的队伍并逐渐形成康复护理梯队。

康复护理学有着美好的发展前景，但目前还存在不少的问题。为此，许多专家呼吁：今后应将康复护理学作为护理人才培养的必修课，列入临床护理操作规范和评估体系中，开展岗前培训和继续教育等，为临床康复护理人员提供自由学习机会和多样的学习方式；成立中国专科护士组织，建立考核中心等；同时，将现代康复理论知识、技能与中国传统康复理论知识、技能相结合，创建具有中国特色的康复护理，促进康复护理事业的发展。

第三节 康复医学与康复护理

一、康复医学的内容

康复医学是医学的一个分支，是具有基础理论、评定方法及治疗体系的独特医学学科，包括康复预防、康复评定和康复治疗。

（一）康复预防

康复预防是指在伤、病、残的发生前后采取措施，防止残疾及功能障碍的发生、发展或减轻其程度。康复预防分为三级。

1. 一级预防 又称初级预防，是指预防各种疾病及损伤的发生。一级预防是康复预防的基础和关键，做好一级预防，可减少约70%的残疾发生率。所采取的措施包括健康教育，优生优育，加强产前检查、孕期及围产期保健，预防接种，防治老年病、慢性病，防止意外事故发生，注意精神卫生等。

2. 二级预防 又称次级预防，是指在已发生伤病后，及早发现、早期治疗，将疾病的损害控制在最低水平，防止残疾的发生。二级预防需要许多学科的临床工作者共同参与，做好二级预防可使残疾的发生率降低10%～20%。对二级预防来说我们医务工作者的作用相当重要，包括疾病的早期发现、早期治疗，如适当的药物治疗、基本的手术治疗等；在治疗原发病的基础上，预防并发症，避免继发性残疾出现；控制危险因素，改良生活方式，有效地控制各种危险因素，遏制疾病发展和恶化；康复治疗的早期介入有利于促进患者身心功能恢复，防止功能障碍。

3. 三级预防 是指当残疾出现后，采取措施防止发生严重残疾。所采取的措施包括尽早、正确地选择和开展康复治疗、教育康复、职业康复和社会康复等；重视加强日常生活活动能力训练，增加康复治疗的实用性，帮助残疾人回归家庭和社会；开展教育康复，为残疾人提供各种合适的教育机会，使其获得受教育的权利。

（二）康复评定

康复评定（rehabilitation evaluation）是指在康复领域中，为制定康复目标而收集、分析所有必要的检查结果及资料的过程，是康复治疗的基础，没有评定就无法规划治疗、评价治疗。康复评定主要分为躯体功能评定、心理功能评定、言语功能评定、社会功能评定等。

（三）康复治疗

根据康复评定的结果，规划、设计康复治疗方案。完整的康复治疗方案，应以功能训练为核心，有机地、协调地运用各种治疗手段。在康复治疗方案中常用的治疗方法有：

1. **物理治疗（physical therapy，PT）** 指应用自然界和人工的各种物理因子作用于机体以达到治疗和预防疾病的目的，包括各种主动或被动的运动医学方法，按摩、牵引、机械设备训练等力学因子和电、声、光、热、磁、水疗等其他物理因子治疗和预防疾病的方法，是康复治疗中最主要和应用最广泛的方法。

2. **作业治疗（occupational therapy，OT）** 是指一种为恢复患者功能，有目的、有针对性地从日常生活活动、生产劳动、认知活动中选择一些作业对患者进行训练，以缓解症状和改善功能的治疗方法，主要包括日常生活活动能力训练和职业能力的训练。目的不仅在于改善肢体运动功能，增进精细动作的活动能力，还在于提高残疾者恢复适应职业、参与社会生活所必需的能力。

3. **言语治疗（speech therapy，ST）** 对言语功能障碍者，包括因听觉障碍、构音器官异常、中枢神经损伤所引起的失语症、口吃等进行治疗，尽可能恢复其听、说、读、写的能力。

4. **康复工程** 主要是借助医学工程手段，以矫形支具或辅助器具来补偿、矫正残疾人功能上的缺陷，增强其残存的功能，包括材料设计和制作、专门的辅导和训练等，发挥其潜在的能力，是康复工作的重要措施之一。

5. **传统疗法** 中国传统医学是中华文化的重要组成部分，其中的针灸、按摩、气功以及各种类型的传统锻炼方法被广泛应用到康复医学中，并起到不可替代的作用。

6. **康复护理** 根据总的康复计划，在对功能障碍者进行护理的工作过程中，通过体位护理、心理支持、膀胱护理、肠道护理、辅助器具使用指导等，促进残疾者全面康复，预防继发性残疾。

7. 心理治疗 对认知、情绪和行为有异常的患者进行心理治疗，改善患者存在的各种心理障碍，使其能正确对待自己的功能障碍，树立积极参与治疗和训练的信心。

8. 文娱疗法 组织患者参加各种文娱活动，如琴、棋、书、画、乐以及观看电影、参加户外活动等，调整患者的身心状态，促进其重返社会生活。

二、康复护理的工作内容

康复护理学属于护理学中的专科护理范畴，其工作的主要内容除根据患者的情况进行基础护理和临床有关专科护理外，还应包括：为患者的全面康复提供良好的康复环境及有益的活动；创造和利用各种条件，将功能训练内容与日常生活活动相结合，提高患者的生活自理能力；督促康复对象自我管理，预防并发症和继发残疾；协调和解决康复治疗计划实施过程中出现的问题；指导、训练并教会患者及家属如何从被动地接受他人的照料，过渡到自我照顾日常生活；研究各种功能障碍康复的机制和条件，评定患者的残疾状况和功能状态，研究康复护理的方法和常见病患者的康复护理等。

三、康复护理与康复医学的关系

（一）康复护理是康复医学的重要组成部分

康复护理是在总的康复医疗计划实施过程中，为达到躯体的、精神的、社会的和职业的全面康复目标，与其他康复专业人员共同协作，对残疾者和伤病者进行顺应康复医学要求的专门护理和各种功能训练，以预防继发性残疾或减轻残疾程度，达到最大限度的康复并使之重返社会，是康复医学的重要组成部分。

（二）康复护理人员起着其他康复专业人员起不到的作用

康复护理人员是康复工作的主要成员之一，而且康复护理着眼于整体护理，康复护理人员常常需要24小时密切接触患者，可连续对患者进行康复护理，将康复治疗计划贯彻到患者的日常生活中去，提高康复治疗效果，起到其他专业人员起不到的作用。

（三）康复护理的发展将促进康复医学的发展

护理人员掌握康复护理学的技术，将预防性康复护理的思想渗透到临床各个科室，将会降低疾病致残率，提高患者的生活质量，减轻社会和家庭的负担。同时，康复护理学技术在临床中的广泛使用也会促进康复护理学科自身的成熟进步，从而促进康复医学的发展。

第四节　康复护理与临床护理

康复护理学与临床护理学都是护理学领域的分支学科，有着共同的护理理论和不同的学科研究方向，从不同角度体现对人的生物、心理、社会整体性的高度重视。二者在护理实践方面既有共同的理论基础，又有两个学科特殊的护理技术。

康复护理与临床护理的关系非常密切，康复护理不是临床护理的延续和重复，而应与临床护理同步进行。临床护理人员应具有康复观念并掌握康复护理的知识，因为护理人员是患者身边最直接的照顾者和帮助者，只有掌握了康复的基本技术，才能在临床早期及时介入康复，使患者的功能问题得到尽早的关注，及时发现和预防功能障碍，防止因病致残，为临床护理更好地解决患者的身心和社会方面的健康问题提供更为宽广的思路和方法。

一、康复护理与临床护理的联系

（一）康复护理以临床护理为基础

康复护理首先应完成基础护理、执行医嘱、观察病情等基本工作内容，且康复护理技术是基于临床护理的，如卧床患者的体位摆放与变换、压疮的预防、各种留置导管的护理、冷热敷疗法等，这些本身就是临床护理的内容，所不同的是康复护理要在临床护理的基础上，密切观察功能障碍的动态变化以及康复治疗的效果，及时向康复医生和治疗师反映，通过各种康复护理技术与方法，达到使患者的残余功能和能力得到最大限度恢复的康复目标。

（二）贯穿临床护理始终

康复护理必须主动介入临床护理，且贯穿临床护理始终。要通过各种方法，把康复护理的观念、技术传递给临床，使临床护理人员在临床护理的过程中，贯彻康复的功能观，使患者的功能问题能够得到尽早的关注，这对及时发现和预防功能障碍、防止因病致残具有重要意义。

（三）共同组成康复小组

康复需要多专业、跨学科的团队协作，临床与康复医务人员共同组成康复小组，对患者整体功能的康复起着重要的作用。根据患者的需要组成小组，成员包括医师、康复护理人员、物理治疗师、作业治疗师、言语治疗师、娱乐治疗师、社会工作者、职业咨询师、心理治疗师、患者及其家属，患者是康复小组中最重要的成员，是制订康复计划和目标的积极参与者。康复护理人员作为康复小组中不可或缺的成员，往往在小组成员内部起着协调者的作用，同小组其他成员一起对具体的功能问题进行跨学科性协作，帮助患者达到康复目标。

二、康复护理与临床护理的区别

（一）护理对象不同

康复护理的对象主要是老年病患者、慢性病患者和伤残患者，他们存在着各种功能障碍，康复护理人员的任务是执行康复治疗小组制订的康复治疗和训练计划，以全面康复的观念和康复护理技术协助患者恢复身心和社会功能。而临床护理的对象是临床疾病患者，临床护理人员的任务是执行医嘱，以整体护理的理论和程序帮助患者解决各种身心健康问题。

（二）护理目的不同

康复护理首先要完成与一般护理相同的目的，帮助患者减轻病痛和促进健康，还要在临床护理的基础上，通过各种康复护理的技术和方法，充分挖掘患者的潜能，从护理的角度去帮助患者预防残疾，减轻残疾程度，最大限度地恢复其生活和活动能力，使其早日回归家庭，重返社会。而临床护理的目的主要是针对病因消除致病因素，治疗和护理原发病，增进和恢复健康。

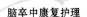

（三）护理模式不同

康复患者均存在不同程度的功能障碍，使其日常生活活动能力和就业能力受到影响，所以康复护理强调患者积极主动地参与功能训练和日常生活活动，由被动地接受护理转变为主动地自我护理，使患者能够部分或全部地照顾自己，以利于重新适应生活，是一种"自我护理、主动参与"的模式。康复护理人员所起的作用主要是监督和指导，必要时给予适当的帮助。临床护理中的基础护理往往是采取替代护理的方法照顾患者，患者处于接受照顾的被动状态，是一种"替代护理"的模式。

（四）护理技术不同

康复护理技术是基于临床护理的，但康复护理学科理论和技术有其特殊性，包括了体位转移、日常生活活动训练、语言训练、假肢矫形器和辅助器具的使用训练与指导等一系列专业技术，这些都是康复护理人员应当掌握的技术。同时，康复护理要在护理过程中体现和实施康复的观念和目标。例如，脑卒中急性期肢体瘫痪或痉挛患者的体位问题，在临床护理中主要考虑的是压疮的预防，强调卧床患者应每两小时更换体位一次；而按照康复的观念，在此基础上还要考虑让患者的肢体处于一种抗痉挛体位，有针对性地预防各种并发症，如患手肿胀、患肩疼痛、肩关节半脱位、患足下垂等一系列预防性康复要解决的问题。

（五）病房管理不同

康复病房不仅是治疗疾病的场所，也是进行某些功能训练的地方，对设施和环境的要求与一般病房略有区别：要求各种设施为无障碍设施，以适应残疾者的需要；应尽可能减少患者卧床时间，鼓励患者多活动或进行力所能及的工作，使患者认识到自己的生存价值；尽量放宽陪伴和探视制度，以便家属掌握功能训练技术，从而能够在日常生活中协助患者进行功能训练。

第五节　康复护理人员的角色

由于康复护理的服务对象、目的、模式和技术不同于临床护理，所以康复护理人员的角色功能也得到了扩展。

一、照顾者（caregiver）

康复护理人员不仅提供给残障者、伤病者、老年人一切所需的日常生活与活动照顾，实行预防性康复照顾，还要根据康复治疗计划，发现护理问题，拟订护理计划，实施护理措施，预防其他并发症。

二、教育者（educator）

身体伤残将使患者面临许多问题，如能否康复，是否还可以工作，各种治疗的目的和注意事项等。健康教育将贯穿康复过程的始终，康复护理人员要根据患者的具体情况提供有针对性的健康教育，教育对象包括患者及其家属。

三、督促者（manager）

在康复治疗过程中，根据患者病情需要，其他专业康复人员如物理治疗师、言语治疗师、职业咨询师等将陆续为患者提供服务，但这些治疗都有时间的限制，少则半小时，多则1小时，而康复护理人员24小时密切与患者接触，在治疗时间之外的康复训练，则由康复护理人员督促，将康复的理念贯彻到患者的日常生活中去。

四、协调者（coordinator）

康复护理人员在治疗过程中密切观察患者的健康问题及对各种治疗的反应，同时要经常与医师、其他康复工作人员联系，讨论康复计划的执行，协调解决方法，是康复工作小组的灵魂人物。若患者有社会、经济、家庭、职业、心理等方面的问题，康复护理人员有责任与患者单位、社区、心理治疗师联系，并为其提供帮助。

五、执行者（partner）

患者入院后接触最早的康复工作人员是护理人员，所以护理人员在执行护理措施时应具有康复的观念，如导尿时严格按操作规程消毒，预防感染；昏迷患者的体位应正确放置，防止影响功能；协助长期留置导尿管患者进行膀胱功能训练等，预防并发症和继发性功能障碍。

六、咨询者（consultant）

出院前康复护理人员要根据患者的具体需求提供有针对性的咨询指导，如门诊复查时间、药物的使用、家庭环境改造、社区资源的利用、饮食起居及就业指导等，结合患者的功能状态进行详细周到的解答，使患者和家属能安心返家。

七、研究者（researcher）

研究各种功能障碍康复的机制和条件，评定患者的残疾状况和功能状态，研究康复护理的方法和常见病患者的康复护理等，不断促进康复护理学科的发展。

|第二章| 康复护理理论背景

在护理中，扎实的理论知识基础可帮助护理人员更好地认识、分析和解释护理对象的健康状况，并在护理过程中指导护理实践，促进人类健康。理论可提供评估患者问题，确定护理诊断、计划、实施与评价的架构。理论也推动了护理教育、护理科研的发展。理论能提升护理专业的自主性与独立性，因此对康复护理而言，其不论在实践、研究、教育哪方面都非常重要。

第一节　护理理论在康复护理中的应用

一、奥瑞姆自我护理理论

多罗西娅·奥瑞姆（Dorothea Orem）是美国著名护理理论家。1971年，奥瑞姆在《护理：实践的概念》（*Nursing：Concepts of Practice*）一书中系统阐述了自我护理理论（self-care theory）。该理论将护理的任务确定为帮助患者进行自我护理，满足自我护理需要。护理的目标是提高患者的自理能力。该理论认为个人应该对与健康相关的自我护理负责，必要的护理介入只是为了帮助人们提高自我照护的能力，护理的最终目标是恢复和增强个体乃至整个社会的自护能力。该理论对护理实践有着重要的指导作用。

（一）主要内容

奥瑞姆自我护理理论（Orem's self-care theory）又称自护理论、自理理论，由自理理论、自理缺陷理论和护理系统理论三部分组成。

1. 自理理论　奥瑞姆认为每个人都有自理的需要，而自理需要依据个体的不同健康状况和生长发育的不同阶段而有所不同。

（1）自理（self-care）：也称自我护理、自我照顾，是个体为了维持生命，确保自身结构和功能的完整性与正常性，维护和促进健康及身心发展而采取的一系列自我照顾行为。奥瑞姆认为人有学习和发展的能力，自理是人通过学习而获得的有意识的、连续的行为。

（2）自理能力：也称自理力，是指人们进行自理活动或自我照顾的能力。

（3）治疗性自理需要（therapeutic self-care theory）：是指在某一时间内，个体所面临的所有自理需要的总和，包括一般的自理需要、发展的自理需要、健康不佳时的自理需要。①一般的自理需求（universal self-care requisites）：也称日常生活需要，是人在生命周期各个发展阶段中必不可少的且与维持人的结构和功能的完整性及生命过程息息相关的需求。②发展的自理需要（developmental self-care requisites）：指在个体生命发展过程的各阶段中，会产生与发展阶段相适应的特殊的自理需要。③健康状态不佳时的自理需要（health-deviation self-care requisites）：指个体身体结构改变、生理功能障碍及行为改变时的自理需要。例如当个体出现损伤、疾病时，自理需要会增加，如果此时通过个体的自我护理能达到平衡状态，则不需要护理措施的介入。

（4）基本条件因素：指个体生活状况特征及其生活条件因素，这些因素会影响个体的自理能力。奥瑞姆概括了10个基本条件因素：年龄、性别、生长发展阶段、健康状况、家庭系统、生活方式与行为习惯、环境因素、社会文化背景、健康服务系统、资源及利用状况。

2. 自理缺陷（self-care deficit）理论 奥瑞姆认为当个体的自理能力能够满足其当前的所有自理需要时，个体处于一种平衡状态；当个体因疾病等原因导致自理能力不足以满足其治疗性自理需要时，就出现了自理缺陷，此时需要护理的介入。因此，自理缺陷的出现是个体需要护理的原因。

3. 护理系统（nursing system）理论 阐明如何通过护理系统帮助个体克服自理缺陷，满足自理需要。护理系统包括由护士为患者所提供的护理行为和患者自身的自理行为两部分。奥瑞姆将护理系统分为三类，即全补偿护理系统、部分补偿护理系统和辅助－教育护理系统（图2-1-1）。

（1）全补偿护理系统：指针对没有能力进行自理的患者，需要护士给予全面的护理帮助，"替"患者做，以满足其自理需要。在该系统中护士首先要诊断患者有哪些自护需求，然后再计划和实施相应的护理措施以满足患者的自护需求。

（2）部分补偿护理系统：指患者有部分自理能力，能满足自己一部分自理需要，另一部分需要由护士帮助满足。在该系统中，护士根据患者的需要，"帮"患者完成自理，包括替患者完成部分自理活动，协助患者完成部分自理活动；而患者在完成自己能独立完成的自理活动的同时接受护士的帮助，以满足自理需要。患者自理需要的满足，需要护士和患者共同努力，两者的作用都很重要。

（3）辅助－教育护理系统：患者有自理能力，能完成全部自理活动。但某些自理能力需要通过学习才能获得，患者需要护士帮助其制定决策，控制行为，获取知识和技术。在该系统中，护士的职责从前两个系统的"替他做""帮他做"，过渡为"教育、支持他做"，即提供心理上的支持、技术上的指导及所需要的环境等。

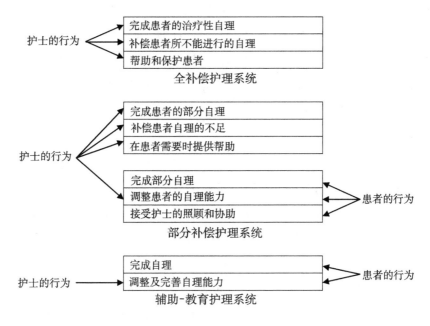

图 2-1-1　奥瑞姆的三类护理系统示意图

（二）奥瑞姆自我护理理论在康复护理实践中的应用

奥瑞姆认为，护理是预防自理缺陷发展并为有自理缺陷者提供治疗性自理的活动，是帮助人获得自理能力的过程。奥瑞姆鼓励护理人员给患者提供补偿性的护理，患者的家属或重要亲友也应参与护理，以达到患者能维持健康状态的目标。

对于康复的主要对象——功能障碍者，功能障碍的存在使他们的活动不能达到病前的状态，应通过康复治疗和康复训练，使他们获得可能达到的最大限度的自理能力。康复护理人员通过完全补偿、部分补偿、支持和教育等，帮助病、伤、残者克服自理缺陷。功能障碍者从被动地终生依赖他人转变到生活自理。

1. 护理评估 奥瑞姆建议从五个方面进行评估：①评估个体自我护理需求；②个体满足这些需求的能力；③假使自理缺陷的问题存在，应进一步界定引起自我护理缺陷的原因；④评估自我护理的安全度；⑤评估个体重建自我护理的潜能。此外，强调评估过程中应持续不断地收集资料，并须评估患者家属。因为奥瑞姆不仅强调自我护理、自我照顾，也注重照顾家人。

2. 护理计划 以患者为中心制订护理计划，最终目标是重建自理能力与自理需求之间的平衡。根据患者的自理能力和自理需要设定护理系统，即完全补偿、部分补偿、支持和教育三个系统，从中选择适合患者当前状况的护理系统，制订护理计划，包括具体的护理措施、实施时间、地点等。患者家属可能会协助患者执行某些自理活动，故护理人员应协助患者家属完成工作，包括：①示范或进行护理；②指导或教导其他人员；③提供身体支持；④提供心理支持；⑤提供支持发展的环境；⑥教育其他人。

3. 护理评价 评价患者完成自我护理的能力是否增加或其自我护理的需求是否改变、患者完成自我护理的目标是否达到、患者的自理能力与自理需求之间是否重建平衡。

康复护理的对象，多存在肢体活动障碍、活动能力缺失、自我护理知识不足等情况，护理人员应熟悉奥瑞姆自我护理理论的应用，以评估患者的自理能力和自理需求，提供个性化的、适宜的照顾，在护理过程中让患者及其家属了解其病情以及自我护理的重要性，以患者为主体，充分调动患者的主观能动性，使护理更好地发挥效能。自我护理理论强调护理的最终目标是恢复和增强人的自理能力，因此其对康复护理实践有着重要的指导作用。

二、纽曼系统模式

贝蒂·纽曼（Betty Neuman）是美国杰出的护理理论家。纽曼的系统模式于1972年在《护理研究》杂志上首次公开发表；1982年，其出版了理论专著《纽曼的系统模式：在护理教育与实践中的应用》。纽曼系统模式（Neuman system model）借鉴了贝塔朗菲（Bertalanffy）的一般系统理论、塞里（Selye）的压力与适应理论、卡普兰（Caplan）的三级预防理论、拉扎勒斯（Lazarus）的压力与应对理论等，并在这些理论基础上形成了以整体观和系统观探讨个体与环境的互动的理念。纽曼认为人是一个开放系统，在面对环境中各种各样的压力源时，必须不断地调整自我和环境的关系，才能实现相互适应的目的；护理的本质就是根据个体对压力源的反应进行有针对性的干预，即恰当地运用一级、二级或三级预防来维持或恢复系统的平衡。

（一）主要内容

纽曼系统模式是一个综合的、动态的、以开放系统为基础的护理概念性框架，主要考虑压力源对人的作用及如何帮助人应对压力源以发展及维持最佳的健康状况。该模式重点叙述了4部分内容：与环境互动的人、压力源、面对压力源人体做出的反应以及对压力源的预防。

1. **个体或个体系统**　人是一个与环境持续互动的开放系统，称为个体或个体系统。这个系统可以是一个人，也可以是一个家庭、群体或社区。纽曼认为这个个体系统由5个变量组成，个体系统在应对来自内部环境和外部环境的刺激时，其稳定水平由基本结构、内在抵抗线、正常防御线、弹性防御线和个体系统5个变量相互协调决定（图2-1-2）。

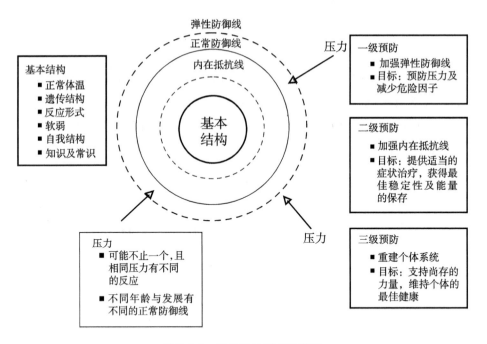

图 2-1-2　纽曼系统模式示意图

（1）基本结构（basic structure）：是个体系统的核心，是能源的基本结构，指基本的存活因素和身体遗传结构、器官特质、内在机制等，其会影响其他次级系统的稳定。

（2）弹性防御线（flexible line of defense）：是个体在正常或稳定时的一个保护性系统，它会预防压力入侵个体，使人无须对压力产生反应或症状，它是动态的，也可以在短时间内或紧急状态时做快速的改变。外来压力源入侵时，此防御线可能会降低功能，从而影响个体的健康或身心平衡。

（3）正常御防线（normal line of defense）：它是个体经过长期训练或调适而固定下来的安稳状态，可维持个体的稳定性及完整性。正常防御线受弹性防御线的保护，若弹性防御线功能减弱，压力入侵到正常防御线，个体将会再现压力反应。

（4）内在抵抗线（internal line of resistance）：保护基本结构并支持正常防御线以维护系统的稳定，当压力穿透弹性防御线及正常防御线进而侵入内在抵抗线时才发动功能，若抵抗有效可促使个体恢复，若抵抗失效则会因能量削减而死亡。

2.环境　指所有围绕在个体或个体系统周围的内在和外在的因素。内在环境是由个人内在所引发的压力源；外在环境是指所有非人际间的压力源。纽曼另外提到的创造性环境，是指在内在与外在环境间做能量交换的开放性系统，透过潜意识所发展出来的一种具有目的的环境。

3. 健康 纽曼认为健康是个连续性状态，健康和疾病一起被看成是在一条连续线上的两端。健康是个体系统的最佳稳定状态。健康是一种活的能量，可以从评估人的能量状态来确定其健康情形。健康的人当受压力源侵入后产生的能量比用去的多，能维持稳定状态。疾病则是指当人受压力源侵入后所需要的能量比所用去的能量多，无法维持稳定状态。

4. 护理 主要关注的是维持个体系统的稳定性。通过评估护理对象找出由压力源对其所造成的影响，并协助其作用与调适，以达到最佳的健康状态。

5. 预防措施 纽曼认为护士应根据个体对压力源的不同反应采取不同的干预。她提出了三个级别的预防措施，护士应根据压力源的影响程度不同进行排序，把影响程度重的压力源排在优先位置，优先予以解决，并且制订相应的预防措施。

（1）一级预防：保留健康。当个体系统对压力源没有发生反应时，则从加强个体的弹性防御线来保护个体系统的正常防御线，其目标是以预防压力及减少危险因子来促进个体健康。

（2）二级预防：获得健康。当压力源已经穿过正常防御线后，人的动态平衡被破坏而出现症状或体征时，则从加强内在抵抗线来保护个体系统的基本结构，其目标是通过提供适当的症状治疗来获得个体系统的最佳稳定性及实现能量的保存。

（3）三级预防：维持健康。当人体的基本结构及能量源遭到破坏后，则从二级预防后的回馈来重建或恢复个体系统，其目标是通过支持尚存的力量及保存个体系统的能量来维持个体的最佳健康。

（二）纽曼系统模式在康复护理实践中的应用

纽曼系统模式认为护理人员关注的是找出明显的、综合性的环境压力源对患者的影响。在评估患者基本资料时，应结合社会科学及护理理论的基础，分析界定患者的护理问题，采取适当的护理措施，即预防措施使患者得以保留、获得及维持健康状态的稳定性。由于该系统模式结合了纽曼对压力调适、系统理论及预防医学理论的深入理解，故在康复护理实践中应用更能涵盖患者整体的评估。

1. 护理评估 从个体内在、人际间及非人际间的环境因素中观察收集并分析个体在生理、心理、社会文化、精神与发展各个方面对压力源的反应及其相互作用。

2. 护理计划 护士以保存、恢复、维持健康和促进个体系统稳定性为护理原则，与服务对象及其家属共同制定护理目标及为达到这些目标所采取的干预措施并设计预期护理结果。纽曼强调应用一级、二级、三级预防原则来规划和组织护理活动。

3. 护理评价 评价是验证干预有效性的过程。评价内容包括个体内、外及人际间压力源是否发生了变化，压力源本质及优先顺序是否改变，机体防御机能是否有所增强，压力反应症状是否得以缓解等。经由确认目标是否达到而做适当的修订。

纽曼系统模式已广为临床与教育机构所引用。康复护理的对象多为慢性病患者或功能障碍者，面对的是生理、心理、社会、经济等之间的调适问题，环境方面不论是个人内在、人际间或是非人际间的压力源界定，对患者的整体护理都相当的重要。将患者的康复护理目标分为3种不同的层次，能明确地指引护理人员与患者讨论并采取正确的策略，共同完成预定的康复目标。

第二节　其他理论在康复护理中的应用

一、马斯洛人类基本需要层次论

马斯洛（Maslow）是美国人本主义心理学家，他在1943年发表的《人类动机论》一文和1954年发表的《动机与人格》一书中，提出了人类基本需要层次论（hierarchy of basic human needs theory）。他认为人的基本需要是人类维持生存、最佳生长发育和健康所必需的生理和心理需要。

（一）主要内容

马斯洛将人的基本需要按其重要性及发生的先后顺序排成了5个层次，并形象地用"金字塔"形状来进行描述，并在许多领域广泛应用（图2-2-1）。

1. **生理需要**（physiological needs） 是人类最原始、最基本的维持生命与生存的需要，包括空气、水、温度、食物、排泄、休息与睡眠、活动、性、免于疼痛与不适等。生理需要是驱使人们进行各种行为的强大动力，是其他需要产生的基础。

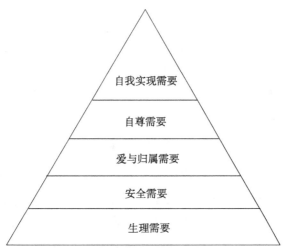

自我实现需要

自尊需要

爱与归属需要

安全需要

生理需要

图 2-2-1　马斯洛人类基本需要层次论示意图

2. **安全需要**（safety needs） 包括生理安全和心理安全。前者是指个体处于一种生理上的安全状态，防止身体上的伤害或生活受到威胁；后者指个体需要一种心理上的安全感，避免恐惧、焦虑、忧愁等。

3. **爱与归属的需要**（love and belongingness needs） 又称社交需要，包括给予和得到两方面，即个体需要去爱和接纳他人，同时也需要得到他人或群体的关爱和接纳，从而建立良好的人际关系，产生归属感。若爱与归属的需要未被满足，就会产生孤独感、自卑感和挫折感。

4. **尊重的需要**（esteem needs） 自尊具有双重含义，即自尊和受到他人尊重。自尊是指个体自我感觉良好，拥有自尊心，认为自己是一个有价值的人。受到他人尊重是指个体希望得到他人的尊重，得到认可和重视。尊重需要的满足可以使人坚强、充满信心、有成就感，若得不到满足就会产生自卑感、无助感和挫折感，从而失去信心。

5. **自我实现的需要**（self-actualization needs） 是最高层次的基本需要，即个体的潜能得到充分发挥，实现自我目标和价值，则需要得到满足。

这些需要被组织成有先后次序的体系。最基本的生理需要的满足，可奠定求得更高层次需要的基础。各层次的需要是相互依赖和彼此重叠的，一般而言，较低层次的需要得到满足后，更高层次的需要才会出现，并逐渐强烈。层次较高的需要发展后，层次较低的需要并不消失，只是暂时对人的行为的影响降低。各需要之间的层次顺序并非固定不变的，同一时期内，个体可存在多种需要，但只有一种需要占支配地位，支配个体产生能够使其相应需要得到满足的行为，这种需要被称为优势需要。个体的优势需要是不断变化的。人的需要满足程度与健康成正比。在其他因素不变的情况下，任何需要的满足都有助于健康发展。

（二）马斯洛人类基本需要层次论在康复护理实践中的应用

马斯洛人类基本需要层次论在康复护理实践中可用来决定护理诊断的优先顺序，并且在评估及分析资料、制订护理计划等方面作为指引，这在康复护理领域中是相当重要的。对存在功能障碍的患者来说，尚未能满足更高层次的需要前，必须先学习处理与生存有关的需要。由于功能障碍可能剥夺个体对较高层次的需要，所以护理人员需要小心地评估患者的需要是处于体系中的哪一层次，以便采取适当的活动帮助其达成自我实现，并发挥出最大的潜能。

二、塞里压力理论

压力是人类全面认识健康与疾病的一个重要概念，人类从专业角度对它进行研究已经历了一百多年的历史，并且已将其作为医学、护理学、社会学、心理学等学科的研究重点，由此也相继出现了许多与压力相关的理论和学说，这些理论学说对护理实践有着重要的指导意义。

汉斯·塞里（Hans Selye）是加拿大著名的生理心理学家，是最早研究压力的学者之一。1950年，塞里在《压力》一书中阐述了压力的一般理论，他被称为"压力理论之父"。

（一）主要内容

塞里对压力的定义是："在生物学上，压力指的是人体对任何加之于他的需求所做的非特异性反应。"整个人体都要去适应某个特殊因素，这些特殊因素对人体有所需求，并形成压力，称为压力源。压力源所引发的反应包括全身适应综合征和局部适应综合征。前者指当个体面临长期不断的压力而产生的一些共同的症状和体征，如体重减轻、全身不适、疲乏、疼痛、失眠、胃肠功能紊乱等，这些症状是通过神经内分泌途径产生的；后者指机体在出现全身反应的同时所出现的某一局部反应，这些反应常发生在某一器官或区域，如局部炎症、组织修复等。塞里认为全身适应综合征和局部适应综合征等反应过程分为以下三期：

1. 警告期 是身体面对压力源的第一个反应，即人体应用各种生理和心理的防御机制来应对压力，这种生理和心理的反应使人体受到压力源入侵时，产生抗拒力。例如，大出血的患者立即出现生理和心理的反应，常见有心跳速度加快、呼吸急促、出冷汗等警告反应。

2. 抵抗期 人体若持续处于可以适应的压力源之下，则抵抗期就会持续，而在警告期所产生的反应都逐渐恢复正常。例如，出血的患者若能及时获得正确的处理，心跳及呼吸速度便会渐渐稳定。如果压力源太强，个体能量供应不足或能量利用不足，就会进入第三阶段。

3. 衰竭期 指人体长期而持续地处在同一个压力源下，生理调节机制消失，适应的能力衰竭了，警告反应就会再度出现，此为不可逆的反应，若无法消除压力源以改善身体状况，则可能导致个体死亡。例如，出血的患者若未及时得到适当的处置或送医，便会出血不止，导致病情恶化而死亡。

（二）塞里的压力理论在康复护理实践中的应用

对压力理论的理解，可以帮助护理人员辨识哪些因素对残障的患者来说是压力，从而根据压力所造成的问题，拟定护理计划以降低压力，达到提升其调适及适应能力的目标。

三、角色理论

1936年，美国人类学家拉尔夫·林顿（Ralph Linton）提出社会角色就是赋予一个给定身份（如母亲、上司、牧师等）的"文化模式"，它包括依赖于社

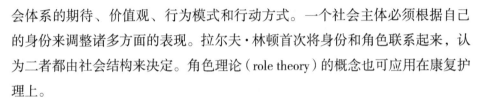

会体系的期待、价值观、行为模式和行动方式。一个社会主体必须根据自己的身份来调整诸多方面的表现。拉尔夫·林顿首次将身份和角色联系起来，认为二者都由社会结构来决定。角色理论（role theory）的概念也可应用在康复护理上。

（一）主要内容

1.**角色（role）** 又称为社会角色，是指处于一定社会地位的个体，在享有和完成与之相应的权利与义务的过程中，表现出符合社会期望的行为与态度的总模式。简言之，角色是人们在现实生活中的社会位置及相应的权利、义务和行为规范。社会角色与社会地位紧密相连，处于不同社会地位的人，有不同的权利和义务，同时社会对其有不同的行为期待。因此，任何一种社会角色都有一套与之相对应的社会行为规范，任何社会角色都享有一定的权利与义务。

2.**角色转变（role change）** 是指个体承担并发展一种新角色的过程，是成长与发展过程中不可避免的，如一个成年女子结婚后，她必须逐渐学习、适应妻子这个新角色。

3.**角色集（role set）** 处于一定社会地位的人在不同的场合、不同条件下分别扮演着不同的角色，有时可能扮演多种角色，集多重角色于一身，形成一个角色丛或角色集。在社会生活中，几乎人人都是一个角色集，都有一定的行为规则要角色的承担者去履行。

4.**角色冲突（role conflict）** 是当一个角色或行为方式妨碍了另一个角色或行为方式履行其义务和权利时，个体处于心理上、行为上的不适应和不协调的状态。角色冲突包括角色间的冲突和角色内部的冲突。角色间的冲突是指个体同时承担不同的角色，由于不同的角色有不同权利、义务和行为要求，相互间可能产生矛盾冲突；角色内部冲突是他人或社会对同一角色持有相互矛盾的期望，从而引起角色内部冲突的情形。

5.**角色紧张（role strain）** 是指个体的时间、精力无法满足其所承担的角色所应履行的义务和相应行为规范时，所处的一种心理状态。一般来说，角色紧张多出现于个体的能力下降或承担的角色过多或发展过程中需要角色转变而无法适应新角色时。

6. **角色期望（role expectation）** 社会按照各类角色所规定的行为模式去要求每个社会成员，这称为角色期望。每个社会成员必须了解社会的角色期望，当一个人认识到自己在某一条件下所担负的社会角色和社会对他相应的期望时，便产生了角色意识，角色意识调控个人的行为，使之表现出符合某一社会角色的行为倾向。

（二）角色理论在康复护理实践中的应用

对残障的人来说，角色问题应该是其处于环境中的调适，因为当一个人在发生残障时，其角色就有立即性、不可预期性的转变，不像急性期患者，其恢复尚可预期，而残障者可能永远无法从事以前所参与的各种活动。

爱德温·J.汤姆斯（Edwin J.Thomas）界定了5种残障者相关的角色，虽然其出现频率和形式会因人而异，但长期残障者会出现其中的一项。残障者相关的角色如下：

1. **残障的患者（disabled patient）** 典型的残障患者会有下列明显的特征：

（1）患者可免除正常角色的责任，其免除程度视疾病性质及严重程度而定。

（2）患者是需要被照顾的，因患者失去控制权及无法为其情况负责。

（3）患者有责任寻找帮助及重建健康。

2. **功能障碍的执行者（handicapped performer）** 残障者存在功能受限，但程度不等，有些是某部分受限，有些是功能尽失，有些虽然有功能上的障碍，但仍可利用现存的潜能执行部分身体照顾或扮演某些社会角色。

3. **被帮助的人（helped person）** 功能不全的人需要比正常人得到更多的协助。当其接受协助时必须自我调适。

4. **残障的共同管理者（disability comanager）** 残障者必须主动参与日常生活的决定以及康复措施。

5. **公共关系的专家（public relations expert）** 一般来说，我们不会向其他人解释我们从事的角色，但残障的人因其特殊的功能不全，必须让人了解哪一项是他们所无法完成的，须广泛吸收知识，并负起解释及说明的责任。

残障有关的角色期望常伴随着很多的问题，首先，个人必须先接受残障的事实，残障者受到心理上的巨大打击，常用否认的防御机制做调适；其次，残障者必须学习成为一个功能障碍的执行者，以现存的潜能发挥最大的功能；再次，残障者也应主动参与康复的各项措施，不要轻易放弃及退缩，需要他人协助时，避免过度依赖或有罪恶感；最后，残障者必须以残障的角色主动与人们互动，因为一般人不了解应该如何与残障者共处。在临床护理实践中，若能以角色理论为观点，逻辑地引导确认和解决角色冲突，就能更好地处理患者角色转换的问题，因此，角色理论对康复护理具有相当大的应用价值。

|第三章| 出院准备服务

随着社会的发展和医学的进步，患者的住院天数日益缩短，在此种情况下如何使住院患者出院前及早做好准备，以便出院后能得到良好的、延续的照护及康复，不仅是现今医院护理中不可或缺的环节之一，更是医院应尽的责任。出院准备服务就是为患者出院后的延续护理做好充分安排处置的一种护理工作模式。

一、概 述

（一）概 念

出院准备服务（discharge planning，DP）又称出院计划服务、出院规划，是指在患者住院期间考虑其后续护理要求并为其制订详尽的照护计划，使患者得到应有的后续护理，并达到最佳的健康状态与生活品质。此服务通过由患者和各种健康团队所组成的团体，透过有组织、有系统的决策行动，协调健康照顾资源，将患者由一个安全的环境送往另一个照顾环境。出院准备服务是一个包括评估、计划、执行与评价的完整转介过程，是统合医院、家庭、社会的资源，利用个案管理的原则，在患者住院期间评估患者延续性护理的需求，安排适当的服务使患者与家属能及时且安心又满意地离开医院，顺利回家或转至另一机构，达到最佳的健康状态与生活品质。

（二）特 点

出院准备服务的特点：①是持续照顾体系中重要的转介媒合机制；②是以家庭为中心的照护模式，以患者及主要照顾者需求为导向的服务安排；③运用个案管理的专业技巧进行协调与服务输送；④非单一专业人员能完成，需要各类医疗护理等专业团队共同参与；⑤在执行时间上以一入院即为出院准备服务的开始；⑥将患者及家属最佳状态与生活品质视为重要结果。

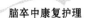

（三）目　　标

出院准备服务的目标有：①个案与家属均能参与出院准备服务活动；②个案的准备需求及早在住院期间得到确认；③个案出院回家所需的所有支持设备能够得到妥当安置；④降低个案再入院率；⑤个案及家属能清楚了解对于出院需求的指导；⑥居家照护人员能获得所有必需的医疗及社会资源以确保照护的持续性；⑦个案及家属能于出院后了解医疗处置及相关后续追踪；⑧医疗资源得到适当运用。

（四）优　　点

1. 患者及家属层面　通过患者与家属主动参与计划与教育的过程，使其学会居家照护技巧，增加出院后的适应性，减少或去除可避免的再住院与急诊情形，减轻患者及其家属经济及精神上的负担，进一步提高患者与家属对医疗与护理工作主观上的满意度。

2. 专业人员层面　通过医疗专业团队的合作，增加医疗团队中各专业人员间的合作性接触，减少专业人员彼此间的陌生感与紧张度，从而进一步有效地整合医疗专业人力资源。

3. 医院管理层面　医院急诊医疗设备能充分发挥急诊功能，提高医院病床使用率，缩短住院日，降低医疗成本，增加医院运营效益，提升整体医护品质。

4. 公共资源层面　有效的出院准备服务可促进区域中医疗机构内与社区中的护理资源的整合，并将其有效运用于有需要的高危人群，让各层次的医疗及社区照顾资源发挥最大的功能，降低整体医疗照顾资源配置不当情形。

二、工作模式与步骤

（一）工作模式

正式结构性出院准备服务工作模式分为：

1. 全责护理模式　由病房责任护士担任出院准备服务的执行者，评估并协调出院准备服务各个环节。

2. 出院准备服务专员模式　由医疗机构中具有资深社区背景或护理背景的专业人员担任专职人员，进行患者照护资源的联结性服务，并根据患者及家属需求转介其他专业团队或社区机构。

3. 个案管理模式 由具有资深社区背景或护理背景的专业人员担任个案管理师，合并执行出院准备服务与资源管理的照顾协调工作。

4. 整合健康团队模式 由医疗机构与社区相关健康团队共同组成工作小组，小组由一行政与临床经验丰富且行政协调力高的专职人员（一般建议由资深护理人员或社会工作者担任），协助团队资源整合与运作，以达到最佳照护服务。

5. 混合型模式 可采用全责护理模式与团队模式混合，第一层面的评估筛选个案由全责护理人员进行，之后的相关资源联结或后送社区单位服务由出院准备专职人员担任并透过团队方式进行整合协作。

（二）步　骤

出院准备服务执行过程应包括以下5个步骤（图3-1-1）。

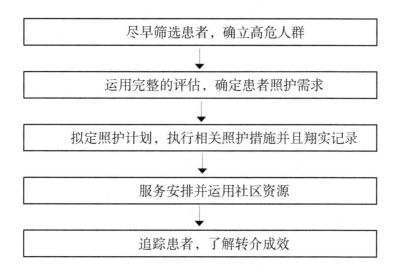

图 3-1-1　出院准备服务执行过程

（三）出院准备服务全责人员模式下的工作流程

1. 住院期间 住院期间为出院准备服务的第一阶段。此阶段重点在于住院期间患者护理需求的满足及未来返家后延续护理技巧的训练，包括一般护理技巧的指导及相关资源的协助（如经济状况）。其中护理技巧的指导，可结合急救护理中专业人员的角色功能，由责任护士及其他相关专业（医师、营养师、物理治疗师、职能治疗师、药师、社工师等）协助患者及家属照护技巧的指导，常见的技巧需求包括一般伤口护理、翻身、转移、特殊管路护理及活动指导等。

2. **出院准备阶段** 此阶段为患者出院准备服务计划中最重要的阶段。有效掌握个案出院的时机才能使该计划发挥最大的功能。有效掌握患者出院的时机有赖于过程中与其他专业合作的密切度，尤其是主导出院决策者——医师与家属。在这阶段中，计划准备的时间多则一周，少则几个小时，但计划中应包括出院前确认患者后续照护的方向——返家照顾或送到相关机构后续照顾。若为返家照顾，其出院准备服务的内容应包括家中照顾人力及经济的安排、主要照顾者技巧的确认、家中照顾环境的布置、医疗辅助器材的采购与应用及相关资源的转介（居家服务、居家护理等）。若为送相关机构后续照顾，则出院准备服务的内容应包括机构选择的评估及确认、家中照顾人力与经济的安排及患者照护资源的有效转介，以进行有效的延续性照护。

3. **出院后** 此阶段为出院准备服务最后阶段。此阶段计划重点为针对患者照护需求，加强在前两个阶段未尽齐全的情形，如出院后患者在居家或机构式照护需求是否被满足的追踪、居家护理技巧不足的加强指导等。

三、出院准备服务的成效评价

成效评价分为从患者及其家属主观认定的生活品质与从专业人员角度思考的照顾品质两个层面，具体包括平均住院日、再住院率、出院后照顾地点、死亡率、患者健康状况、患者的心理健康状态、患者满意度、照顾者对专业人员满意度及非专业人员满意度、照顾者的心理健康状态、出院准备执行的费用、出院患者使用药物状况。归纳起来包括5个方面：

（一）患者护理成效

患者护理成效方面包括初次住院日数、出院后患病率，出院后接受的健康服务、患者功能状态、患者心智状态、满意度、自尊、患者自觉健康及压力程度、再住院率、急诊率、再次住院相隔日数等。

（二）家庭护理成效

家庭护理成效方面包括主要照顾者的身心功能状态、所提供护理的符合程度、压力程度、家庭功能、家庭相关支出、家庭照顾满意度等。

（三）医院管理成效

医院管理成效方面包括护理成本（如第一次住院费用、再入院费用、出院后服务支出、相关人员成本效益）、专业团队专业效能提供情况、医院与社区互动率、个案及家属就医忠诚度等。

（四）专业发展成效

专业发展成效方面包括工作人员满意度、专业人员成就感、专业团队整合协调力等。

（五）社区整体照护成效

社区整体照护成效包括后续转介率、社区延续护理资源使用率、社区医疗资源整合运用程度。

四、出院准备服务发展的影响因素

（一）促进因素

1. 医院内部

（1）医院内主管的决心及支持。

（2）评估医院经营理念并采用明确结构化的工作流程及人员职责规范。

（3）成立专业照护团队（成员至少有医师、护理人员、社工师、营养师、作业治疗师、物理治疗师、专责人员），并加强专业间合作及协调性。

（4）参与团队的人员应经过职前训练与持续性教育，加强相关技能。

（5）与社区资源建立高度合作性的转介制度及出院追踪评价系统。

（6）定期执行工作检讨与成效评价，修正适宜的出院准备服务制度。

（7）强化个案家属出院照护指导及建立紧急照护需求联络系统。

2. 社区环境

（1）完整延续护理服务网络的建构。

（2）对大众积极教育，传递正确的持续性照护相关资讯。

（3）建立有效的延续护理体系转介系统，如延续护理管理中心及亚急性护理等。

（4）建立适当的生活照顾与辅助设备租售管理系统。

（5）国家政策宜将延续护理系统与相关保险及医院评价整合，以降低照顾个人负荷，强化其照顾品质。

（二）阻碍因素

1. 认识方面 个案、家属及医疗团队对"出院准备服务"的认识不足，无法即时配合。

2. 医疗专业小组方面 医疗专业小组整合性与协调性不足，专业间共识建立困难，造成服务片断与零散。

3. 家属方面 家属主动参与出院计划的能力不足，且专业人员缺乏尊重患者及其家属参与计划拟定的经验。

4. 后续资源方面 后送持续性照护资源联结不全。

五、脑卒中出院准备服务实践

脑卒中患者的出院准备服务中康复的措施十分重要。康复不仅有助于脑卒中患者功能的恢复，而且可直接影响患者对出院计划的决策。有研究表明，脑卒中患者的家属对照顾者角色的了解和认知十分重要，大部分家属是没有准备的，在患者出院时面对突如其来的照顾者角色，将面临重大的挑战，因此护理人员在评估患者和家属的需要及协助患者时，应尊重其选择并提供能力的训练与指导。具体措施包括：①组建出院准备服务团队，包括神经内科医生、专职出院准备服务护理人员、病区护理人员、营养师、康复治疗师、患者及家属；②制订相关表格，查阅相关文献并在其他国家与地区出院准备服务相关表格的基础上制订表格，包括《患者一般情况调查表》《出院准备服务个案评估表》《Barthel 指数评定量表》《出院照顾技巧与方法计划表》《照顾者技能考核表》《出院满意度调查表》《出院后随访追踪评估表》，并对相关人员进行培训；③实施出院准备服务，首先，患者入院 24 h 内由病区护理人员对患者进行评估，筛选出满足出院准备服务的个案并反馈给专职出院准备服务护理人员，然后团队成员对个案进行全面评估并讨论制订出院照顾技巧与方法计划表，由专职出院准备服务护理人员按计划实施并对照顾者进行考核；④出院后，由专职出院准备服务护理人员每周进行电话跟踪随访。

第二篇

脑卒中的康复护理

| 第四章 | 脑卒中康复概论

第一节　脑卒中概述

一、概　念

卒中包括脑梗死、颅内出血（intracerebral hemorrhage，ICH）和蛛网膜下腔出血（subarachnoid hemorrhage，SAH），其特征是血管性病因导致的中枢神经系统（central nervous system，CNS）的急性、局灶性损害，由此引起神经功能缺损。1970年，WHO对卒中的定义："迅速发展的局灶或全面性脑功能障碍的临床征象，持续时间≥24 h或导致死亡，除血管因素外没有其他明显的病因。"这一定义主要基于临床，有40多年的历史，现在已经过时。美国心脏协会（American Heart Association，AHA）/美国卒中协会（American Stroke Association，ASA）的卒中委员会在2013年对卒中定义做了更新。新的更为宽泛的卒中定义同旧定义相比，最大的改变包括任何客观证据（病理或影像学）显示由血管原因导致的脑、脊髓或视网膜的细胞死亡，可有或无临床症状的存在。这一新定义统一了目前对卒中病理生理学的理解，同时也将静息性梗死和出血纳入卒中定义内，主要内容见表4-1-1。

表 4-1-1 AHA/ASA 2013 版卒中定义

从广义上讲"卒中"这一术语包括下面所有情况：

CNS 梗死定义： CNS 梗死指缺血所致的脑、脊髓或视网膜的细胞死亡，基于：

　　①病理学、影像学或其他客观证据显示脑、脊髓或视网膜的明确血管分布区内存在局灶性缺血性损害；或

　　②临床证据显示脑、脊髓或视网膜局灶性缺血性损害，依据症状持续时间 ≥ 24 h 或直至死亡，并排除其他病因（注：CNS 梗死包括出血性梗死，Ⅰ型和Ⅱ型，见"出血性梗死"）。

缺血性卒中定义： 局灶性脑、脊髓或视网膜梗死引起的神经功能障碍发作。

静止性 CNS 梗死定义： 影像学或神经病理学证据显示 CNS 梗死，没有由该病灶导致急性神经功能障碍的病史。

脑出血定义： 非创伤导致的脑实质或脑室系统内局部血液积聚（注：脑出血包括Ⅰ型和Ⅱ型 CNS 梗死后的实质出血，见"出血性梗死"）。

脑出血导致的卒中定义： 非创伤性脑实质或脑室系统内局部血液积聚引起的快速发展的临床神经功能障碍征象。

静止性脑出血定义： 影像学或神经病理学显示脑实质、蛛网膜下腔或脑室系统内局部存在慢性血液积聚，非创伤导致，也没有由该病灶导致急性神经功能障碍的病史。

蛛网膜下腔出血定义： 血液进入蛛网膜下腔（脑或脊髓蛛网膜与软脑膜之间的空隙）。

蛛网膜下腔出血导致的卒中定义： 血液进入蛛网膜下腔引起的快速发展的临床神经功能障碍征象和（或）头痛，非创伤导致。

脑静脉血栓形成导致的卒中定义： 脑静脉结构的血栓形成导致的脑、脊髓或视网膜的梗死或出血。由可逆性水肿而非梗死或出血引起的症状或体征不能认定为卒中。

未特指的卒中定义： 急性神经功能障碍发作，持续时间 ≥ 24 h 或死亡，推测由缺血或出血引起，但缺乏足够的证据能归为上述任何一种。

注：CNS 指中枢神经系统。

卒中新定义强调了关注亚临床形式的脑血管病的必要性，特别是静息性脑梗死和微出血，应该对包括缺血性卒中、短暂性脑缺血发作（transient ischemic attack，TIA）和出血性卒中的急性脑血管综合征患者予以迅速、及时的诊断评估和治疗。发现静息性的血管病变，包括梗死和微出血，即便没有症状，也提示有脑血管病，应进行血管危险因素的评估和处理以达到预防卒中的目的。

二、发病情况

在美国，每年约有79.5万人罹患卒中，其中约61万人为首次发病；卒中存活者为640万。据估计，卒中每年导致13.4万人死亡，在美国是继心脏病和癌症之后的第三大死亡原因。美国在减少卒中死亡方面已取得很大进展。美国心脏协会（AHA）与其他医疗卫生组织共同设定了在10年内使心脑血管疾病的病死率降低25%的目标。1996—2006年期间，卒中病死率降低了33.5%，卒中死亡的总人数减少了18.4%。其中，男性卒中病死率的下降幅度大于女性。尽管卒中死亡病例总体在减少，但卒中发病率可能仍在增高。1988—1997年期间，校正年龄后的卒中住院率增高了18.6%（从560/10000升至664/10000），同期卒中住院总人数增加了38.6%（每年总人数从592811例增至821760例）。2010年，卒中的花费估计为737亿美元（直接和间接费用），平均终身花费估计为140048美元。美国20%的存活者在3个月后仍需进入专门机构照护，并且15%～30%遗留永久残疾。卒中是一个改变生活的事件，它不仅影响患者本人，也影响其家庭成员和照料者。Samsa等研究效用分析显示，半数以上存在卒中风险的患者认为严重卒中比死亡更糟。

2016年的《中国脑卒中防治报告》指出：我国现有卒中患者7000万人，不同地区卒中年龄标准化患病率为260～719/10万人，每年新发卒中200万人，即每12秒新发1例卒中；而每年因卒中致死达165万人，即每21秒就有一人死于卒中，每年因卒中致死者占所有死亡原因的22.45%。2016年5月，中国脑卒中大会的报告显示：由卒中所致的在我国人群的残疾率中所占比高达75%，且目前我国卒中的发病率正以每年8.7%的速度上升。卒中还是导致功能障碍的首要原因，我国现存活的脑卒中患者600万～700万，3/4留有不同程度的残疾，由此造成的经济损失高达400亿元。

三、病　因

脑卒中的发生与许多全身性血管病变、局部脑血管病变及血液系统病变均有关，可以是单一的，亦可由多种病因联合所致。常见的病因有：

（一）血管壁病变

高血压性动脉硬化和动脉粥样硬化所致的血管损害最常见，其次为风湿、结核、梅毒、结缔组织疾病和巨细胞动脉炎症等多种原因所致的动脉炎，以及先天性血管病（动脉瘤、血管畸形和先天性狭窄）和各种原因所致的血管损伤（外伤、颅脑手术、穿刺等），药物、毒物、恶性肿瘤等所致的血管病损等。

（二）心脏病和血流动力学改变

高血压、低血压或血压的急骤波动以及心功能障碍、传导阻滞、风湿性或非风湿性心脏瓣膜病、心肌病及心律失常，特别是心房纤颤可引起脑卒中。

（三）血液成分和血液流变学改变

高血脂、高血糖、高蛋白、脱水、红细胞增多症、血小板增多症等所致血液黏稠度增高；血小板减少性紫癜、血友病、弥散性血管内凝血、应用抗凝剂、服用避孕药物等所致凝血机制异常，均为脑卒中的可能病因。

（四）其　他

血管外因素主要是颈椎病、肿瘤等大血管附近病变压迫引起的脑供血不足；颅外栓子包括空气、脂肪、癌细胞、寄生虫等栓子进入颅内可引起血管阻塞。

四、危险因素

在美国心脏协会（AHA）/美国卒中协会（ASA）为医疗卫生专业人员制定的《卒中一级预防指南》中，根据干预的可能性（不可干预、可干预或潜在可干预）和证据的强度（证据充分或证据不太充分），对首次卒中的危险因素或风险标记物进行分类。

（一）不可干预的危险因素

这类因素通常不可干预，但可用于识别卒中风险增高的个体以及可能从其他可干预危险因素的严格预防或治疗中获益的患者。而且，尽管遗传倾向本身不可干预，但某些遗传性疾病已有可用的治疗方法。

1. **年龄** 卒中一度被看作一种老年病，但近年来儿童卒中的发病率有所上升。尽管青年人群（25～44岁）的卒中风险较低，但由于该年龄段人群工作能力和工资收入的损失相对较大，因此公共卫生负担沉重。衰老对心血管系统的累积效应以及卒中危险因素长期进展特性，显著增高了缺血性卒中和脑出血（ICH）的风险。55岁后，缺血性卒中和ICH风险每10年增高1倍。

2. **性别** 男性卒中较女性更为多见，男性卒中年龄别发病率（根据人种/种族分层计算）通常高于女性，缺血性卒中和出血性卒中均如此，然而35～44岁和＞85岁年龄段例外。某些因素，如服用口服避孕药（oral contraceptives，OC）和妊娠，可使年轻女性的卒中风险增高。

3. **低出生体重量** 在英格兰和威尔士，低出生体重量人群成年卒中的病死率较高。一项类似的研究将一组年龄＜50岁并患有卒中的南卡罗来纳州医疗补助受益者与对照人群进行了比较，结果发现，出生体重量＜2500 g者发生卒中的概率是出生体重量≥4000 g者的2倍多。

4. **人种/种族** 人种和种族对疾病风险的影响难以单独考虑。与白人相比，黑人和一些西班牙裔/拉丁美洲裔美国人所有亚型的卒中发病率和病死率均较高。尤其是青年和中年黑人，与相同年龄段的白人相比，其蛛网膜下腔出血（SAH）和颅内出血（ICH）风险均显著增高。黑人卒中发病率和病死率较高的原因可能是其高血压、肥胖和糖尿病患病率较高。

5. **遗传因素** 对多项队列研究进行的一项汇总分析表明，有卒中家族史者卒中风险增高约30%。单卵双生子同患卒中的概率是异卵双生子的1.65倍。女性卒中患者双亲曾患卒中的可能性高于男性。一些罕见的遗传性疾病已被证实与卒中有关。伴皮质下梗死和白质脑病的常染色体显性遗传性脑动脉病（cerebral autosomal dominant arteriopathy with subcortical infarcts and leukoencephalopathy，CADASIL）以皮质下梗死、痴呆和偏头痛为特征，任何一种 Notch 3基因突变均可导致 CADASIL。由原纤维蛋白基因突变引起的马方

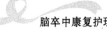

综合征（Marfan's syndrome）以及Ⅰ型和Ⅱ型神经纤维瘤病均与缺血性卒中风险增高相关。Fabry病是一种可导致缺血性卒中的罕见遗传性疾病。

（二）可干预的危险因素

1. 高血压　高血压是脑梗死和ICH的一个重要危险因素。血压与卒中风险之间存在强烈的、连续的、分等级的和一致的独立相关性，而且具有预测意义和病因学意义。在整个常见血压范围内，包括正常血压范围，血压越高，卒中风险越高。卒中风险随着血压升高而进行性增高。

2. 吸烟　吸烟是缺血性卒中的一个强烈的危险因素，能使缺血性卒中风险翻倍。吸烟还会使SAH风险增高2～4倍。吸烟与缺血性和出血性卒中之间均有确切的关系，特别是在青年人中。吸烟也会增强其他卒中危险因素的影响力，包括收缩压、生机衰竭（异常疲惫、易激惹和沮丧感）和口服避孕药。此外，一些研究证实了被动吸烟也是卒中的一个重要危险因素。

3. 糖尿病　糖尿病患者对动脉粥样硬化的易感性和致动脉粥样硬化危险因素的患病率均升高，特别是高血压和血脂异常。有研究证实，糖尿病是缺血性卒中的独立危险因素。糖尿病会增高所有年龄段患者的缺血性卒中发病率。

4. 血脂异常

（1）总胆固醇：大多数流行病学研究显示，高胆固醇血症与缺血性卒中风险增高之间存在相关性。流行病学研究提示，在普通人群中卒中风险与总胆固醇水平的关系呈双向性，总胆固醇水平增高与缺血性卒中风险增高有关，而总胆固醇水平降低与ICH风险增高有关。

（2）高密度脂蛋白胆固醇（high-density lipoprotein cholesterol，HDL-C）：大多数流行病学研究表明，HDL-C水平与卒中之间呈负相关。

（3）甘油三酯：非空腹甘油三酯水平每增加1 mol/L（88.545 mg/dL），缺血性脑卒中风险增加15%（95%可信区间9%～22%）；甘油三酯水平≥5 mmol/L（443 mg/dL），年龄≥55岁人群的缺血性脑卒中10年风险分别为16.7%（男性）和12.2%（女性）

5. 心房颤动（atrial fibrillation，AF）　即使没有心脏瓣膜病变，AF也会使缺血性卒中风险增高4～5倍，这是由于左心耳血液淤滞可诱导血栓形成从而引起栓塞。在美国，AF引起的附壁血栓栓塞约占所有缺血性卒中致病因素的10%，这一比例在高龄患者中甚至更高。

6. 其他心脏疾病 卒中高危心脏疾病包括房性心律失常（如AF／心房扑动、病态窦房结综合征）、左心房血栓形成、原发性心脏肿瘤、赘生物和人工心脏瓣膜。其他可增高卒中风险的心脏疾病包括扩张型心肌病、冠状动脉疾病、心脏瓣膜病和心内膜炎。在心脏介入治疗、起搏器植入术以及冠状动脉旁路术过程中可能会发生卒中，虽然这些操作导致的卒中风险增高与其本身的性质有关，但卒中风险也与操作持续时间存在相关性。

7. 无症状颈动脉狭窄 颈内动脉颅外段或颈动脉球部粥样硬化性狭窄病变可增高卒中风险。

8. 镰状细胞病（sickle cell disease，SCD） SCD是一种常染色体隐性遗传病，其异常基因产物为结构发生改变的血红蛋白B链。由于大多数SCD相关性卒中发生在纯合子SCD患者，所以20岁前卒中患病率至少为11%，相当多的患者MRI可发现无症状卒中。幼儿期卒中发生率最高。

9. 绝经后激素治疗 妇女健康倡议（Women's Health Initiative，WHI）研究显示任何含有共轭马结合雌激素（conjugated equine estrogen，CEE）/醋酸甲羟孕酮（medroxyprogesterone acetate，MPA）的各种激素替代治疗都会增高卒中风险。

10. 口服避孕药（oral contraceptives，OC） 服用OC可增高卒中风险。某些女性，特别是高龄、吸烟以及患有高血压、糖尿病、肥胖、高胆固醇血症和促血栓形成基因突变的女性，发生卒中的风险较高。

11. 膳食和营养 大量证据表明，膳食的多个方面都与高血压的发病机制有关，而高血压是缺血性卒中的一个重要可干预危险因素，特别是摄入过量食盐、低钾摄入、超重、大量饮酒和膳食结构不合理。

12. 缺乏体力活动 缺乏体力活动与多种健康不良影响有关，包括总病死率、心血管病死率、心血管发病率和卒中风险增高。《2008美国体力活动指南》提供了这方面的全面回顾，并得出结论：经常进行体力活动的男性和女性发生卒中或死亡的风险较平时不运动者降低25%～30%。各种类型的活动均有益，包括休闲时间活动、职业活动以及步行。总体而言，体力活动与卒中之

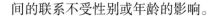

间的联系不受性别或年龄的影响。

13.肥胖和体脂分布　体质量状况通常根据体质指数（body mass index，BMI）进行分类，BMI 为体质量除以身高的平方（单位为 kg/m²）。BMI 为 $25\sim29.9$ kg/m² 被定义为超重，$\geqslant30$ kg/m² 被定义为肥胖。BMI 在 $25\sim50$ kg/m² 范围时，BMI 每增高 5 kg/m²，卒中后病死的风险增高 40%；而在较低 BMI 范围（$15\sim25$kg/m²）者中，即使在排除吸烟者后，仍然未发现 BMI 与卒中后病死之间有关。此外，大量证据表明，脂肪堆积增多与卒中风险增高有关。

（三）尚未充分证实的或潜在的可干预危险因素

1.偏头痛　偏头痛与卒中的相关性在年轻女性中最为一致，尤其是有先兆型偏头痛患者。在年龄<55岁的女性中，偏头痛（而且很可能只是有先兆型偏头痛）似乎与卒中有关。虽然有先兆型偏头痛及其发作频率可能与卒中风险存在相关性，但目前尚缺乏证明预防和治疗偏头痛能降低卒中风险的研究资料。

2.代谢综合征　代谢综合征与卒中患病风险增高相关。在美国全国健康和营养检查调查（National Health and Nutrition Examination Survey）的 10357 名受试者中，自我报告卒中史者的代谢综合征患病率显著高于无心血管疾病（CVD）史者。代谢综合征中的各个组分都与缺血性卒中风险有关，因此应对其进行适当的治疗。

3.饮酒　酗酒能导致包括卒中在内的多种并发症。充分的证据表明，大量饮酒是所有卒中亚型的一个危险因素。饮酒量与总体卒中和缺血性卒中风险之间存在一种 J 形关系，少量或中等量饮酒有保护作用，而大量饮酒会增高卒中风险。相比之下，饮酒量与出血性卒中风险之间存在线性关系。

4.药物滥用　药物成瘾是与社会和健康问题有关的一种慢性复发性疾病。包括可卡因、苯丙胺和海洛因在内的药物滥用与卒中风险增高有关，这些药品能导致急性和严重的血压升高、脑血管痉挛、血管炎、血栓栓塞（通过感染性心内膜炎引起）、止血功能和血液学异常（造成血液黏度和血小板聚集性增高）和 ICH。

5.睡眠呼吸障碍（sleep-disordered breathing，SDB）　流行病学研究表明，习惯性打鼾是缺血性卒中的一个危险因素，独立于其他混杂因素，如高血压、缺血性心脏病、肥胖和年龄。

6. **高同型半胱氨酸血症**　血清同型半胱氨酸水平增高可使包括卒中在内的动脉粥样硬化性血管疾病风险增高2～3倍。

7. **Lp（a）增高**　Lp（a）是一种载脂蛋白B100与载脂蛋白（a）以共价键连接形成的低密度脂蛋白颗粒，其结构和化学特征与低密度脂蛋白（low density lipoprotein，LDL）相似。Lp（a）在动物模型研究中能促进动脉粥样硬化，并与临床冠状动脉疾病风险增高相关。流行病学研究显示，Lp（a）与卒中风险增高相关。

8. **高凝状态**　获得性和遗传性高凝状态（血栓形成倾向）与静脉血栓形成相关，但与动脉性脑梗死的联系多见于病例报道或是基于病例系列研究或病例对照研究。

9. **炎症和感染**　感染和炎症与卒中的相关性主要体现在急性感染性疾病（如流感）在诱导脑血管事件（TIA或卒中）中的作用。可能的机制包括促凝血急相反应物（如纤维蛋白原）的诱导或动脉粥样硬化斑块的失稳定。

第二节 临床分型

脑卒中的临床分型见图4-2-1。

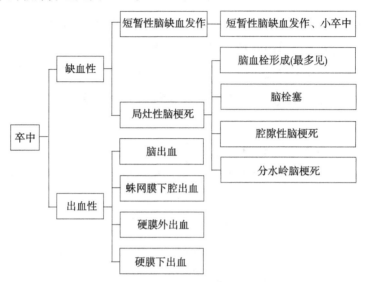

图4-2-1 脑卒中的临床分型

一、短暂性脑缺血发作

短暂性脑缺血发作（transient ischemic attack，TIA）是指由于局部脑组织或视网膜缺血引起的短暂性神经功能缺损，临床症状一般不超过1小时，最长不超过24小时，且无急性梗死的证据。TIA是脑卒中，尤其是缺血性脑卒中最重要的危险因素。我国TIA的年人群患病率为180/10万，发病率随年龄的增长而增高。多数患者反复发作，如不及时控制容易发展为完全性卒中，可危及生命。

（一）临床表现

1.临床特点

（1）好发年龄为50～70岁，男性多于女性。患者常伴有高血压、动脉粥样硬化、糖尿病、高血脂、心脏病等脑血管疾病的高危因素。

（2）发作突然，大部分于5分钟左右达到高峰，1小时内恢复，持续不超过24小时。每次发作后症状、体征可完全恢复，不遗留神经功能缺损症状。

（3）常反复发作，每次发作的症状、体征相对较恒定。

2. 不同动脉系统 TIA 表现

（1）颈内动脉系统 TIA：常见的临床症状为病灶对侧发作性肢体单瘫、偏瘫和面瘫以及单肢或偏身麻木。特征性症状为病变侧单眼一过性黑矇或失明，对侧偏瘫及感觉障碍，优势半球受累可有失语。可能出现的症状有对侧同向性偏盲，但少见。

（2）椎-基底动脉系统 TIA：常见的临床症状为眩晕、恶心和呕吐、平衡失调。特征性症状为跌倒发作（drop attack）和短暂性全面遗忘症（transient global amnesia，TGA）。前者表现为转头或仰头时，双下肢突然失去张力而跌倒，无意识障碍，常可很快自行站起；后者表现为发作时出现短时记忆丧失，对时间、地点定向障碍，但对话、书写和计算能力正常，无意识障碍，患者对此有自知力，持续数分钟或数小时。可能出现的症状有吞咽障碍、构音不清、共济失调、交叉性感觉障碍、交叉性瘫、眼外肌麻痹和复视、意识障碍伴或不伴瞳孔缩小。

（二）实验室及其他检查

1. 影像学 磁共振血管成像（magnetic resonance angiography，MRA）可见颅内动脉狭窄；数字减影血管造影（digital subtraction angiography，DSA）可明确颅内、外动脉的狭窄程度；发作时弥散加权磁共振成像（magnetic resonance imaging，MRI）和正电子发射体层显像（positron emission tomography，PET）可显示脑局部缺血性改变。

2. 彩色经颅多普勒（trans-cranial doppler，TCD） 可见动脉狭窄及动脉粥样硬化斑块。

3. 其他 血常规、血流变、血生化、血脂、血糖等检查有助于发现病因。

（三）诊断要点

绝大多数 TIA 患者就诊时症状和体征已经消失，而头颅 CT 或 MRI 检查无异常发现，故其诊断主要依据病史。凡年龄在45岁以上，突然发作，持续时间短，症状和体征在24小时内完全恢复，不留下任何功能缺损并反复发作者，应考虑本病。

（四）治疗要点

治疗目的是消除病因，减少及预防复发，保护脑功能。

1. 病因治疗　确诊 TIA 后，应积极查找病因，针对可能的危险因素进行治疗，如控制血压、血脂和血糖，治疗心律失常，改善心功能，纠正血液成分异常，防止颈部过度活动等。

2. 药物治疗　对于在短时间内频繁发作者，应将其视为神经科急症进行处理，迅速控制其发作。

（1）抗血小板聚集：对于非心源性 T1A 患者应选择抗血小板药物预防 TIA 及脑梗死的再发。常用药物有阿司匹林、噻氯吡啶、双嘧达莫、氯吡格雷和奥扎格雷等。对高危 TIA 患者可考虑短期内应用氯吡格雷联合阿司匹林治疗以降低短期内脑梗死的发生率。

（2）抗凝：对频繁发作、发作持续时间长、症状逐渐加重、无出血倾向且伴严重高血压、肝肾疾病、消化性溃疡者，可行抗凝治疗。常用药物有肝素、低分子肝素和华法林。

（3）脑保护治疗：扩张血管，防止脑动脉痉挛，改善脑微循环。常用药物有尼莫地平、氟桂利嗪、前列地尔等。

（4）中药：常用药物如丹参、川芎、红花、三七、水蛭等。

3. 手术和介入治疗　经血管造影证实有颈动脉或椎-基底动脉严重狭窄（＞70%）或药物治疗效果不佳或病情有恶化趋势者，可考虑行动脉血管成形术（percutaneous transluminal angioplasty，PTA）、颈动脉内膜切除术（carotid endarterectomy，CEA）或动脉搭桥术治疗。

（五）预　后

TIA 是完全性脑卒中的危险信号，如未经及时治疗，1/3 的患者可发展为脑梗死，尤其是短期内反复发作者，1/3 的患者可反复发作，1/3 的患者可能完全缓解。

二、脑梗死

脑梗死（cerebral infarction，CI）又称缺血性脑卒中（cerebral ischemic stroke，CIS），是指由脑部血液供应障碍造成缺血、缺氧引起的局限性脑组织缺血性坏死或脑软化。临床常见类型有脑血栓形成、脑栓塞、腔隙性脑梗死及分水岭脑梗死。脑梗死约占全部脑卒中的80%。

（一）脑血栓形成

脑血栓形成（cerebral thrombosis，CT）即动脉粥样硬化性脑梗死，指脑动脉的主干或其皮层支因动脉粥样硬化、各种动脉炎等血管病变使血管的管腔狭窄或闭塞，进而发生血栓形成，造成脑局部血流急性减少或中断，从而发生脑组织缺血、缺氧，软化坏死，出现相应的神经系统症状和体征，是脑梗死中最常见的类型。

1.临床表现　与梗死部位、受损区侧支循环等情况有关。

（1）临床特点：

①动脉粥样硬化性脑梗死多见于中老年人，动脉炎性脑梗死则以中青年多见。

②多在安静休息或夜间睡眠中发病，部分患者起病前短期内有一侧肢体麻木、无力、头痛或头昏等前驱症状，约25%患者有TIA病史。除大面积脑梗死外，大多数患者意识清楚。

③起病较缓慢，症状多在发病后10小时或1～2日达到高峰。

④以偏瘫、失语、偏身感觉障碍、共济失调等局灶定位症状为主；部分患者可有头痛、呕吐、意识障碍等全脑症状。

（2）临床类型：根据起病形式和病程常可分为以下类型。

①完全型：发病后6小时内病情达高峰，病情重，表现为一侧肢体完全瘫痪甚至昏迷。

②进展型：起病后症状在48小时内逐渐进展或呈阶梯式加重。

③缓慢进展型：发病2周后症状仍逐渐进展，症状逐渐加重，历时数日甚至数周，直到出现完全性卒中，常见于颈内动脉颅外段以及颈内动脉的进行性血栓形成，与全身或局部因素所致脑灌注减少有关。

④可逆性缺血性神经功能缺损（reversible ischemic neurologic deficit，RIND）：患者的神经症状和体征较轻，持续24小时以上，可于3周内完全缓解，不留任何后遗症。可能是由于侧支循环代偿迅速而完善、血栓溶解或伴发的血管痉挛及时解除等未导致不可逆的神经细胞损害。

（3）不同脑血管闭塞的临床特征：不同的脑动脉血栓形成可有不同的临床症状和定位体征。

1）颈内动脉：颈内动脉主干血栓形成，以偏瘫、偏身感觉障碍、偏盲"三偏征"和精神症状为多见，主侧半球受累可出现不同程度的运动性失语、失用和失认，还可出现病灶侧的原发性视神经萎缩，出现特征性的患侧眼失明伴对侧偏瘫，即黑矇交叉性麻痹，Horner 征，动眼神经麻痹和视网膜动脉压下降。颅外段动脉闭塞时，颈动脉可有触痛，呈条索状，搏动减退或消失，颈部可听到异常血管杂音。如果侧支循环良好，临床上可不出现症状。

2）大脑中动脉：

①主干或一级分支闭塞：出现对侧偏瘫、偏身感觉障碍和同向性偏盲，优势半球受累时还可出现失语、失读、失算、失写等言语障碍。梗死面积大、症状严重者可出现头痛、呕吐等颅内高压症状及昏迷等。

②深穿支闭塞：出现对侧偏瘫（上下肢瘫痪程度相同），一般无感觉障碍及偏盲，优势半球受损时可有皮质下失语。

③皮质支闭塞：出现偏瘫（上肢重于下肢）及偏身感觉障碍，优势半球受累可有失语，非优势半球受累可出现对侧偏侧忽略症等。

3）大脑前动脉：

①主干闭塞：当病变发生在前交通动脉之前，因病侧大脑前动脉远段可通过前交通动脉代偿，故可无任何症状和体征；当病变发生在前交通动脉之后的主干，则出现对侧偏瘫和感觉障碍（下肢重于上肢），可伴有排尿障碍（尿潴留或尿急），也可出现反应迟钝、表情淡漠、欣快等精神症状以及强握反射、吸吮反射，在优势半球者可见 Broca 失语。

②皮质支闭塞：常可引起以对侧下肢远端为主的中枢性瘫，可伴有感觉障碍、排尿障碍，也可出现表情淡漠、欣快等精神症状以及强握反射、吸吮反射。

③深穿支闭塞：出现对侧中枢性面、舌瘫痪及上肢轻瘫。双侧大脑前动脉闭塞时可出现精神症状伴双侧瘫痪。

4）大脑后动脉：

①主干闭塞：对侧偏盲、偏瘫、感觉障碍和丘脑综合征，优势半球可出现失读症。

②皮质支闭塞：可引起对侧偏盲、象限盲或皮质盲，而黄斑视力保存（黄斑回避现象）。

③深穿支闭塞：深穿支包括丘脑穿通动脉、丘脑膝状体动脉。丘脑穿通动脉闭塞表现为对侧肢体舞蹈样运动，不伴偏瘫及感觉障碍；丘脑膝状体动

脉闭塞常可引起丘脑综合征，表现为对侧偏身感觉障碍（如感觉异常、感觉过度、丘脑痛、轻偏瘫等），对侧肢体舞蹈症，对侧手足徐动症，还可出现动眼神经麻痹、小脑性共济失调。

5）基底动脉：基底动脉分支较多，主要分支包括小脑前下动脉、内听动脉、旁正中动脉、小脑上动脉等，不同部位闭塞其临床表现各不同。

①基底动脉主干闭塞：可引起广泛脑桥梗死，出现四肢瘫痪、瞳孔缩小、多数脑神经麻痹以及小脑症状等，严重者可迅速昏迷、高热甚至死亡。

②脑桥基底部梗死：出现闭锁综合征（locked-in symdrome），患者意识清楚，因四肢瘫、双侧面瘫、延髓性麻痹（球麻痹）而不能言语、无法进食、不能做各种动作，只能通过眼球运动来表达自己的意愿。

③基底动脉分支一侧闭塞：可因脑干受损部位不同而出现相应的综合征，包括 Webert 综合征，因中脑穿动脉闭塞，可出现患侧动眼神经麻痹，对侧偏瘫；Claude 综合征，表现为同侧动眼神经麻痹，对侧肢体共济失调；Millard-Gubler 综合征，因脑桥旁中央支动脉闭塞，出现患侧展神经和面神经麻痹，对侧肢体瘫痪；福维尔综合征，因内侧纵束及展神经受损，出现患侧展神经和面神经麻痹，双眼向病灶侧水平凝视麻痹，对侧肢体瘫痪。

④内听动脉闭塞：常有眩晕发作，伴有恶心、呕吐、耳鸣、耳聋等症状。

⑤小脑上动脉闭塞：因累及小脑半球外侧面、小脑蚓部、中脑四叠体及背外侧，可引起同侧小脑性共济失调，对侧痛觉、温觉减退，听力减退。

⑥椎动脉：此处闭塞为小脑后下动脉损害，称为延髓背外侧综合征或 Wallenberg 综合征，表现为突然眩晕、恶心、呕吐、眼球震颤（前庭外侧核及内侧纵束受刺激），共济失调（前庭小脑纤维受损），病灶侧软腭及声带麻痹（舌咽神经、迷走神经疑核受损），面部痛、温觉障碍（三叉神经脊束核受损），Horner 综合征（延髓网状结构下行交感神经纤维受损），对侧半身偏身痛、温觉障碍（脊髓丘脑束受损）。偶可表现为对侧延髓综合征，因锥体梗死而发生对侧上、下肢瘫痪，可有患侧吞咽肌麻痹和对侧身体的深感觉障碍。

⑦小脑梗死：表现为眩晕、恶心、呕吐、头痛、共济失调，明显运动障碍，无肌力减退或锥体束征。大面积梗死可压迫脑干而出现外展麻痹、同向凝视、面瘫、锥体束征（+）。

2. 实验室及其他检查

（1）血液检查：包括血常规、血流变、血糖、血脂、肾功能、凝血功能等检查项目，有助于发现脑梗死的危险因素并对病因进行鉴别。

（2）影像学检查：

①头颅 CT：最常用的检查，起病24小时内一般无影像学改变，24小时后梗死区可呈现低密度影像。发病后尽快进行 CT 检查，有助于早期脑梗死与脑出血的鉴别。但对于脑干和小脑梗死及较小梗死灶，CT 难以检出。

② MRI：可以发现脑干、小脑梗死及小灶梗死，临床疑为这些部位梗死时应首选 MRI。功能性 MRI 可以早期（发病2小时以内）显示缺血组织的部位、范围，甚至可显示皮质下脑干和小脑的小梗死灶，其诊断早期梗死的敏感性为88%～100%，特异性为95%～100%。

③血管造影：DSA 和 MRA 可以发现血管狭窄、闭塞和其他血管病变，如动脉炎、动脉瘤、动静脉畸形等。其中 DSA 是脑血管病变检查的金标准，也是介入治疗的评价标准。

（3）TCD：对评估颅内外血管狭窄、闭塞、血管痉挛或侧支循环建立的程度有帮助。

3. 诊断要点　根据以下临床特点可明确诊断：①中、老年患者，存在动脉粥样硬化、高血压、高血糖或 TIA 等病史；②静息状态下或睡眠中发病；③偏瘫、失语、感觉障碍等局灶性神经功能缺损的症状和体征在数小时或数日内达高峰，多无意识障碍；④ CT 或 MRI 发现梗死灶。

4. 治疗要点　治疗应遵循超早期、个体化和整体化的原则。

①超早期治疗：发病后力争在治疗时间窗内选用最佳治疗方案。

②个体化治疗：根据患者年龄、临床类型、病情严重程度及其基础疾病等具体情况采取最适当的治疗。

③整体化治疗：采取病因治疗、对症治疗、支持治疗、康复治疗等综合措施，同时对高危因素进行预防性干预。重点是急性期的治疗。

（1）急性期治疗：

1）超早期溶栓：在发病后早期进行溶栓使血管再通，及时恢复血流和改善组织代谢，挽救梗死区周围的缺血半暗带（ischemic penumbra，IP）尚未死亡的神经。时间窗是发病后6小时内。常用的药物有重组型纤溶酶原激活剂（recombinant tissue plasminogen activator，rt-PA）和尿激酶（urokinase，UK）。

① rt-PA：选择性地与纤溶酶原共同在纤维蛋白表面组合成复合物，从而转化成纤溶酶直接溶解纤维蛋白，对血凝块有特异性溶解作用，且不会产生

全身溶栓状态和抗凝状态。剂量为0.9 mg/kg，最大剂量90 mg，开始时以总剂量的10%在最初1分钟内静脉推注，剩下剂量静脉滴注60分钟。

②UK：可渗入血栓内，同时激活血栓内和循环中的纤溶酶原，起到局部溶栓作用，并使全身处于溶栓状态。静脉用法有两种：大剂量一日疗法，即100万单位溶入生理盐水1000 mL中，静脉滴注；小剂量三日疗法，即20万～50万单位溶入生理盐水500 mL中，静脉滴注，每日1次。应用溶栓药物期间应严密监护患者。

2）抗血小板聚集：未行溶栓治疗的患者应在发病后48小时内服用阿司匹林100～300 mg/d，但不主张在溶栓或抗凝治疗期间使用，以免增加出血风险。急性期过后可改为预防剂量（100～300 mg/d）。

3）抗凝治疗：通过抗凝血，防止血栓扩展和新血栓形成，适用于进展型脑梗死，尤其是椎-基底动脉血栓形成。常用药物包括肝素、低分子肝素和华法林。

4）降纤治疗：降解血栓纤维蛋白原，增加纤溶系统活性及抑制血栓形成或帮助溶解血栓，适用于脑血栓形成早期，特别是合并高纤维蛋白血症患者。常用药物有巴曲酶、去纤酶等。

5）防治脑水肿：大面积脑梗死可出现脑水肿，常于发病后3～5天达高峰，临床表现为意识障碍、剧烈头痛、喷射性呕吐等高颅压征，或血压增高。常用20%甘露醇125～250 mL快速静滴，每6～8小时1次；心、肾功能不全的患者可改用呋塞米20～40 mg静注，每6～8小时1次；亦可用10%复方甘油、白蛋白等。

6）脑保护治疗：主要针对自由基损伤、细胞内钙离子超载、兴奋性氨基酸毒性作用、代谢性酸中毒等进行联合治疗。可采用胞磷胆碱、钙通道阻滞药尼莫地平、自由基清除剂依达拉奉、脑活素（脑蛋白水解物）等药物治疗以及头部或全身亚低温治疗。

7）调整血压：急性期应维持患者血压于较平时稍高水平，以保证脑部灌注，防止梗死面积扩大。只有当收缩压＞220 mmHg或舒张压＞120 mmHg及平均动脉压超过130 mmHg时方需降压，降压幅度一般降至比脑卒中前稍高的水平。若血压过低，应查明原因，及时给予补液或给予适当的升压药物（如多巴胺、间羟胺等）。

8）控制血糖：急性期患者可见血糖升高，当血糖＞11.1 mmol/L时，应立即予以胰岛素治疗，将血糖控制在8.3 mmol/L以下。当血糖＜2.8 mmol/L时，应给予10%～20%葡萄糖口服或静注。

9）中医中药治疗：活血化瘀、通经活络的药物有丹参、川芎、三七、红花、葛根素、银杏叶制剂等。

10）外科或介入治疗：对大脑半球的大面积梗死压迫脑干危及生命者，可行开颅降压术和/或部分坏死脑组织切除术；有脑积水者可行脑室引流术；对颈动脉粥样硬化致颈动脉狭窄大于70%者可考虑颈动脉内膜切除术、血管成形术和血管内支架置入术。

11）早期康复治疗：主张早期进行系统、规范及个体化的康复治疗。急性期一旦生命征稳定即可开始。康复治疗包括肢体功能锻炼和语言康复训练等，可促进神经功能恢复，减少并发症和后遗症，降低致残率。

12）脑卒中单元（stroke unit）：卒中患者应收入卒中单元。卒中单元指多学科团队合作，将卒中的急救、治疗、护理及康复有机地融为一体，对卒中患者进行全面的治疗，包括药物治疗、肢体康复、语言训练、心理康复、健康教育等，以改善预后、保留和提高功能的一种组织化管理模式。

（2）恢复期治疗：恢复期治疗的主要目的是促进神经功能的恢复。此期患者的患侧肢体由迟缓性瘫痪逐渐进入痉挛性瘫痪，康复治疗是此时重要的治疗手段。

康复治疗的原则是综合运用各种康复手段如物理疗法、言语训练、吞咽功能训练、针灸、认知训练、指导使用各种支具、日常生活活动能力（activities of daily living，ADL）训练等，促进患者功能的康复。

5. 预后　脑血栓形成急性期病死率约为10%，致残率达50%以上。存活者中40%以上可复发，且复发次数越多，病死率和致残率越高。

（二）脑栓塞

脑栓塞（cerebral embolism）是指血液中的各种栓子（如心脏内的附壁血栓、动脉粥样硬化的斑块、脂肪、纤维软骨、肿瘤细胞、空气等）随血流进入脑动脉使血管腔急性闭塞，从而引起该动脉供血区脑组织缺血性坏死及脑功能障碍。脑栓塞占脑卒中的15%～20%。常见的栓塞为心源性脑栓塞，少见的有空气栓塞、脂肪栓塞、肿瘤细胞或寄生虫栓塞等。

1. 临床表现

（1）任何年龄均可发病，中老年以冠心病及大动脉粥样硬化多见，青壮年以风湿性心脏瓣膜病多见，均有原发病表现。

（2）安静与活动时均可发病，但以活动中突然发病常见，大多数患者发病前无明显诱因和前驱症状。

（3）起病急骤，症状常在起病后数秒至数分钟内发展到高峰，是所有急性脑血管病中发病速度最快者。

（4）有无意识障碍及其程度取决于栓塞血管的大小和梗死的部位与面积。脑部症状因栓塞动脉而异，多数患者以偏瘫、失语等局灶定位症状为主要表现，重者可表现为突发昏迷、全身抽搐，甚至因脑水肿或颅内高压继发脑疝而死亡。癫痫发作较其他脑血管病多见。

（5）多有导致栓塞的原发病和同时并发的脑外栓塞的表现，肺栓塞可出现胸痛、气急、发绀和咯血；房颤可有第一心音强弱不等、心律不规则、脉搏短绌；心脏瓣膜病有心脏杂音；肾栓塞有腰痛和血尿；皮肤栓塞有瘀点或瘀斑。

2. 实验室及其他检查

（1）头颅 CT：可显示脑栓塞的部位和范围。CT 检查在发病后24～48小时内显示病变部位呈低密度影像，如发生出血性梗死时，在低密度梗死区内可见高密度影像。

（2）脑脊液检查：多数患者脑脊液压力、常规及生化检查正常。大面积脑梗死患者脑脊液压力增高，如非必要，应尽量避免此检查。感染性脑栓塞者脑脊液中白细胞增高；脂肪栓塞所致者脑脊液中可见脂肪球；出血性梗死者脑脊液呈血性或镜检可见红细胞。

（3）其他：应常规进行心电图、胸部 X 线和超声心动图检查，因多数患者栓子来源于心脏。心电图检查可作为确定心律失常的依据和协助诊断心肌梗死；超声心动图检查有助于证实是否存在心源性栓子。疑为感染性心内膜炎时，应进行血常规、细菌培养等检查。

3. 诊断要点 既往有心房颤动、风湿性心脏病、大动脉粥样硬化、严重骨折等病史，突发偏瘫、偏身感觉障碍、失语等局灶定位体征，且在数秒至数分钟内达高峰，即可判断。头颅 CT 和 MRI 检查可确定栓塞的部位、数目及是否伴发出血，有助于明确诊断。

4. 治疗要点 包括脑栓塞治疗和原发病治疗。

（1）脑栓塞治疗：基本与脑血栓形成的治疗相同，包括急性期的综合治疗，减轻脑水肿、改善脑循环、抢救缺血半暗带、防治并发症等。因本病易并发脑出血，故采用溶栓治疗应严格掌握适应证。

（2）原发病治疗：有利于脑栓塞的恢复和防止复发。

①心源性栓塞：心源性脑栓塞容易复发，故急性期应卧床休息数周，避免活动量过大，减少再发的危险。

②感染性栓塞：应用足量、有效的抗生素，禁行溶栓或抗凝治疗，以防感染在颅内扩散。

③脂肪栓塞：应用肝素、低分子右旋糖酐、5%碳酸氢钠、5%乙醇葡萄糖溶液等静脉滴注溶解脂肪。

④空气栓塞：指导患者采取头低左侧卧位，进行高压氧治疗。

⑤减压病：立即行高压氧治疗，使气栓减少，脑含氧量增加。

5. 预后

急性期病死率为5%～15%，多死于严重脑水肿、脑疝、肺部感染、心力衰竭等。存活者多有严重的后遗症，少数患者可完全恢复。如栓子的来源不能消除，则易复发。

（三）腔隙性脑梗死

腔隙性脑梗死（lacunar infarction）是指直径为100～200μm的深穿支闭塞而发生深部脑组织直径1.5 cm以内的微梗死灶，多见于60岁左右的老年人，常有高血压、高脂血症和糖尿病病史。不同部位的腔隙梗死，其临床综合征不同。少部分患者可以没有任何症状，仅在影像学检查时发现，称为无症状性或静止性腔隙性梗死。

1. 临床表现

（1）发病年龄在50～70岁之间。

（2）症状突然或隐袭发生，约30%患者症状可在36小时内逐渐加重。

（3）不同部位的腔隙性梗死，其临床表现也各不相同，常见的有：

①纯运动性轻偏瘫：约占腔隙性脑梗死的60%，表现为突然发生偏身运动障碍，一侧面瘫、舌瘫和肢体瘫；也可为单纯的面瘫、舌瘫或单肢瘫痪，常不伴有失语、感觉障碍或视野缺损。病灶多在内囊、脑桥基底部、放射冠

或大脑脚处。多数患者在发病后数周完全恢复，个别遗留肢体瘫痪。

②纯感觉卒中：约占腔隙性脑梗死的5%。偏身感觉异常主要表现为一侧颜面、上肢和下肢感觉异常或感觉减退，即麻木、触电感、冷、酸胀感等，很少或不伴有运动障碍。病灶主要位于丘脑腹后核。

③感觉运动卒中：约占腔隙性脑梗死的35%，表现为偏身无力伴同侧偏身感觉异常，可为前二者的合并。病灶位于内囊和丘脑腹后外侧核。

④构音障碍-手笨拙综合征：约占腔隙性脑梗死的10%，表现为构音障碍、吞咽困难，同侧手动作笨拙，共济失调（指鼻试验欠稳），但无明显肢体瘫痪，可有对侧中枢性面瘫、舌瘫。病灶位于脑桥基底部或内囊膝部上方。

⑤共济失调性轻偏瘫：约占腔隙性脑梗死10%，表现为突然一侧轻偏瘫，下肢比上肢重，伴同侧肢体明显共济失调。病灶主要位于放射冠或脑桥基底部。

⑥腔隙状态：主要表现为假性延髓麻痹、双侧锥体束征、严重精神障碍、类帕金森综合征和大小便失禁。少数患者反复发作后可在脑深部双侧锥体束和基底核部位形成腔隙灶群集。

此外，脑梗死还可引起许多其他临床综合征，如偏侧舞蹈症、半身舞动性综合征、闭锁综合征、中脑丘脑综合征、丘脑性痴呆等。

2. 实验室及其他检查 脑CT或MRI可发现腔隙性梗死，MRI阳性率更高，可发现脑干或小脑的病灶；血生化检查有助于查找病因；心电图检查可帮助了解有无心律失常、心肌缺血等。

3. 诊断要点 有高血压、高脂血症和糖尿病病史，临床表现符合腔隙性梗死的表现，结合脑CT或MRI检查，可做出诊断。

4. 治疗要点 急性期治疗基本同脑梗死治疗，但禁用抗凝药，以免发生脑出血。无症状型腔隙性脑梗死主要针对其危险因素，如高血压、糖尿病、心律失常、高脂血症、高黏血症、颈动脉狭窄等，进行积极有效的治疗，对降低其复发率至关重要，对本病的预防也有极其重要的意义。常用的药物有阿司匹林、银杏叶提取物及尼莫地平等钙通道阻滞剂。

5. 预后 初次发病、梗死灶较小者，一般预后较好，死亡率和致残率较低，但复发率较高。反复发生且多发梗死灶的患者，易出现痴呆、假性球麻痹等从而使其生活质量受到严重影响。

（四）脑分水岭梗死

脑分水岭梗死（cerebral watershed infarction，CWSI）是指脑内相邻较大血管供血交界处或边缘带发生的一种缺血性损伤，多在脑动脉狭窄的基础上，由血容量下降、体循环低血压等因素引起脑血流动力学改变所致。常见的病因有降压药物使用不当、严重脱水、各种原因导致的休克、低血压、颈动脉阻塞等。CWSI 占脑梗死的10%。

1. 临床表现

（1）发病多在50岁以上，50% 的患者有高血压病史，其次有 TIA 史、冠心病或糖尿病史，少数有晕厥史。

（2）起病急，可在体位改变时发病，一般无意识障碍，可有偏瘫或单瘫、语言障碍、精神症状、智力改变或尿失禁。

（3）具体临床表现因病灶部位不同而不同。

1）前分水岭梗死：病灶位于大脑前动脉与大脑中动脉皮质的边缘带，主要表现为除面部以外的轻偏瘫，以下肢明显，半数伴感觉异常。优势侧病变可出现运动性失语，表现为重复语言、暴发性短句；非主侧半球损害者常有情绪改变或精神障碍。

2）后分水岭梗死：病灶位于大脑中动脉与大脑后动脉皮质支的边缘带，顶叶、枕叶、颞叶交界区。临床症状以偏盲最常见，多以对侧下象限盲为主，出现 Wernicke 失语、失用及皮质感觉障碍，对侧轻微偏瘫或无偏瘫；少数患者可有情感淡漠、记忆力减退等。主侧半球损伤可出现言语障碍，为感觉性失语，可有情感淡漠；非主侧半球损伤时偶出现形象障碍、患肢失认现象；双侧病变可表现为精神性注视麻痹、空间注意障碍及视觉失调。

3）皮质上型梗死：病变位于大脑前、中、后动脉皮质支供血区的分水岭区，即额中回、前后中央回上部、顶叶上部及枕叶前部，多表现为以上肢为主的不完全性偏瘫、感觉障碍。

4）皮质下型梗死：大脑前、中、后动脉皮质支与深穿支间或大脑前动脉回返支与大脑中动脉的豆纹动脉间的分水岭区脑梗死，病灶位于大脑深部白质、壳核、尾状核等处，可出现对侧纯运动性轻偏瘫和 / 或感觉障碍、对侧肢体不自主运动等表现。此型可分为以下5种类型：

①皮质下前型：梗死灶位于侧脑室额角后外方，表现为对侧肢体轻瘫、

类帕金森综合征，也可有半侧投掷症及一过性尿失禁。轻者可无症状和体征。

②皮质下后型：病灶在内囊后肢附近，表现为偏瘫及偏身感觉障碍。

③皮质下上型：病灶位于侧脑室体旁，可为一个较大病灶或数个病灶相连。临床常表现为一过性或可逆性轻瘫，很少有感觉障碍，可有构音障碍。

④皮质下下型：病变在前后脉络膜动脉供血交界处，症状轻，可有精神抑郁、轻瘫。

⑤皮质下外侧型：病灶位于岛叶皮质下与壳核之间，呈狭窄条索状，临床表现为纯运动性轻偏瘫，偶有构音障碍，临床较常见。

5）其他：包括小脑型分水岭梗死和脑干型分水岭梗死，较为少见，小脑型多在小脑上动脉和小脑后下动脉之间，表现为轻度小脑性共济失调。脑干型多在脑桥基底部和被盖部连接处的内侧区，表现为意识障碍、瞳孔缩小、双眼向病灶侧凝视等。

2. 实验室及其他检查

（1）头颅 CT 和 MRI 检查：有助于发现表现为脑分水岭梗死的颅内病灶，常是临床确定诊断的关键手段。

（2）CT 血管造影（CT angiography，CTA）或 MRA 检查：可发现颅内、外大动脉的狭窄，是无创性检查的主要手段。

（3）超声检查：颈动脉超声检查作为脑分水岭梗死患者的一个基本检查手段，常可显示颈动脉狭窄或颈动脉粥样硬化斑块；TCD 可发现颅内大血管狭窄，判断侧支循环等情况。

（4）选择性动脉导管脑血管造影：用于评估颅内、外动脉血管病变最准确的诊断手段。

（5）其他：血细胞比容、血液黏度、心脏形态及功能、血脂、血糖等。

3. 诊断要点 基本同脑血栓形成，多数患者有低血压或一过性黑矇史。临床症状较轻，多无意识障碍，头颅 CT 或 MRI 检查提示病灶位于脑动脉供血的分水岭区，病灶呈楔形、带状、条索状。

4. 治疗要点 对脑分水岭梗死急性期的治疗与血栓性脑梗死相同，且要积极治疗原发病。要针对病因进行治疗，如休克的及时诊断和治疗、纠正医源性低血压的发生、防止过度脱水、及时治疗心律失常及其他心脏病、早期有效治疗颈动脉狭窄等。根据患者情况选用低分子右旋糖酐、生理盐水、羟乙基淀粉40氯化钠（706代血浆）、参脉注射液等纠正低血压、补足血容量。

5. 预后　预后较好，后遗症少且轻，一般不会直接导致死亡。

三、脑出血

脑出血（intracerebral hemorrhage，ICH）又称自发性脑出血，是原发于脑实质内的非外伤性出血。ICH 指由脑内的血管病变、坏死、破裂而引起的出血，绝大多数是在高血压伴发的脑小动脉病变的基础上，由脑动脉破裂而导致的脑出血，故又称高血压性脑出血。脑出血的发病率为每年 (60～80)/10 万，占急性脑血管病的 20%～30%。

（一）临床表现

1. 临床特点

（1）多见于 50 岁以上有高血压病史者，气温骤变时或寒冷季节发病率较高。

（2）多在体力活动、情绪激动、大便用力或饮酒过度时发病，多无前驱症状。

（3）发病突然，症状于数分钟至数小时内达到高峰。

（4）出现肢体瘫痪、失语等局灶定位症状和剧烈头痛、喷射性呕吐、意识障碍等全脑症状。

（5）发病时血压常超过 200/100 mmHg，个别患者收缩压只有 160 mmHg 也可发病。

2. 不同部位出血的表现

（1）基底核区出血：约占全部脑出血的 70%。由于出血常累及内囊，故又称为内囊区出血，可分为壳核出血和丘脑出血。

①壳核出血：多由豆纹动脉，尤其是外侧支破裂所致，表现为病灶对侧偏瘫、偏身感觉障碍和同向性偏盲（三偏征），双眼球不能向病灶对侧同向凝视；优势半球损害可有失语。出血量小者（＜30 mL）临床症状较轻，无意识障碍；出血量大者（＞30 mL）有意识障碍，可引起脑疝甚至死亡。

②丘脑出血：多由丘脑膝状体动脉或丘脑穿通动脉破裂所致，也表现为三偏征，通常感觉障碍重于运动障碍，可出现特征性眼征，如两眼不能向上凝视或凝视鼻尖、眼球会聚障碍、瞳孔对光反射迟钝等。优势侧出血可出现丘脑性失语，表现为言语缓慢而不清、重复语言、发音困难，复述相对较好，

朗读存在障碍等；也可出现丘脑性痴呆，表现为记忆力减退、计算力下降、情感障碍、人格改变等。出血量少者除感觉障碍外无其他表现。

（2）脑桥出血：约占脑出血的10%，多由基底动脉的脑桥支破裂所致，表现为突发头痛、呕吐、眩晕、复视、交叉性瘫痪。大量出血者（>5 mL），血肿波及脑桥双侧基底和被盖部，患者立即昏迷，双侧瞳孔缩小如针尖样，呕吐咖啡色样胃内容物、中枢性高热、中枢性呼吸衰竭、四肢瘫痪和去大脑强直发作甚至死亡；出血量少者无意识障碍，仅表现交叉性瘫痪、共济失调、凝视麻痹或一个半综合征等，预后良好。

（3）小脑出血：约占脑出血的10%，多由小脑上动脉破裂所致，表现为突发眩晕、频繁呕吐、枕部疼痛和共济失调。出血量较大者，尤其是小脑蚓部出血，发病时或发病后12～24小时内出现颅内压迅速增高、昏迷、双侧瞳孔缩小如针尖样、呼吸节律不规则、枕骨大孔疝形成而死亡；小量出血者主要表现为小脑症状，如眼球震颤、病变侧共济失调、站立和步态不稳等，无肢体瘫痪。

（4）脑叶出血：约占脑出血的10%，出血以顶叶最为常见，其次为颞叶、枕叶及额叶，常表现为头痛、呕吐，脑膜刺激征及出血部位的局灶症状和体征。额叶出血可有前额痛、呕吐，对侧偏瘫和精神障碍，优势半球出血可出现运动性失语；顶叶出血偏瘫较轻，而偏瘫侧感觉障碍显著，对侧下象限盲，优势半球出血可出现混合性失语；颞叶出血表现为对侧中枢性面、舌瘫及以上肢为主的瘫痪，对侧上象限盲，优势半球出血可出现感觉性或混合性失语，可有颞叶癫痫、幻嗅、幻视等；枕叶出血表现为对侧同向性偏盲，可有一过性黑矇和视物变形，多无肢体瘫痪。

（5）脑室出血：占脑出血的3%～5%，分为原发性和继发性。原发性脑室出血多由脉络丛血管或室管膜下动脉破裂所致；继发性脑室出血是指脑实质出血破入脑室。出血量较少时，患者仅表现为头痛、呕吐、脑膜刺激征阳性，多无意识障碍及偏瘫、失语等局灶性神经体征，易误诊为蛛网膜下腔出血。出血量大时，患者很快进入昏迷或昏迷逐渐加深，双侧瞳孔缩小如针尖样，四肢肌张力增高，脑膜刺激征阳性，早期出现去大脑强直发作，常出现丘脑下部受损的症状及体征，如上消化道出血、中枢性高热、大汗、急性肺水肿、血糖增高、尿崩症等，预后差，多迅速死亡。

（二）实验室及其他检查

1. 影像学检查 CT 是确诊脑出血的首选检查方法，可清晰、准确地显示出血部位、出血量大小、血肿形态、脑水肿情况及是否破入脑室等，有助于指导治疗、护理和判断预后。MRI 对检出脑干、小脑的出血灶和监测脑出血的演进过程优于 CT，比 CT 更易发现脑血管畸形、肿瘤、血管瘤等病变。

2. 脑脊液检查 脑脊液压力增高，血液破入脑室者脑脊液呈血性。依据临床表现可确诊的重症患者不宜进行此项检查，以免诱发脑疝。

3.DSA 此项检查可显示脑血管的位置、形态、分布等，易于发现脑动脉瘤、脑血管畸形、脑底异常血管网病等脑出血的病因。

4. 其他检查 血常规、血生化、凝血功能、心电图等检查有助于了解患者的全身状态。重症脑出血急性期白细胞、血糖和血尿素氮明显增高。

（三）诊断要点

50 岁以上中老年患者，有长期高血压病史，情绪激动或剧烈活动时突然发病，迅速出现头痛、呕吐等颅内压增高的表现和偏瘫、失语等局灶性神经功能缺损的症状，血压明显升高，可伴有意识障碍，应高度怀疑脑出血。头颅 CT 检查有助于明确诊断。

（四）治疗要点

治疗原则为脱水降颅压、调整血压、防止继续出血、减轻血肿所致继发性损害、促进神经功能恢复、防治并发症。

1. 一般治疗 卧床休息，密切观察生命体征，保持呼吸道通畅，及时清理呼吸道分泌物，吸氧，保持肢体正确的体位，通过鼻饲维持营养供给，积极预防感染，维持水、电解质平衡等。

2. 脱水降颅压 脑出血后 48 小时脑水肿达高峰，持续 3～5 天后逐渐减轻，也可持续 2～3 周或更长。脑水肿可使颅内压增高，是导致患者死亡的直接原因。积极控制脑水肿、降低颅内压是脑出血急性期治疗的重要环节。可选用：①20% 甘露醇 125～250 mL，快速静滴，每 6～8 小时 1 次，疗程 7～10 天；②呋塞米每次 20～40 mg 静注，2～4 次／天。③白蛋白每次 50～100 mL，每日 1 次，静滴。

3. 调控血压 脑出血后血压升高，是机体对颅内压升高的自动调节反应，以保持相对稳定的脑血流量，当颅内压下降时血压也随之下降。因此，在脑出血急性期一般不予应用降压药物，而以脱水降颅压治疗为基础。但血压过高可增加再出血的风险，应及时控制血压。当血压 ≥ 200/110 mmHg 时，应采取降压治疗，使血压维持在略高于发病前水平或 180/105 mmHg 左右。收缩压在 180～200 mmHg 或舒张压在 100～110 mmHg，暂不用降压药物。脑出血患者血压降低速度不宜过快、幅度不宜过大，以免造成脑低灌注；血压过低者，应进行升压治疗，以维持足够的脑灌注。急性期血压骤然下降提示病情危重。脑出血恢复期应将血压控制在正常范围。

4. 止血和凝血治疗　仅用于并发消化道出血或有凝血障碍时，对高血压性脑出血无效，常用6- 氨基己酸、对羧基苄氨、氨甲环酸等。应激性溃疡导致消化道出血时，可用西咪替丁、奥美拉唑等药物。

5. 并发症的防治

（1）感染：对并发肺部或尿路感染者，可根据经验或痰培养、尿培养及药物敏感实验结果选用抗生素；尿潴留者要留置导尿管，必要时进行膀胱冲洗。

（2）应激性溃疡：预防可用 H_2 受体阻滞剂；一旦出血应按上消化道出血的治疗常规进行处理，如应用冰盐水洗胃、局部应用止血药等。

（3）癫痫发作：对于癫痫频繁发作者，可静脉缓慢推注地西泮（安定）10～20 mg，或苯妥英钠15～20 mg/kg，缓慢静注控制发作，一般无须长期治疗。

（4）抗利尿激素分泌异常综合征：又称稀释性低钠血症，可发生于约10%的 ICH 患者，因经尿排钠增多，血钠降低，可加重脑水肿。应限制水的摄入，每日 800～1000 mL，补钠每日 9～12 g。对低钠血症宜缓慢纠正，以免导致脑桥中央髓鞘溶解症。

（5）中枢性高热：以物理降温为主，严重者可用多巴胺受体激动剂如溴隐亭、丹曲林（硝苯呋海因）控制发作，无须长期治疗。

（6）下肢深静脉血栓形成：一旦发生应给予普通肝素 100 mg 静脉滴注，每日 1 次，或低分子肝素 4000 U 皮下注射，每日 2 次。对高龄、衰弱的卧床患者也可酌情给予预防性治疗。

（7）脑耗盐综合征：心钠素分泌过高可导致低钠血症，治疗时应输液补钠。

6. 外科治疗　少量脑出血多采用内科保守治疗。壳核出血量 > 30 mL，小脑或丘脑出血 > 10 mL，或颅内压明显增高且内科治疗无效者，可考虑行开颅血肿清除、脑室穿刺引流、经皮钻孔血肿穿刺抽吸等手术治疗。对于脑桥出血，一般不宜手术。一般认为手术应在发病后 6～24 小时内进行。

7.亚低温疗法 又称冬眠疗法或人工冬眠，是利用对中枢神经系统具有抑制作用的镇静药物，使患者进入睡眠状态，再配合物理降温，使患者体温处于一种可控性的低温状态，从而达到使中枢神经系统处于抑制状态的目的。局部亚低温治疗是脑出血的一种新的辅助治疗方法，能减轻脑水肿，减少自由基生成，促进神经功能缺损恢复，改善患者预后，且无不良反应，安全有效。研究认为，脑出血发生后越早应用亚低温疗法，预后越好。

8.康复治疗 早期将患肢置于功能位。患者生命体征稳定、病情控制后，应尽早进行肢体、语言功能和心理康复治疗，以促进神经功能恢复，提高生存质量。

（五）预 后

预后与出血量、出血部位及有无并发症有关。死亡率约为40%，脑水肿、颅内压增高和脑疝形成是致死的主要原因。

四、蛛网膜下腔出血

蛛网膜下腔出血（subarachnoid hemorrhage，SAH）又称为原发性蛛网膜下腔出血，是指颅内血管破裂后，血液流入蛛网膜下腔引起相应临床表现的一种脑卒中。蛛网膜下腔出血占所有脑卒中的5%～10%，最常见的病因是颅内动脉瘤。

（一）临床表现

SAH临床表现差异较大，轻者可无明显的临床症状和体征，重者可突然昏迷甚至死亡。

1.临床特点

（1）可发生于任何年龄，但以青壮年多见，女性多于男性。

（2）多有剧烈运动、极度情绪激动、用力咳嗽和排便等明显诱因而无前驱症状。

（3）突发异常剧烈的头部胀痛或爆裂样疼痛、呕吐，脑膜刺激征阳性。常见的伴随症状有短暂意识丧失、项背部或下肢疼痛，少数可出现部分性或全面性癫痫发作。严重头痛是动脉瘤性SAH的典型表现，可持续数日不变，2周后逐渐减轻。如头痛再次加重，常提示动脉瘤再次出血；局部头痛常可提示破裂动脉瘤的部位。部分患者发病前数日或数周有轻微头痛，是小量前驱出血或动脉瘤受牵拉所致。动静脉畸形破裂所致 SAH 头痛程度较轻。

（4）部分患者眼底玻璃体膜下片状出血、视盘水肿或视网膜出血，在发病后1小时内即可出现，是急性颅内压增高和眼静脉回流受阻所致。

（5）发病后2～3天可出现低到高热。

（6）老年患者头痛、脑膜刺激征等临床表现不典型，而精神症状较明显。

2. 并发症 本病常见并发症为再出血、脑血管痉挛和脑积水。

（1）再出血：是 SAH 严重的急性并发症，系出血破裂口修复尚未完好而引起出血的诱因仍存在所致，病死率约为50%，多见于起病4周内，尤以第2周发生率最高。临床表现为在病情稳定和好转的情况下，再次出现剧烈头痛、恶心呕吐、意识障碍加深、抽搐或原有症状和体征加重，CT 和脑脊液检查提示存在新的出血。

（2）脑血管痉挛：20%～30% 的 SAH 患者出现脑血管痉挛，引起迟发性缺血性损伤，继发脑梗死，出现局灶神经体征如轻偏瘫、失语等，是 SAH 患者死亡和伤残的重要原因。血管痉挛多于发生出血后3～5天开始，7～10天为高峰期，2～4周后逐渐减轻，表现为失语，肌力正常者出现偏瘫，清醒者出现意识障碍。

（3）脑积水：15%～20% 的患者于出血后1周内发生急性梗阻性脑积水。轻者表现为嗜睡、思维缓慢和近记忆减退，眼球运动随意；重者出现头痛、呕吐、意识障碍等，多随出血被吸收而好转。亚急性脑积水发生于起病2～3周后，表现为隐匿出现的痴呆、步态异常和尿失禁。

（二）实验室及其他检查

1.CT 是确诊 SAH 的首选检查方法，表现为蛛网膜下腔出现高密度影像。CT 还可确定有无脑实质或脑室出血及是否伴脑积水或脑梗死，并可初步判断颅内动脉瘤的位置。

2.DSA 是确诊 SAH 病因，特别是颅内动脉瘤最有价值的检查方法，可显示动脉瘤的位置、大小、与载瘤动脉的关系、有无血管痉挛等。DSA 宜在发病3天内或3周后进行，以避开脑血管痉挛和再出血的高峰期。

3.脑脊液 腰椎穿刺进行脑脊液检查对确诊 SAH 最具诊断价值和特征性。肉眼观察脑脊液呈均匀一致血性，压力增高（＞200 mmH$_2$O），镜检可见大量红细胞，数日后白细胞增加（出血致无菌性化学性脑膜炎）。

（三）诊断要点

在活动中或情绪激动时突发剧烈头痛、呕吐、脑膜刺激征阳性，无局灶性神经体征，CT显示蛛网膜下腔和脑池高密度影像或腰椎穿刺脑脊液呈均匀一致血性可确诊。

（四）治疗要点

治疗目的是防治再出血、脑血管痉挛、脑积水等并发症，去除出血病因，防止复发，降低死亡率和致残率。

1. 一般治疗 一般治疗原则为脱水降颅压、控制脑水肿、调整血压、维持水电解质和酸碱平衡、预防感染。

2. 防治再出血

（1）安静休息：绝对卧床4～6周，避免一切可引起血压和颅内压增高的因素，烦躁不安者适当应用地西泮（安定）、苯巴比妥等止痛镇静药。

（2）调控血压：去除疼痛等诱因后，如果平均动脉压＞120 mmHg或收缩压＞180 mmHg，可在密切监测血压下应用短效降压药物，保持血压稳定于正常或起病前水平，可应用钙通道阻滞药、β受体阻断药、血管紧张素转换酶抑制剂（angiotensin converting enzyme inhibitor，ACEI）等。避免突然将血压降得过低。

（3）应用抗纤溶药物：抗纤溶药物可抑制纤溶酶形成，防止动脉瘤周围的血块溶解引起再出血。可酌情应用抗纤维蛋白溶解剂：①6-氨基己酸（6-aminocaproic acid，EACA）每日首次4～6 g溶于5%葡萄糖液或生理盐水100 mL中静滴，15～30分钟内滴完，以后持续静滴1 g/h，维持12～24小时，之后20～24 g/d，持续7～10天，逐渐减量至8 g/d或改口服，用药时间不少于3周。②氨甲苯酸（P-aminomethyl benzoic acid，PAMBA，又称止血芳酸，）0.2～0.4 g溶于生理盐水或5%葡萄糖液100 mL中静滴，每天2次，共用2～3周。此类药物有引起脑缺血性病变的可能，多与尼莫地平联合应用。

3. 防治脑血管痉挛 脑血管痉挛一旦发生，尤其是后期的脑血管痉挛，很难逆转，所以重在预防。

（1）维持血容量和血压：避免过度脱水。在动脉瘤处理后，血压偏低者，应减少或停用脱水、降压药物，亦可给予人血白蛋白、血浆等胶体溶液扩容升压，必要时可应用多巴胺升压。

（2）应用钙通道阻滞药：尼莫地平片20～40 mg，每天3次，连用21天。必要时静脉给药。

4. **防治脑积水** 轻度的急、慢性脑积水可酌情给予乙酰唑胺（口服），亦可用甘露醇、呋塞米等药物。药物治疗无效者可考虑行脑室穿刺脑脊液引流术。

5. **手术治疗** 消除动脉瘤是防止动脉瘤性SAH再出血的最佳方法，可采用血管内介入治疗。对于颅内血管畸形者，可采用颅内动静脉畸形（arteriovenous malformation，AVM）整块切除术、供血动脉结扎术、伽玛刀治疗、血管内介入治疗等。

（五）预 后

预后与病因、出血量、出血部位、有无并发症及是否得到及时和适当的治疗有关。未经外科治疗者约20%死于再出血。2/3的SAH患者可存活，但其中50%存在认知功能障碍。

第三节 脑卒中的三级预防

卒中是一种改变生活的事件，它不仅影响患者本人，也影响其家庭成员和照料者。在目前有效特异性治疗手段相对缺乏的情况下，早期预防是减轻脑卒中疾病负担的最佳途径。脑卒中的预防包括一级预防、二级预防和三级预防。

一、一级预防

一级预防是指疾病发生前的预防，即病因预防，是指预防有脑卒中倾向、尚无脑卒中病史的个体发生脑卒中，即通过早期改变不健康的生活方式，积极控制各种可控危险因素，达到使脑血管病不发生或推迟的目的。开展综合性的预防措施，如控制危险因素，主要包括：以降低疾病的发病率为最终目的对高危致病因素进行干预，是最有效的预防措施。对脑卒中而言，一级预防的重心是对社区内高血压患者进行监控，改变居民不健康的行为和生活方式。风险评估是识别脑卒中发生、复发的高危人群，明确预防重点的有效工具，对脑卒中一级和二级预防具有重要意义。

（一）初发卒中风险的评价

国内外已有了一些缺血性脑卒中发生及复发风险的评估工具，但面对多种工具临床上应该怎样选用尚缺乏规范化的推荐意见。中华医学会神经病学分会和脑血管病学组为便于临床应用，组织专家全面查阅国内外文献，多次反复讨论后对常用风险评估工具的选择达成如下共识性推荐意见。

1. 改良的弗明汉卒中量表（Framingham stroke profile） 弗明汉卒中量表是最早提出并得以广泛应用的简易卒中风险评估工具，由 Wolf 等于1991年首先在弗明汉研究中提出，研究人群主要为来自美国马萨诸塞州弗明汉小镇的居民，研究筛选出年龄、收缩压、降压治疗、糖尿病史、吸烟、心血管病病史、心房颤动史、心电图诊断的左心室肥厚等预测因子并赋予分值权重，建立了风险评分值与卒中发病率的数学模型，预测研究对象未来10年卒中发病风险。由于血压水平受药物治疗的影响较大，D'Agostino 等根据接受降压治疗前后收缩压水平，对该风险积分规则进行调整后，建立了改良的弗明汉卒中量表（表4-3-1和4-3-3），进一步提高了模型对卒中发病风险的预测能力。国内验证显示，该量表能较好地预测卒中发病风险，但在一定程度上高估了研究人群的实际卒中发病率，同时，由于量表中缺乏一些重要的卒中预测因素，可能存在一定的局限性。

表4-3-1　改良弗明汉卒中风险预测量表（男性）

因　素	分　值										
	0	+I	+2	+3	+4	+5	+6	+7	+8	+9	+10
男性											
年龄（岁）	54～56	57～59	60～62	63～65	66～68	69～72	73～75	76～78	79～8I	82～84	85
未治疗时的收缩压（mmHg）	97～105	106～115	116～125	126～135	136～145	146～155	156～165	166～175	176～185	186～195	196～205

因　素	分　值										
	0	+1	+2	+3	+4	+5	+6	+7	+8	+9	+10
治疗后的 收缩压 （mmHg）	97～ 105	106～ 112	113～ 117	118～ 123	124～ 129	130～ 135	136～ 142	143～ 150	151～ 161	162～ 176	177～ 205
糖尿病	否		是								
吸烟	否			是							
CVD	否				是						
AF	否				是						
LVH	否					是					

表4-3-2为男性参照改良的弗明汉卒中量表计算得分对应10年卒中风险概率。

表4-3-2　男性得分对应10年卒中风险概率

分值	10年风险/%	分值	10年风险/%	分值	10年风险/%
1	3	11	11	21	42
2	3	12	13	22	47
3	4	13	15	23	52
4	4	14	17	24	57
5	5	15	20	25	63
6	5	16	22	26	68
7	6	17	26	27	74
8	7	18	29	28	79
9	8	19	33	29	84
10	10	20	37	30	88

表4-3-3　改良弗明汉卒中风险预测量表（女性）

因素	分值										
	0	+l	+2	+3	+4	+5	+6	+7	+8	+9	+10
女性											
年龄(岁)	54～56	57～59	60～62	63～64	65～67	68～70	71～73	74～76	77～78	79～81	82～84
未治疗时的收缩压（mmHg）		95～106	107～118	119～130	131～143	144～155	156～167	168～180	181～192	193～204	205～216
治疗后的收缩压（mmHg）		95～106	107～113	114～119	120～125	126～131	132～139	140～148	149～160	161～204	205～216
糖尿病	否			是							
吸烟	否			是							
CVD	否		是								
AF	否				是						
LVH	否						是				

表4-3-4为女性按照表4-3-3计算得分对应10年卒中风险概率。

表4-3-4　女性得分对应10年卒中风险概率

分值	10年风险/%	分值	10年风险/%	分值	10年风险/%
1	1	11	8	21	43
2	1	12	9	22	50
3	2	13	11	23	57
4	2	14	13	24	64
5	2	15	16	25	71
6	3	16	19	26	78
7	4	17	23	27	84
8	4	18	27		
9	5	19	32		
10	6	20	37		

注：CVD(心血管病)，包括心肌梗死(myocardial infarction,MI)、心绞痛、冠状动脉供血不足、间歇性跛行或充血性心力衰竭史，AF(心房颤动)，LVH(心电图显示左心室肥厚)。以上提供 Framingham 心脏研究中既往无卒中史的 55~85 岁男性和女性 10 年卒中风险率。根据患者的各项危险因素得分计算出总评分值，每一个总评分值对应一个相应的 10 年卒中发病风险，男性评分值为 1~30 分，10 年卒中发病风险从 3% 逐渐上升到 88%；女性评分值 1~27 分，10 年卒中发病风险从 1% 逐渐上升至 84%。1 mmHg=0.133 kPa。

在使用本表时，首先要识别患者的各个危险因素，获得表格顶排的分值，然后计算患者的总分并得到相应的 10 年卒中概率。例如，一例 64 岁的男性 (3 分)，经过治疗后收缩压为 138 mmHg(6 分)，无糖尿病 (0 分)，不吸烟 (0 分)，也没有 CVD (0 分) 或 AF (0 分)，但有 LVH (5 分)，则其总分为 11 分，对应的 10 年卒中概率为 11%。

2. 汇集队列方程 (pooled cohort equations)　汇集队列方程运用在线计算器或手机软件 (http：//my.americanheart.org/cvriskcalculator) 评估个体未来 10 年动脉粥样硬化性心血管疾病 (atherosclerotic cardiovascular disease, ASCVD) 发生风险 (致死性与非致死性心血管疾病及脑卒中)。汇集队列方程的建模数据来源于美国心肺和血液研究所的多项大型队列研究，模型包括性别、年龄、种族、总胆固醇、高密度脂蛋白、收缩压、是否接受抗高血压治疗、糖尿病、吸烟等项目。汇集队列风险评估方程自发表至今也存在一定争议，部分外部人群验证显示该风险评估模型可能会高估 ASCVD 风险。

3. 卒中风险计算器 (Stroke Riskometer)　卒中风险计算器由新西兰奥克兰理工大学 (Auckland University of Technology, AUT) 的学者于 2014 年提出 (http：//www.world-stroke.org/education/stroke-riskometer)，可利用手机软件进行操作，用于预测 20 岁以上人群的 5 年及 10 年卒中发生风险，同时兼具卒中教育功能。该模型的预测因子包括年龄、性别、收缩压、降压治疗、糖尿病、心血管病病史、吸烟史、心房纤颤、左室肥大、卒中或心脏病家族史、饮酒史、压力、低体力活动、腰臀比、非白种人、饮食、认知障碍或痴呆、记忆力下降、脑外伤史、体重指数、腰围等。目前，基于智能手机 APP 的针对该评估工具的验证正在全球范围内进行，国内研究者也参与其中，将进一步评估其应用价值并加以完善。

4.心房颤动患者缺血性卒中发生风险与抗凝出血风险评估量表　CHADS2量表〔充血性心力衰竭（congestive heart-failure）、高血压（hypertension）、年龄（age）、糖尿病（diabetes）、卒中或短暂性脑缺血发作（stroke）〕是目前应用最为广泛的预测非瓣膜性心房颤动患者发生缺血性卒中风险的评分量表。2010年，Lip等通过收集和整理欧洲心脏调查中心1089例心房颤动患者的研究资料对CHADS2量表进行改进，推出了CHA2DS2-VASc量表。虽然该量表预测卒中风险与CHADS2量表相比并无太大优势，但CHA2DS2-VASc量表更易于识别真正低危的心房颤动患者。CHADS2量表简单易行，可操作性强，能够筛选出需要进行抗凝治疗的对象；CHA2DS2-VASc量表则有利于筛选出真正低危的、不需要抗凝治疗的心房颤动患者。但由于CHA2DS2-VASc量表的临床操作较CHADS2量表复杂，这在一定程度上限制了其应用。

5.心房颤动出血评分系统（HAS-BLED）量表　HAS-BLED为预测接受抗凝治疗心房颤动患者出血风险的量表。当HAS-BLED量表评分≥3时提示出血风险较高，但不应将其视为抗凝治疗禁忌证。该评分在不同的国家及人群中得到验证。

（二）使用建议

《中国缺血性脑卒中风险评估量表使用专家共识》指出：

①建议选择改良的弗明汉卒中量表、汇集队列方程、卒中风险计算器等任一种工具进行脑卒中发生风险的评估。

②推荐非瓣膜性心房颤动患者应用CHADS2或CHA2DS2-VASc量表评估缺血性卒中发生风险。CHA2DS2-VASc量表较CHADS2量表更有利于识别真正低危患者。

③推荐使用HAS-BLED量表评估心房颤动患者抗凝治疗的出血风险。

④应进一步建立和完善适合国人的缺血性脑卒中一级预防风险评估工具。

《中国脑血管病一级预防指南2015》推荐意见：使用经过验证的脑卒中风险评估工具有助于识别脑卒中高风险人群和可能从干预治疗中获益的人群，但对于筛检出的高危个体，具体治疗还应根据其整体风险状况确定个体化方案。

二、二级预防

二级预防是指疾病发生后积极开展临床治疗，以及做好早期和恢复期患者的功能康复，以防止病情加重，预防器官或系统因伤病所致的残疾和功能障碍。脑卒中的社区二级预防主要包括危险因素的控制和降低功能障碍的发生。脑卒中的二级预防是指针对已经发生过一次或多次脑卒中的患者，寻找事件病因并予以纠正，从而达到降低脑卒中复发的目的。

三、三级预防

三级预防是指对已发生较重的不可逆性的脑卒中患者，采取一切必要的治疗和康复措施，降低病死率和残疾程度；对于遗留后遗症的患者，应通过长期的康复训练指导等措施，进一步减轻残疾程度，逐渐提高患者的生存质量和社会适应能力，同时要做好预防复发的工作。常见的功能障碍有偏身感觉障碍、运动障碍、偏盲，可以合并吞咽障碍、言语障碍、认知障碍、心理障碍、肩部问题。主要措施包括：康复医疗如各种运动治疗、作业治疗、心理治疗、言语治疗以及轮椅和其他辅助器具的使用等，还有教育康复、职业康复和社会康复。

第四节　主要功能障碍

脑卒中后因病变性质、部位及病灶大小的不同，可出现一种或多种功能障碍。

一、认知功能障碍

认知是指人脑在对客观事物的认识过程中对感觉输入信息的获取、编码、操作和使用的过程，这一过程包括知觉、注意、记忆、思维等。认知是大脑的高级功能。认知障碍是指上述几项认知功能中的一项或多项受损，并影响个体的日常或社会能力。脑卒中多伴有不同程度的认知功能障碍，包括感知

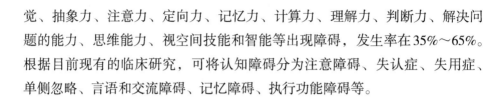

觉、抽象力、注意力、定向力、记忆力、计算力、理解力、判断力、解决问题的能力、思维能力、视空间技能和智能等出现障碍，发生率在35%～65%。根据目前现有的临床研究，可将认知障碍分为注意障碍、失认症、失用症、单侧忽略、言语和交流障碍、记忆障碍、执行功能障碍等。

二、感觉功能障碍

约有65%的脑卒中患者伴有不同程度的感觉功能障碍，如感觉缺失、感觉减退、感觉过敏、感觉异常等。不同性质、部位、范围的病变，可伴有不同程度的感觉障碍。急性期除特殊感觉如视觉的偏盲、听觉的听力理解障碍之外，以偏身感觉障碍最为常见，浅感觉受损突出。丘脑病变时，以深感觉障碍为主，出现对侧半身全部感觉障碍，且伴有自发痛及痛觉过敏现象；腔隙性脑梗死可造成手掌、口周或肢体局限性感觉障碍；顶叶病变和丘脑病变时可出现假性神经根型感觉障碍，多见于上肢，即感觉障碍在上肢的桡侧或尺侧呈条带状分布，类似于神经根型感觉障碍；脑干病变时常出现交叉性感觉障碍，即同侧面部和对侧身体痛温觉缺失。在病变部位方面，颞叶、顶叶和额叶的脑卒中容易产生感觉缺失，其次是枕叶、基底节和丘脑，皮质损伤较皮质下损伤出现感觉缺失的概率更高，持续时间更长。脑卒中引起的感觉障碍预后相对较好，多数人在6个月内恢复。

三、运动功能障碍

脑卒中患者运动功能障碍的特点主要表现为一侧肢体不同程度的瘫痪或无力，即偏瘫。运动功能的恢复一般会经过软瘫期、痉挛期和恢复期3个时期。软瘫期表现为瘫痪侧肢体肌张力低下，反射消失，无自主运动。痉挛期表现为瘫痪侧肢体肌张力增高甚至痉挛，反射亢进，运动模式异常，此阶段异常的肌痉挛模式表现为上肢屈肌痉挛模式和下肢伸肌痉挛模式。

四、言语功能障碍

脑卒中患者言语功能障碍的发病率高达40%～50%。言语功能障碍是指口语、书面语、手势语等交流能力的缺陷。脑卒中后言语功能障碍包括失语症、构音障碍、言语失用症等。

五、吞咽功能障碍

脑卒中患者吞咽功能障碍的发生率高达16%～60%。吞咽动作一般分为口腔准备期、口腔期、咽期和食管期，脑卒中后吞咽功能障碍表现为前三期单独或同时发生的障碍。吞咽功能障碍的患者易发生吸入性肺炎或因进食不足出现营养不良、水电解质紊乱等。

六、心理障碍

心理障碍是指人的内心、思想、精神、感情等心理活动发生障碍。脑卒中患者一般要经历震惊、否定、抑郁反应、对抗独立、适应等几个心理反应阶段。常见的心理障碍有：抑郁心理、焦虑心理、情感障碍等，以抑郁症常见，主要表现为情绪低落、兴趣减退、淡漠、思维迟钝、运动迟缓、缺乏自知力、睡眠障碍，若症状持续2周以上，则可称为卒中后抑郁（post-stroke depression，PSD）。

七、日常生活活动能力障碍

脑卒中患者由于运动功能、言语功能、摄食和吞咽功能、感觉功能、认知功能等多种功能障碍并存，故其日常生活活动能力常出现严重障碍，表现为衣、食、住、行、个人卫生等方面的基本动作能力和技巧下降甚至完全丧失。

八、其他功能障碍

其他功能障碍包括：

①面神经功能障碍：主要表现为额纹消失，口角歪斜及鼻唇沟变浅等表情肌运动障碍。核上性面瘫表现为眼裂以下表情肌运动障碍，可影响发音和饮食。

②误用综合征：病后治疗方法不当可引起关节肌肉损伤、骨折、肩髋疼痛、痉挛加重、异常痉挛模式和异常步态、足尖内翻等。

③废用综合征：长期卧床致活动量明显不足，可引起压疮、肺感染、肌萎缩、骨质疏松、体位性低血压、肩手综合征、心肺功能下降、异位骨化等。

④延髓性麻痹（球麻痹）：分真性和假性球麻痹，以后者多见。

⑤膀胱、直肠功能障碍和自主神经功能障碍。

第五节　康复评定

康复评定是脑血管疾病康复治疗的重要组成部分，贯穿整个康复过程。

一、神经功能缺损程度评定

神经功能缺损程度评定是一种全面评价脑卒中患者神经功能缺损的方法。目前已经产生了多个脑卒中综合评定量表，如中国脑卒中临床神经功能缺损程度评分量表、美国国立卫生研究院脑卒中量表（National Institute of Health stroke scale，NIHSS）、多伦多卒中量表（the Toronto stroke scale）、哥本哈根卒中量表（the Copenhagen stroke scale）、斯堪的纳维亚卒中量表（Scandinavian stroke scale，SSS）、日本脑卒中残损评定法（stroke impairment assessment set，SIAS）等。各量表在评价内容、权重比、信度、效度等方面均有一定差异。这里主要介绍以下两种。

（一）中国脑卒中临床神经功能缺损程度评分量表

该量表是我国神经病学专家根据长期临床经验的总结，以斯堪的纳维亚卒中量表为基础，几经修订，最终于1995年在我国第四次脑血管病学术会议上通过。其目的是对脑卒中后患者所存留的或新出现的神经功能缺损进行识别和评定，并进行疗效考评，是我国目前应用最广泛的方案之一。其评分越低，说明神经缺损程度越轻（表4-5-1）。

表4-5-1 中国脑卒中临床神经功能缺损程度评分量表（1995）

项目	评分标准	
1.意识（最大刺激，最佳反应） 两项提问：①年龄？②现在是几月？（相差2岁或1个月都算正确） 都不正确，做以下检查：两项指令（可以示范）：①握拳、伸掌；②睁眼、闭眼	均正确	0
	一项正确	1
	均完成	3
	完成一项	4
	定向退让	6
都不能完成，做以下检查：强烈局部刺激（健侧肢体）	定向肢体回缩	7
	肢体伸直	8
	无反应	9
2.水平凝视功能	正常	0
	侧视运动受限	2
	眼球侧凝视	4
3.面肌	正常	0
	轻瘫、可动	1
	全瘫	2
4.言语	正常	0
	交谈有一定困难，借助表情动作表达，或言语流利但不易听懂，错语较多	2
	可简单对话，但复述困难，言语多迂回，有命名障碍	5
	词不达意	6
5.上肢肌力	Ⅴ：正常	0
	Ⅳ：不能抵抗外力	1
	Ⅲ：抬臂高于肩	2
	Ⅲ：平肩或以下	3
	Ⅱ：上肢与躯干夹角＞45°	4
	Ⅰ：上肢与躯干夹角≤45°	5
	0：不能动	6

续表

项目	评分标准	
	Ⅴ：正常	0
	Ⅳ：不能紧握拳	1
	Ⅲ：握空拳，能伸开	2
6. 手肌力	Ⅲ：能屈指，不能伸	3
	Ⅱ：屈指不能及掌	4
	Ⅰ：指微动	5
	0：不能动	6
	Ⅴ：正常	0
	Ⅳ：不能抵抗外力	1
	Ⅲ：抬腿 45° 以上，踝或趾可动	2
7. 下肢肌力	Ⅲ：抬腿 45° 左右，踝或趾不能动	3
	Ⅱ：抬腿离床不足 45°	4
	Ⅰ：水平移动，不能抬高	5
	0：不能动	6
	正常行走	0
	独立行走 5 米以上，跛行	1
	独立行走，需扶杖	2
8. 步行能力	有人扶持下可以行走	3
	自己站立，不能走	4
	坐无须支持，但不能站立	5
	卧床	6

修订中国脑卒中临床神经功能缺损程度评分量表（新增项目）

项目	评分标准	
	没有异常	0
	有一定困难，吃饭和喝水缓慢，喝水时停顿比通常次数多	2
9. 吞咽功能	进食明显缓慢，避免一些食物或流食	4
	仅能吞咽一种特殊的饮食，如单一的或绞碎的食物	5
	不能吞咽，必须用鼻饲管	6

项目	评分标准	
10. 感觉（用针检查，对有意识或理解障碍者，除非有明确证据如不对称面部扭曲、不对称躲避反应外，均记正常；只有在明确的偏身感觉障碍时，记不正常	正常，无感觉缺失	0
	轻中度异常，患侧针刺感不明显或为钝性或仅有触觉	2
	严重到完全感觉缺失，无触觉	4
11. 在患者眼睛正前方移动手指检查偏盲（有意识或理解障碍时可用视威胁检查：有明显不对称时记 1 分；外展5° ～ 10° 时紧张度消失为完全偏盲，记 2 分）	无视野缺失	0
	部分偏盲	2
	完全偏盲	4
12. 共济失调（指鼻、跟膝胫试验，以阳性较明显为准，肌力 4 级以下的患者为正常）	正常，无共济失调	0
	动作欠稳准，但尚能完成	2
	明显共济失调或不能完成	4
13. 上肢肌张力	正常	0
	亢进或软瘫	2
14. 下肢肌张力	正常	0
	亢进或软瘫	2
15. 构音障碍	正常	0
	轻到中度，至少有一些发音不清，虽有困难，但能被理解	2
	言语不清，不能被理解	4

注：在相应项目内打"√"，每项检查只能选填一项。前八项最高分45分，最低分0分，轻型0～15分，中型16～30分，重型31～45分。

（二）美国国立卫生研究院卒中量表（NIHSS）

NIHSS 是国际上公认的脑卒中评定量表，是从 Toronto 脑卒中评定表（Toronto stroke scale）、Oxbury 首次严重程度评定表（Oxbury initial severity scale）、辛辛那提脑卒中评定表（Cincinnati stroke scale）这三个量表中选取有意义的项目组成的新量表，另外还从 Edingberg-2 昏迷量表中抽取了两个项目补充精神状态的评定。此外，经过与美国国立神经病与中风研究所（National Institute of Neurological Disorders and Stroke，NINDS）的研究人员讨论，增加了感觉功能、瞳孔反应和跖反射项目。最后构成了一共包含15个项目的量表(表4-5-2)。

表4-5-2　美国国立卫生研究院脑卒中量表(NIHSS)

项　目		评　分
意识水平与定向力	意识水平	清醒	0
		嗜睡	1
		昏睡	2
		昏迷	3
	定向力提问：提问月份、年龄，回答必须正确，可书面回答	两项均正确	0
		一项正确	1
		两项均不正确	2
	意识水平指令：睁闭眼；健侧握拳松开	两项均正确	0
		一项正确	1
		两项均不正确	2
凝视	只测试水平眼球运动，对随意或反射性眼球运动记分	正常	0
		部分凝视麻痹	1.
		强迫凝视或完全凝视麻痹	2
视野	对称法检查视野	无视野缺损	0
		明确的非对称盲	1
		完全偏盲	2
		双侧偏盲(包括皮质盲)或任何原因的全盲	3
面瘫	对反应差或不能理解的患者，根据伤害性刺激时表情的对称性评分	正常	0
		轻微(微笑时鼻唇沟变平，不对称)	1
		部分(下面部完全或几乎完全瘫痪)	2
		完全(单或双侧瘫痪，上下面部缺乏运动)	3
上肢运动	坐位前屈90°，卧位上抬45°，掌心向下，要求坚持10秒	坚持10秒	0
		不能坚持10秒	1
		不能抗重力	2
		直接跌落	3
		截肢或关节融合	9

续表

项 目		评 分	
下肢运动	下肢卧位抬高 30°，坚持 5 秒	坚持 5 秒	0
		不到 5 秒	1
		不能抗重力	2
		直接跌落	3
		截肢或关节融合	9
肢体共济失调	睁眼检测双侧指鼻试验、跟膝胫试验	无共济失调	0
		一个肢体有	1
		两个肢体有	2
		截肢或关节融合	9
感觉	检查对针刺的感觉和表情，或意识障碍及失语者对有害刺激的躲避	正常	0
		轻－中度感觉障碍（患者感觉针刺不尖锐或迟钝，或针刺感缺失但有触觉）	1
		重度－完全感觉缺失（面、上肢、下肢无触觉）	2
语言	命名、阅读测试	正常	0
		轻－中度失语：流利程度和理解能力部分下降，但表达无明显受限	1
		严重失语，交流是通过患者破碎的语言	2
		不能说话或完全失语；无语言或听力理解能力	3
构音障碍	读或重复表上的单词，若患者有严重的失语则评估自发语言时发音的清晰度	正常	0
		轻－中度，有些发音不清，虽有困难但能被理解	1
		言语不清，不能被理解或失音	2
		气管插管或其他物理障碍	9
忽视	视空间忽视或疾病失认可被作为异常的证据	正常	0
		视、触、听、空间觉或个人的忽视；对一种感觉的双侧同时刺激忽视	1
		严重的偏侧忽视或一种以上的偏侧忽视；不认识自己的手，只能对一侧空间定位	2

二、认知功能评定

认知是脑的高级功能活动，是获取和理解信息以及进行判断和决策的过程，包括注意、记忆、思维、学习、执行功能等。评定认知功能常用的方法有简易智力状态评估量表（mini-cognitive assessment，Mini Cog，表4-5-3）、简易精神状态检查量表，其他详见第五章第二节。

表4-5-3　简易智力状态评估量表（Mini Cog）

检测内容与步骤
请受试者仔细听和记住3个不相关的词，然后重复
请受试者在一张空白纸上画出钟的外形，标好时钟数，给受试者一段时间让其在钟上标出来（画钟试验CDT正确：能正确标明时钟数字位置顺序，正确显示所给定的时间）
请受试者说出先前所给的3个词
评估建议： 　　0分：3个词一个也记不住，定为痴呆 　　1～2分：能记住3个词中的一两个，画钟试验（CDT）正确，认知功能正常 　　　　　　　CDT不正确，认知功能缺损 　　3分：能记住3个词，不定为痴呆

注：画钟试验(clock drawing task，CDT)。

三、感觉评定

感觉是人脑对直接作用于分布在体表或组织内的一些专门感受机体内、外环境条件改变的感受器的客观事物个别属性的反映。个别属性包括大小、形状、颜色、味道、湿度、声音、硬度等。感觉主要分为一般感觉和特殊感觉两大类，前者包括浅感觉（包括浅痛觉、温度觉、触觉）、深感觉（即本体感觉，包括皮下组织的压觉、肌腱和关节的运动觉、位置觉、深痛觉及骨骼的振动觉）、内脏觉和复合感觉（包括定位觉、两点辨别觉、实体觉、重量觉等）；后者指通过特殊感觉器官接受刺激，包括视觉、听觉、味觉、嗅觉和前庭觉（即平衡觉）。感觉功能评定主要是对一般感觉的评定。具体检查方法同神经科检查。

四、运动功能评定

（一）肌力评定

1. 概念　肌力是指肌肉主动收缩时产生的最大力量。肌力评定是测定患者在主动运动时肌肉或肌群的力量，用以评定肌肉的功能状态。这对肌肉骨骼系统、神经系统病损，尤其是周围神经病损的功能评定十分重要。肌力评定的目的主要是评价各种原因导致肌肉功能损害的范围与程度，为制订康复训练计划和评定治疗效果提供依据。

2. 方法及标准　肌力检查方法可分为徒手肌力检查与器械检查两大类。

（1）徒手肌力检查（manual muscle test，MMT）：评定者用自己的双手，凭借自身的技能和判断力，按照一定的标准，通过观察肢体主动运动的范围以及感觉肌肉收缩的力量来判断肌力是否正常及其等级的一种评定方法。它只能表明肌力的大小，不能代表肌肉收缩的耐力。

①分级标准：目前临床常用的徒手肌力检查（MMT）及肌力分级法是由K.W.Lovett 于1916年提出的。此法分级虽然较粗略，评定时也带有测试者的主观成分，但应用方便，可分别测定各组或各肌肉的肌力，适用于不同肌力的肌肉测试（很多器械测试仅适用于4级以上的肌力测定），故广泛应用于临床医学及康复医学实际工作。肌力分级标准见表4-5-4。

表4-5-4　肌力分级标准

级别	名称	标准	相当于正常肌力的百分比/%
0	零（zero，O）	无可测知的肌肉收缩	0
1	微缩（trace，T）	有轻微收缩，但不能引起关节运动	10
2	差（poor，P）	在减重状态下能做关节全范围运动	25
3	可（fair，F）	能抗重力做关节全范围运动，但不能抗阻力	50
4	良好（good，G）	能抗重力、抗一定阻力运动	75
5	正常（normal，N）	能抗重力、抗充分阻力运动	100

除了 Lovett 分级法外，还有一种补充分级法，即当肌力比标准肌力稍强或稍弱时，根据肢体活动范围占整个活动范围的百分比，用"＋"或"－"表示。

②评定方法：MMT 的检查方法是根据待测肌肉选择适当的准备姿势，一般是固定关节近端肢体，收缩待测肌肉使远端肢体在垂直面上做由下向上的运动。在肌力达4级以上时，阻力应施加于肌肉附着段的远端部位，所做抗阻需以同一强度连续施加，并保持与运动相反方向。在检测3级以下肌力时，可使肢体旋转90°，在水平面上运动；或用带子悬挂远端肢体；或在光滑平板上运动，以对抗重力的影响。评定者通过触摸感觉肌腹肌腱的收缩，观察其运动幅度及患者对抗肢体重力，或对抗施加的阻力而完成运动的能力来评定结果。

（2）器械检查：在肌力超过3级时，为了进一步做较细致的定量评定，须用专门器械做肌力测试。常用方法是在标准姿势下用测力器测定一个肌肉或肌群的等长收缩。常用的检查方法有握力测试、捏力测试、背肌力测试、四肢肌群肌力测试和等速肌力测试。

（二）关节活动度评定

1. 概念　关节活动度（range of motion，ROM）亦称为关节活动范围，是指关节运动时所通过的运动弧，常以度数表示。具体是指关节的远端向着或离开近端运动，远端骨所达到的新位置与开始位置之间的夹角，即远端骨所移动的度数。这是一个动态指标，侧重于远端骨的运动，其大小与远端骨移动的距离（角度）直接相关，远端骨移动的距离越大，角度越大，关节活动的范围也越大，反之亦然。关节活动范围一般分为两类：主动活动范围和被动活动范围。主动活动范围指关节主动运动时所通过的运动弧；被动活动范围指关节被动运动时所通过的运动弧。

2. 评定工具及方法

（1）量角器：通常由圆形或半圆形的刻度盘以及两条臂组成。这两条臂分别称为固定臂和移动臂，二者由一轴心连接，且有足够的摩擦力，以防读数时两臂滑动，影响结果的精确性。

（2）基本姿位：

①全身所有的关节凡按解剖的姿位放置者为0°。前臂的运动手掌面在矢状面上状态为0°，轴、面的概念与解剖学一致。

②通用量角器主要用来测量四肢关节。使用时将量角器的中心点准确对到关节活动轴中心（参照一定的骨性标志），固定臂与构成关节的近端骨的长轴平行，移动臂与远端骨的长轴平行，量角器的刻度面与被测关节的运动平面一致。关节远端肢体移动后，即可在量角器刻度盘上读出关节活动度。

（三）肌张力评定

1. 概念　肌张力是肌肉在静息状态下的紧张度，表现为肌肉组织微小而持续的不随意收缩。临床根据被动活动肢体或按压肌肉时所感到的阻力判断肌张力。肌张力是维持身体各种姿势和正常活动的基础。根据身体所处的状态将正常肌张力分为静止性肌张力、姿势性肌张力以及运动性肌张力。

2. 评定方法

（1）**静止性肌张力**：静止性肌张力是肢体在静息状态下，如正常情况下的坐、站状态表现出来的肌张力特征，可通过触摸肌肉的硬度、观察肌肉外观、感受被动牵伸运动时肢体活动受限的程度及其阻力来判断。

（2）**姿势性肌张力**：姿势性肌张力是患者在变换各种姿势的过程中，如正常情况下能协调地完成翻身、从坐到站等动作表现出来的肌张力特征，可通过观察和感受肌肉的阻力和肌肉的调整状态来判断。

（3）**运动性肌张力**：运动性肌张力是在患者完成某一动作的过程中，如做上肢前臂的被动屈曲、伸展运动所感觉出来的一定弹性和轻度的抵抗感等肌张力特征，可通过感受相应关节的被动运动阻力来判断。

①肌张力的神经科分级方法：肌张力的神经科分级方法也是根据被动活动肢体的情况对肌张力进行评定的，具体分级标准见表4-5-5。

表4-5-5　神经科分级法评定标准

级　别	评定标准
0级	肌张力降低
1级	肌张力正常
2级	肌张力稍高,但肢体活动未受限
3级	肌张力高,肢体活动受限
4级	肌肉僵硬,肢体被动活动困难或不能

②改良的 Ashworth 分级法:Ashworth 分级法的原理与被动关节活动范围检查法相似。1964年确定的 Ashworth 分级法将肌张力分为0~4级,1987年改良的 Ashworth 分级法在原有的1级和2级之间添加了一个中间等级(1+级),从而使肌张力的分级更为准确。同时,改良的 Ashworth 分级法评定时还需要考虑阻力出现的角度,并要求被动运动的速度应该为在1s内通过全关节活动范围。改良的 Ashworth 分级法的具体评定标准见表4-5-6。

表4-5-6　改良的 Ashworth 分级法评定标准

级别	痉挛程度	评定标准
0级	无肌痉挛	无肌张力的增高
1级	轻微增加	受累部分被动屈伸时,在关节活动范围之末时呈现最小的阻力或出现突然卡住和释放
1+级	轻度增加	在关节活动范围后50%范围内出现突然卡住,然后在关节活动范围的后50%均呈现最小的阻力
2级	明显增加	通过关节活动范围的大部分时,肌张力均较明显地增加,但受累部分仍能较容易地进行被动活动
3级	严重增高	被动运动困难
4级	僵直	僵直部分呈现屈曲或伸直状态,不能活动

（四）平衡能力评定

1.概念　平衡是指身体所处的一种姿势状态,或是指在运动或受到外力作用时自动调整并维持姿势稳定性的一种能力。人体平衡可以分为静态和动态两大类。静态平衡指的是人体或人体某一部位在无外力作用下处于某种特定的姿势。动态平衡包括自动态平衡和他动态平衡,前者指的是人体在进行各种自主运动或各种姿势转换的过程中，能重新获得稳定状态的能力；后者指的是人体在外力作用下恢复稳定状态的能力。

2. 评定方法 平衡评定有多种方法，主要分为观察法、功能性评定及平衡测试仪评定三类。其中量表评定法虽然属于主观评定，但不需要专门的设备，应用方便且可以进行定量的评分，因而在临床上的应用日益普遍。常用的平衡量表主要有 Berg 平衡量表（Berg balance scale，BBS）、Tinetti 量表等，Fugl-Meyer 量表和 Lindmark 运动功能评估表中也有评定平衡功能的部分。平衡测试仪评定采用高精度的压力传感器和电子计算机技术，整个系统由受力平台即压力传感器、显示器、电子计算机及专用软件构成，其结果以数据及图的形式显示，故也称为定量姿势图。

（五）协调能力评定

1. 概念 协调是指人体产生平滑、准确、有控制的运动的能力。所完成运动的质量应包括按照一定的方向和节奏，采用适当的力量和速度，达到准确的目标等几个方面。协调与平衡密切相关。协调功能障碍又称为共济失调。中枢神经系统中参与协调控制的部位主要有小脑、基底节、脊髓后索，因此，根据中枢神经系统的不同病变部位，可将共济失调分为以下三个类型：小脑性共济失调、大脑性共济失调和感觉性共济失调。

2. 评定方法 评定时主要观察受试者在完成指定动作的过程中是否直接、精确，时间是否正常，在动作完成的过程中有无辨距不良、震颤或僵硬，增加速度或闭眼时有无异常。评定时还需要注意共济失调是一侧性或双侧性，什么部位最明显，睁眼、闭眼有无差别。上肢协调功能评定常运用指鼻试验、指对指试验和轮替试验；下肢协调功能评定常运用的是跟-膝-胫试验。

（六）步态分析

1. 概念 步态是指行走时人体的姿态，它是人体结构与运动调节系统和行为及心理活动在行走时的外在表现，是诸多独立性功能的基本要素之一。步态分析是利用力学的概念和已掌握的人体解剖、生理学知识对人体行走功能状态进行对比分析的一种生物力学研究方法。步态周期是指从一侧足跟触地到同侧足跟再次触地所经历的时间，分为站立相（支撑相）和摆动相。站立相是指同侧足跟着地到足尖离地，即足与支撑面接触的时间，约占步态周期的60%；摆动相是指从足尖离地到足跟着地，即足离开支撑面的时间，约占步态周期的40%。

2. 评定方法

（1）步态分析常用参数如下。

①步长：行走时一侧脚跟着地到紧接着的对侧脚跟着地的平均距离。正常人平地行走时的一般步长为50～90 cm。

②步幅：行走时，由一侧脚跟着地到该侧脚跟再次着地的距离。通常为单步长的两倍。

③步频：单位时间内行走的步数，步频＝步数 ÷60（步 / 分钟），正常人的步频为95～125步 / 分钟。

④步速：步行的速度，是指单位时间内行走的距离，正常人为65～100米 / 分钟。在临床上，一般的测试方法是让测试对象以平常的速度步行10米的距离，测量所需的时间，按照公式（步速＝距离 / 所需时间）计算出步行速度。

（2）步态分析方法：临床分析多用观察法和测量法，实验室分析需要借助步态分析仪。

①观察法：让患者按习惯的方式来回行走，观察者从不同方向（正、背、侧面）观察，注意全身姿势和下肢各关节的活动，通过检查表或简要描述的方式记录步态周期中存在的问题；此外，还可以让患者做变速、慢速、快速、随意放松行走，分别观察有无异常。步行中，可以让患者停下、转身行走、上下楼梯或斜坡、绕过障碍物、坐下和站起、原地踏步或原地站立、闭眼站立等，用助行器行走的患者只要有可能，应让其分别使用或不使用助行器行走。

②测量法：可以测定时间参数，即让患者在规定距离的道路上行走并用秒表计时，实测行走距离不少于10米，两端应至少再加2～3米以便受试者起步加速和减速停下；也可以测定距离参数，常用足印法，即用滑石粉或墨水使患者行走时能在规定走道上或地面铺的白纸上留下足印。测试距离至少6米，每侧足收集不少于3个连续足印，以便分析左右两侧各步态参数。

③步行能力评定：一种相对精细的半定量评定，常用 Hoffer 步行能力分级（表4-5-7）和 Holden 步行功能分类（表4-5-8）。

表 4-5-7 Hoffer 步行能力分级

分级	评定标准
Ⅰ级：不能步行	完全不能步行
Ⅱ级：非功能性步行	借助于膝－踝－足矫形器（KAFO）、杖等能在室内行走，又称治疗性步行
Ⅲ级：家庭性步行	借助于踝－足矫形器（AFO）、手杖等可在室内行走自如，但不能在室外长时间行走
Ⅳ级：社区性步行	借助于 AFO、手杖或可独立在室外和社区内行走、散步、逛公园、看病、购物等活动，但时间不能持久；如需要离开社区长时间步行时仍需坐轮椅

表 4-5-8 Holden 步行功能分类

级　别	表　现
0 级：无功能	患者不能走，需要轮椅或 2 人协助才能走
Ⅰ级：需大量持续性的帮助	需使用双拐或需要 1 人连续不断地搀扶才能行走及保持平衡
Ⅱ级：需少量帮助	能行走但平衡不佳，不安全，需 1 人在旁给予持续或间断的接触身体的帮助或需使用膝－踝－足矫形器（KAFO）、踝－足矫形器（AFO）、单拐、手杖等以保持平衡和保证安全
Ⅲ级：需监护或言语指导	能行走，但不正常或不够安全，需 1 人监护或用言语指导，但不接触身体
Ⅳ级：平地上独立	在平地上能独立行走，但上下斜坡、在不平的地面上行走或上下楼梯时仍有困难，需他人帮助或监护
Ⅴ级：完全独立	在任何地方都能独立行走

④实验室步态分析：包括运动学分析和动力学分析。运动学分析的方法主要是观察步态的距离和时间参数特征，如步长、跨步长、步频，站立相和摆动相在步行周期中分别所占时间、比例，步行速度等。动力学分析的方法主要是观察某种步态特征并进行成因学分析，如人体的重力、地面反应力、关节力矩、肌肉的拉力等力的分析，人体代谢性能量与机械能转换与守恒的分析等。动力学分析需要科技含量高的设备，价格昂贵、分析过程较复杂，

多用于步态的研究工作。

（七）偏瘫运动功能评定

偏瘫是脑卒中的重要表现，脑血管意外所造成的运动障碍是中枢神经运动区及其传导路径受损所致，其本质上是一种上运动神经元受损，使相应的运动系统失去其高位中枢神经的控制，从而使原始的被上位中枢抑制神经的、皮质以下中枢的运动反射释放而引起的运动模式异常，表现为肌张力异常、肌群间协调紊乱，并出现异常的反射活动，即共同运动、联合反应和紧张性脊髓水平反射的运动形式。也就是说，上运动神经元损害引起的一群肌肉的瘫痪，不仅表现在肌力上，更表现在肌群的协调性、空间控制能力方面。这使我们对脑血管意外患者运动功能障碍的评价观念发生了根本改变，即以运动模式为主，而不是以肌力和关节活动度为标准。目前，已有许多关于偏瘫运动功能的评价方法，详见第五章第一节。

五、言语功能评定

言语功能评定主要通过交流、观察、使用通用的量表、仪器检查等方法，了解被评者有无言语功能障碍，判断其性质、类型及程度，确定是否需要进行言语治疗以及采取何种治疗及护理方法。详见第五章第四节。

六、吞咽功能评定

吞咽是指食物经咀嚼而形成的食团由口腔经咽和食管进入胃的整个过程。吞咽障碍是一种常见临床症状，表现为食物从口腔输送到胃的过程发生障碍。评定步骤：①明确吞咽障碍的存在；②找出引起吞咽障碍的原因；③确定吞咽障碍发生的阶段和程度；④确定患者的进食方式和进食内容；⑤提出合适的康复护理方案并制定护理目标。详见第五章第三节。

七、心理评定

心理评定包括评估患者的心理状态、人际关系与环境适应能力，了解有无抑郁、焦虑、恐惧等心理障碍，评估患者的社会支持系统是否健全有效。

（一）评定方法

心理评定的方法有多种，包括观察法、访谈法、心理测验法等。一般主张结合运用多种方法，可达到更好的效果。

1. 观察法 是通过对研究对象表现出来的心理现象的外部活动进行科学观察和分析，研究其中的心理行为规律的方法，可分为自然观察和特定情境中观察两类，主要内容包括仪表、体型、人际沟通风格、言谈举止、注意力、各种情景下的应对行为等。

2. 访谈法 是指心理医生或医护人员运用词语或非词语语言与患者进行有目的的沟通和交流，以便深入了解患者心理状况的一种评定方法。在访谈过程中，要注意收集患者的一些非言语信息，如患者的姿势、手势、表情等，访谈法评定的主要内容包括对病伤残和康复的认识、伤后情绪表现、睡眠和饮食情况、对残疾生活的态度等。

3. 心理测验 是指在标准环境下，运用一套预先经过标准化的问题（量表）来测量患者某些心理品质的方法。它包括心理测验和量表评定，是心理评定中的主要方法。标准化的心理测验必须由经过专门训练的人员施行。

4. 心理生理评估 通过监控心理生理变量来评定患者的心理状态，包括大脑的活动情况及其功能状况，如脑电图（EEG）、功能性磁共振成像技术（f-MRI）、脑磁图（MEG）、激素和免疫系统参数及反应形式；自主神经系统 - 心血管系统反应模式，如心电图（ECG）、呼吸参数、汗腺活动变量如皮肤电活动（EDA）；肌肉紧张参数如肌电图（EMG）等进行测定、评估。

（二）评定内容

1. 人格测验 人格是指个体在适应社会的成长过程中，经遗传和环境的交互作用形成的稳定而独特的心理特征，包括气质、性格、能力、兴趣、态度等。人格测验是对人格特点的揭示和描述，即测量个体在一定情境下经常表现出来的典型行为和情感反应，通常包括气质或性格类型的特点、情绪状态、人际关系、动机、兴趣、态度等内容。艾森克人格问卷（EPQ）是国际上公认的、也是临床上常用的人格测验工具，分为儿童版（适用于7～15岁儿童）和成人版（适用于16岁以上成人）。我国修订的 EPQ 中有88个问题，受试者根据自己看完问题后的最初想法回答"是"或"否"，然后由评定者对其分别进行评分，再根据受试者的年龄、性别，诊断出受试者的人格特征。EPQ 的评定说明详见表4-5-9。

表 4-5-9　EPQ 的 4 个量表及评定说明

量表名称	检测目的	结果说明
E 量表（共 21 条）	测试内向与外向的个性特征	高分：性格外向，表现为乐观随和，爱交际，喜欢刺激和冒险，易冲动
		低分：性格内向，表现为安静离群，踏实可靠，富于内省，不易冲动
N 量表（共 24 条）	测试情绪的稳定性	高分：情绪不稳定，表现为焦虑、紧张、抑郁、情绪反应重、难以平静
		低分：情绪稳定，表现为平静，不紧张，情绪反应慢、弱
P 量表（共 23 条）	测试精神质（或倔强性）	高分：个性倔强，表现为倾向独身，不关心他人，难以适应环境，对人抱有敌意
		低分：个性随和，表现为对人友善、合作
L 量表（共 20 条）	测试自我掩饰或隐蔽特征	高分：有掩饰或自我隐蔽倾向，说明受试者较老练成熟
		低分：掩饰倾向低，说明受试者单纯、幼稚

2. 情绪测验　情绪是人对客观事物所持态度在内心产生的一种反应。情绪状态有积极和消极之分，临床上常见的消极情绪有焦虑和抑郁两种。焦虑是对外部事件或内部想法与感受的一种紧张和不愉快的体验，表现为持续性紧张或发作性惊恐状态，但此状态并非由实际威胁所引起。抑郁是一种对不良外界刺激发生长时间沮丧感受的情绪反应。用于焦虑、抑郁的评定量表分为他评量表和自评量表。

（1）焦虑评定量表：常用的有汉密尔顿焦虑评定量表、Zung 焦虑自评量表等。

①汉密尔顿焦虑评定量表（Hamilton anxiety scale，HAMA）是英国学者汉密尔顿于 1959 年编制的一种医生常用的焦虑测验量表。它能很好地衡量治疗效果，一致性好、长度适中、简便易行，用于测量焦虑症以及患者的焦虑程度，是当今使用最广泛的焦虑量表之一（表 4-5-10）。

表4-5-10 汉密尔顿焦虑量表（HAMA）

项　目	分数	说明
1. 焦虑心境	0 1 2 3 4	担心，担忧，感到有最坏的事情将要发生，容易激惹
2. 紧张	0 1 2 3 4	紧张感，易疲劳，不能放松，易哭，颤抖，感到不安
3. 害怕	0 1 2 3 4	害怕黑暗、陌生人、独处、动物、乘车或旅行及人多的场合
4. 失眠	0 1 2 3 4	难以入睡，易醒，睡眠不深，多梦，梦魇，夜惊，醒后感疲倦
5. 认知功能	0 1 2 3 4	记忆、注意障碍，注意力不能集中，记忆力差
6. 抑郁心境	0 1 2 3 4	丧失兴趣，对以往爱好缺乏快感，忧郁，早醒，昼重夜轻
7. 肌肉系统症状	0 1 2 3 4	肌肉酸痛，活动不灵活，肌肉抽动，肢体抽动，牙齿打战，声音发抖
8. 感觉系统症状	0 1 2 3 4	视物模糊，发冷发热，软弱无力，浑身刺痛
9. 心血管系统症状	0 1 2 3 4	心动过速，心悸，胸痛，血管跳动感，昏倒感，期前收缩
10. 呼吸系统症状	0 1 2 3 4	胸闷，窒息感，叹息，呼吸困难
11. 胃肠道症状	0 1 2 3 4	吞咽困难，嗳气，消化不良，肠动感，肠鸣，腹泻，体重减轻，便秘
12. 生殖泌尿系统症状	0 1 2 3 4	尿频、尿急、停经、性冷淡、过早射精、勃起不能、阳痿
13. 自主神经症状	0 1 2 3 4	口干、潮红，苍白，易出汗，起"鸡皮疙瘩"，紧张性头痛，毛发竖立
14. 会谈时行为表现	0 1 2 3 4	紧张，不能松弛，忐忑不安，咬手指，紧握拳，摸弄手帕，面肌抽动，不停顿足，手发抖，皱眉，表情僵硬，肌张力高，叹息样呼吸，面色苍白；吞咽，呃逆，安静时心率快，呼吸过快（20次/分以上），腱反射亢进，震颤，瞳孔放大，眼睑跳动，易出汗，眼球突出

　　结果分析：总分＜7分，没有焦虑；＞7分，可能有焦虑；＞14分，肯定有焦虑；＞21分，有明显焦虑；＞29分，可能是严重焦虑。

　　② Zung 焦虑自评量表（Zung self-rating anxiety scale，SAS）：是由美国医生 Zung WK 于1965年编制的，用于衡量焦虑状态的严重程度和治疗过程的变化情况（表4-5-11）。

表 4-5-11　Zung 焦虑自评量表（SAS）

项目	没有或很少时间	少部分时间	相当多时间	大部分或全部时间
1. 我觉得比平时容易紧张和着急	1	2	3	4
2. 我无缘无故地感到害怕	1	2	3	4
3. 我容易心里烦乱或觉得惊恐	1	2	3	4
4. 我觉得我可能将要发疯	1	2	3	4
5. 我觉得一切都很好，也不会发生	4	3	2	1
6. 我手脚发抖打战	1	2	3	4
7. 我因为头痛、颈痛和背痛而苦恼	1	2	3	4
8. 我感觉容易衰弱和疲乏	1	2	3	4
9. 我觉得心平气和，并且容易安静	4	3	2	1
10. 我觉得心跳得快	1	2	3	4
11. 我感觉一阵阵头晕	1	2	3	4
12. 我有晕倒发作或觉得要晕倒	1	2	3	4
13. 我呼气吸气都感到很容易	4	3	2	1
14. 我手脚麻木和刺痛	1	2	3	4
15. 我因胃痛和消化不良而苦恼	1	2	3	4
16. 我常常要小便	1	2	3	4
17. 我的手常常是干燥温暖的	4	3	2	1
18. 我脸红发热	1	2	3	4
19. 我容易入睡并且一夜睡得很好	4	3	2	1
20. 我做噩梦	1	2	3	4

将 SAS 的各项得分相加得出粗分，用粗分乘以 1.25 的积取其整数部分即得标准分。根据中国常模结果，标准分的分界值为 50 分。标准分小于 50 分为正常；50～59 分为轻度焦虑；60～69 分为中度焦虑，70 分以上为重度焦虑。标准分越高，焦虑症状越严重。

（2）抑郁评定量表：常用的抑郁评定量表包括汉密尔顿抑郁评定量表、Zung 抑郁自评量表等，详见第五章第五节。

八、日常生活活动能力评定

日常生活活动（activities of daily living，ADL）是指人们为了维持生存以及适应生存环境而每天必须反复进行的、最基本的、最具有共同性的活动，即进行衣、食、住、行、个人卫生和进行独立的社区活动所需要的一系列基本活动。ADL 分为基础性 ADL/ 身体上的 ADL（basic or physical ADL，BADL/ PADL）和工具性 ADL（instrumental ADL，IADL）。BADL 是指日常生活中最基本的、较粗大的、无须利用工具的活动，包括自理活动，如穿衣、进食、保持个人卫生等，以及功能性移动，如翻身、转移、行走、上下楼梯等。另外，性生活也是日常生活活动及生存质量的一个重要方面。IADL 是指为了在家庭和社区中独立生活所需的关键性的、较高级的技能，大多需借助工具的较精细的活动，如使用电话、做饭、洗衣、打扫卫生、购物、使用交通工具、处理个人事务，也包括社会的交往沟通和休闲活动能力等。

脑卒中患者由于运动功能、认知功能、感觉功能、言语功能等多种功能障碍并存，其衣、食、住、行、个人卫生等基本动作和技巧能力常常出现下降或丧失。要最大限度地恢复和改善病、伤、残者的 ADL 能力，首先要对其进行科学、客观的评定。因此，ADL 能力评定是康复综合评定中一个不可缺少的重要方面。

（一）评定方法

1. **直接观察法** 是指检查者直接观察患者进行日常生活活动的具体情况，评估其实际活动能力，也可以在实验室中进行。该方法的优点是能够比较客观地反映患者的实际功能情况，但缺点是费时费力，且有时患者不配合。

2. **间接评定法** 对于有些不便完成或不易按指令完成的动作，间接评定法可以通过询问的方式进行评定，询问的对象可以是患者本人，也可以是其家人或照顾者，内容包括患者的二便控制、个人卫生管理等。此方法简单、快捷，较适用于对患者的残疾状况进行筛选。如果进行 ADL 评价是为了制订治疗计划，则不宜使用间接评定法。

（二）常用量表

1. **基础性日常生活活动（BADL）评定量表**

（1）Barthel 指数：Barthel 指数属基础性 ADL 评定范畴，该量表是通过对进食、洗澡、修饰、穿衣、控制大便、控制小便、如厕、床椅转移、平地行走及上、下楼梯共10项日常活动的独立程度打分的方法来区分等级。根据是否需要帮助及帮助程度分为0分、5分、10分、15分四个功能等级。得分越高，独立性越强，依赖性越小。达到100分表示患者基础性ADL良好，无须他人照顾，能够生活自理，但并不意味着评定对象能够完全独立生活；0分则表示没有独立能力，全部日常生活皆需帮助。Barthel指数内容比较全面，记分简便、明确，信度和效度高，是临床应用最广的一种ADL评定方法，适合作为疗效观察及预后判断的手段（表4-5-12）。

表4-5-12 Barthel 指数评分标准

序号	项目	得分	评分标准
1	进食	10	能使用任何必要的装置，在适当的时间内独立进食
		5	需要帮助（如切割食物、搅拌食物）
2	洗澡	5	独立
3	修饰	5	独立地洗脸、梳头、刷牙、剃须（如需使用电动剃须刀者则应会用插头）
4	穿衣	10	独立地系鞋带、扣扣子、穿脱支具
		5	需要帮助，但在适当的时间内至少能做完一半的工作
5	大便	10	不失禁，如果需要，能使用灌肠剂或栓剂
		5	偶尔失禁或需要器具帮助
6	小便	10	不失禁，如果需要，能使用集尿器
		5	偶尔失禁或需要器具帮助
7	上厕所	10	独立用厕所或便盆，穿脱衣裤，擦净、冲洗或清洗便盆
		5	在穿脱衣裤或使用卫生纸时需要帮助
8	床椅转移	15	独立地从轮椅到床，再从床回到轮椅，包括从床上坐起，刹住轮椅，抬起脚踏板
		10	最小的帮助和监督
		5	能走，但需要最大的帮助才能转移

续表

序号	项目	得分	评分标准
9	行走	15	能在水平路面独立行走45 m，可以用辅助装置，但不包括带轮的助行器
		10	在帮助下行走45 m
		5	如果不能行走，能使用轮椅行走45 m
10	上下楼梯	10	独立，可以用辅助装置
		5	需要帮助和监督

注：评分结果中，总分<20分为极严重功能缺陷，生活完全依赖他人；20~40分为生活需要很大帮助；40~60分为生活需要帮助；>60分为生活基本自理。Barthel指数40分以上者康复治疗的效益最大。

（2）Katz指数评定：产生于20世纪60年代，Katz等人通过大量的临床观察发现，ADL能力的下降或丧失通常是按照一定顺序发生的，且这个顺序正好与儿童的个体功能发育顺序相反，复杂的功能最先受到影响。Katz指数共评定6方面的独立能力：进餐、穿衣、大小便控制、如厕、洗澡和转移，并将功能状况分A~G共7级，其中A级为完全独立，G级为完全依赖。此分级方法简单有效，临床应用广泛（表4-5-13）。

表4-5-13　Katz分级评定表

级别	评定标准
A级	完全独立，即能够独立完成进餐、大小便控制、床椅转移、如厕、穿衣及洗澡6项日常生活活动
B级	能够独立完成上述6项中的任何5项活动
C级	能够独立完成上述4项活动，洗澡和其余任何1项不能独立完成
D级	能够独立完成上述3项活动，洗澡、穿衣和其余任何1项不能独立完成
E级	能够独立完成上述2项活动，洗澡、穿衣、如厕和其余任何1项不能独立完成
F级	只能独立完成进餐或大小便控制1项活动，其余5项皆不能独立完成
G级	完全不能独立，6项活动皆不能独立完成

2. 常用的工具性日常生活活动（IADL）评定量表

（1）快速残疾评定量表（rapid disability rating scale，RDRS）是Linn于1967年提出，1982年进行了修订。表中细项有18项，每项得分最高为3分，最低为0分，总分最高为54分；分数越高表示残疾越重，完全正常应为0分。此表可用于对住院及社区生活的患者进行评定，对老年患者尤其合适，信度方面是

IADL表中最可靠的，效度仅次于功能活动问卷，故值得推广应用（表4-5-14）。

表4-5-14 快速残疾评定量表（RDRS）

内　　容	评分及其标准			
	0分	1分	2分	3分
Ⅰ 日常生活需要帮助的程度				
（1）进食	完全独立	需要一点帮助	需较多帮助	喂食或经静脉供给营养
（2）行走（可用拐杖或助行器）	完全独立	需要一点帮助	需较多帮助	不能走
（3）活动（外出可用轮椅）	完全独立	需要一点帮助	需较多帮助	不能离家外出
（4）洗澡（需要提供用品及监护）	完全独立	需要一点帮助	需较多帮助	由别人帮助洗
（5）穿着（包括帮助选择衣物）	完全独立	需要一点帮助	需较多帮助	由别人帮助穿
（6）如厕（穿脱衣裤、清洁、造瘘管护理）	完全独立	需要一点帮助	需较多帮助	只能用便盆，不能护理造瘘管
（7）整洁修饰（剃胡子、梳头、修饰指/趾甲、刷牙）	完全独立	需要一点帮助	需较多帮助	由别人帮助梳洗修饰
（8）适应性项目（钱币或财产管理，使用电话，买报纸、卫生纸和点心）	完全独立	需要一点帮助	需较多帮助	自己无法处理
Ⅱ 残疾的程度				
（1）言语交流（自我表达）	正常	需要一点帮助	需较多帮助	不能交流
（2）听力（可用助听器）	正常	需要一点帮助	需较多帮助	听力丧失
（3）视力（可佩戴眼镜）	正常	需要一点帮助	需较多帮助	视力丧失
（4）饮食不正常	没有	轻	较重	需经静脉输入营养
（5）大小便失禁	没有	有时有	常常有	无法控制
（6）白天卧床（按医嘱或自行卧床）	没有	有，但在3小时内	较长时间	大部分或全部时间
（7）用药	没有	有时用	每日服药	每日注射或加口服
Ⅲ 特殊问题的严重程度				
（1）精神错乱	没有	轻	重	极重
（2）不合作，对医疗持敌对态度	没有	轻	重	极重
（3）抑郁	没有	轻	重	极重

（2）功能活动问卷（functional activities questionnaire，FAQ）：是 Pfeffer 于1982年提出的，1984年进行了修订，主要用于研究社区老年人的独立性和轻度老年性痴呆。此表目前在 IADL 表中效度最高，＜5分为正常，≥5分表示该患者在家庭和社会中不能独立（表4-5-15）。

表4-5-15　功能活动问卷（问患者家属）

项　　目	正常或从未做过，但能做（0分）	困难，但可单独完成或从未做过（1分）	需要帮助（2分）	完全依赖他人（3分）
1. 每月平衡收支的能力				
2. 患者的工作能力				
3. 能否到商店买衣服、杂货和家庭用品				
4. 有无爱好，会不会下棋和打扑克牌				
5. 会不会做简单的事，如点炉子、泡茶等				
6. 能否准备饭菜				
7. 能否了解最近发生的事件（时事）				
8. 能否参加讨论和了解电视、书和杂志的内容				
9. 能否记住约会时间、家庭节日和吃药时间				
10. 能否拜访邻居、自己乘坐公共汽车				

九、生存质量评定

生活质量（quality of life，QOL）不仅是指消除疾病和改善物质生活方面的质与量，更包括精神生活方面的质量状况，即"对人生和生活的个人满意度"。因此，生活质量是一个多维概念。生活质量由生活者自身的质量和生活者周围环境质量两大方面构成。QOL 评定是康复评定的一项重要内容。

（一）评定方法

应用标准化量表对患者的生活质量进行多维综合评价，是目前广为采用的方法。

1.访谈 通过当面访谈或电话访谈的方式来了解对方的心理特点、行为方式、健康状况、生活水平等，从而对其生活质量进行评价。

2.观察 在一定时间内由评定者对特定个体的心理行为表现或活动、疾病症状、治疗不良反应等进行观察，从而判断其综合的生活质量。此法比较适合一些特殊患者的生活质量评价，如精神病患者、植物人、阿尔茨海默病、危重患者等。

3.自我报告 由患者根据自己的健康状况和对生活质量的理解，自行在评定量表上打分。

（二）常用量表

1.世界卫生组织生活质量评定量表（WHO QOL） 是目前应用最广泛的量表之一。评定内容包括六大方面，即躯体功能、心理状况、独立能力、社会关系、环境、宗教信仰与精神。量表包括 WHO QOL-100 和 WHO QOL-BREF。WHO QOL-BREF 是 WHO QOL-100 的简化版，有26个项目，每个问题的备选答案分为1～5个等级，得分越高，生存质量越好（表4-5-16）。

表4-5-16　WHO QOL-BREF 量表

总体评价：

1.您怎样评价您的生活质量？	①很差②差③不好也不差④好⑤很好
2.您对自己的健康满意吗？	①很不满意②不满意③既非满意也非不满意④满意⑤很满意

下面的问题是关于两周来经历某些事情的感觉：

3.你觉得疼痛妨碍您去做自己需要做的事情吗？	①根本不妨碍②很少妨碍③有妨碍（一般）④比较妨碍⑤极妨碍
4.您需要依靠医疗的帮助进行日常生活吗？	①根本不需要②很少需要③需要（一般）④比较需要⑤极需要
5.您觉得生活有乐趣吗？	①根本没乐趣②很少有乐趣③有乐趣（一般）④比较有乐趣⑤极有乐趣
6.您觉得自己的生活有意义吗？	①根本没意义②很少有意义③有意义（一般）④比较有意义⑤极有意义

7. 您能集中注意力吗?	①根本不能②很少能③能（一般）④比较能⑤极能
8. 日常生活中您感觉安全吗?	①根本不安全②很少安全③安全（一般）④比较安全⑤极安全
9. 您的生活环境对健康好吗?	①根本不好②很少好③好（一般）④比较好⑤极好

下面的问题是关于两周来您做某些事情的能力:

10. 您有充沛的精力去应付日常生活吗?	①根本没精力②很少有精力③有精力（一般）④多数有精力⑤完全有精力
11. 您认为自己的外形过得去吗?	①根本过不去②很少过不去③过不去（一般）④多数过不去⑤完全过不去
12. 您的钱够用吗?	①根本不够用②很少够用③够用（一般）④多数够用⑤完全够用
13. 在日常生活中您需要的信息都齐备吗?	①根本不齐备②很少齐备③齐备（一般）④多数齐备⑤完全齐备
14. 您有机会进行休闲活动吗?	①根本没机会②很少机会③有（一般）机会④多数有机会⑤完全有机会

下面的问题是关于两周来您对自己日常生活各方面满意程度:

15. 您行动的能力如何?	①很差②差③不好也不差④好⑤很好
16. 您对自己的睡眠状况满意吗?	①很不满意②不满意③既非满意也非不满意④满意⑤很满意
17. 您对自己做日常生活事情的能力满意吗?	①很不满意②不满意③既非满意也非不满意④满意⑤很满意
18. 您对自己的工作能力满意吗?	①很不满意②不满意③既非满意也非不满意④满意⑤很满意
19. 您对自己满意吗?	①很不满意②不满意③既非满意也非不满意④满意⑤很满意
20. 您对自己的人际关系满意吗?	①很不满意②不满意③既非满意也非不满意④满意⑤很满意
21. 您对自己的性生活满意吗?	①很不满意②不满意③既非满意也非不满意④满意⑤很满意
22. 您对自己从朋友那里得到的支持满意吗?	①很不满意②不满意③既非满意也非不满意④满意⑤很满意
23. 您对自己居住的条件满意吗?	①很不满意②不满意③既非满意也非不满意④满意⑤很满意
24. 您对得到卫生保健服务的方便程度满意吗?	①很不满意②不满意③既非满意也非不满意④满意⑤很满意

25. 您对自己的交通情况满意吗?	①很不满意②不满意③既非满意也非不满意④满意⑤很满意

下面的问题是关于两周来您经历某些事情的频繁程度:

26. 您有消极感受吗(如情绪低落、绝望、焦虑、犹豫)?	①没有消极感受②偶尔有消极感受③时有时无④经常有消极感受⑤总是有消极感受

2. 健康状况 SF-36(36-item short-form, SF-36) 是由美国医疗结局研究组开发的普适性评定量表。评定内容包括8个维度,36个项目(表4-5-17)。SF-36是目前世界上公认的具有较高信度和效度的普适性生活质量评价量表之一。

表 4-5-17　SF-36 各项问题内容

项目	问题内容
躯体功能(10)	进行激烈的活动 进行适度的活动 手提日用品 上几级楼梯 上一级楼梯 弯腰、屈膝、下蹲 步行 1500 m 步行 800 m 步行 100 m 自己洗澡、穿衣
心理健康(5)	精神紧张 垂头丧气,什么事都不能振作 心情平静 情绪低落 心情好
角色 – 躯体功能(4)	减少了工作或其他活动的时间 只能完成一部分事情 工作或活动的种类受限 工作或活动困难增多
躯体疼痛(2)	身体疼痛的程度 疼痛对工作和家务的影响

续表

项目	问题内容
总体健康观念（6）	对现在健康状态的评定 与一年前相比现在的健康状态 易生病 与别人一样健康 健康状况正在变坏 健康状况非常好
活力（4）	生活充实 精力充沛 筋疲力尽 感觉疲劳
社会活动功能（2）	身体或心理的原因妨碍社会活动的程度 身体或心理的原因妨碍社会活动的时间

十、疼 痛

（一）概 念

1979年，国际疼痛研究协会（International Association for the Study of Pain，IASP）定义疼痛（pain）"为一种令人不快的感觉和情绪上的感受，伴随着现有的或潜在的组织损伤"。世界疼痛大会将其列为继体温、脉搏、呼吸、血压之后的第五大生命体征。

评估疼痛时应注意综合评估疼痛的情况，在询问过程中可以按照 PQRST［P——促发和缓解因素（provoking or precipitating factors）；Q——疼痛的性质（quality of pain）；R——疼痛的部位及范围（radiation of pain）；S——疼痛的严重程度（severity of pain）；T——疼痛的时间因素（timing），包括减轻或加重的时间，疼痛发作的时间以及疼痛持续的时间］顺序获得相关信息。除此之外，还应询问疼痛的病史，发作的原因，疼痛的伴随症状，疼痛对日常生活的影响，患者的既往病史，以前疼痛的诊断、治疗和效果等。另外，还需要考虑患者的精神状态及相关的心理社会因素。在对患者初步进行疼痛评估以后，需要根据患者的疼痛情况、治疗计划等实施动态常规的疼痛评估。

（二）评估方法

1. 视觉模拟法（visual analogue scale，VAS） 在纸上画一条横线（一般长为10 cm），一端为0，代表无痛；另一端为10，代表剧痛；中间部分代表不同程度的疼痛，让患者在横线上最能反映自己疼痛程度之处做一记号，来表示自己疼痛的程度（图4-5-1）。此种方法操作简便，适合任何年龄的疼痛患者，且没有特定的文化背景或性别要求，易于掌握，不需要任何附加设备。

无痛（0 cm）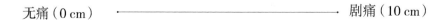剧痛（10 cm）

图 4-5-1　视觉模拟法

2. 数字评分法（numerical rating scale，NRS） NRS是用数字代替文字来表示疼痛的程度，数字越大疼痛程度越严重，0～10代表不同程度的疼痛，0为无痛，1～3为轻度疼痛，4～6为中度疼痛，7～9为重度疼痛，10为剧痛。此种方法类似于VAS法，具有较高的信度和效度，易于记录，适用于文化程度较高的患者（图4-5-2）。

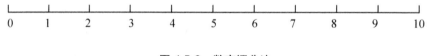

图 4-5-2　数字评分法

3. 言语描述评分法（verbal rating scale，VRS） VRS是根据患者的主诉，把疼痛分为四个等级。0级表示无痛；Ⅰ级（轻度）表示有疼痛但可忍受，生活正常，睡眠无干扰；Ⅱ级（中度）表示疼痛明显，不能忍受，要求服用镇痛药物，睡眠受干扰；Ⅲ级（重度）表示疼痛剧烈，不能忍受，需用镇痛药物，睡眠受严重干扰，可伴自主神经紊乱或被动体位。

4. Wong-Baker面部表情量表（Wong-Baker faces rating scale，FRS）FRS是用6种表情——从微笑、悲伤到痛苦得哭泣的图画——来表示疼痛的程度（图4-5-3），此种方法简单、直观、形象、方便，特别适用于儿童、老年人、急性疼痛患者、文化程度较低者、表达能力丧失者以及认知障碍者。

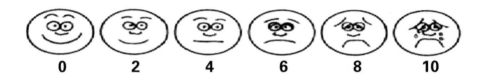

图4-5-3　Wong-Baker 面部表情量表

5.疼痛问卷　以常见的 McGill 疼痛问卷（McGill pain questionnaire，MPQ）为例，将无痛到极痛以感觉、时间等内容分级供患者选择填写，以体现患者的疼痛程度。MPQ 包括78个词汇，分成三大类20个组。第一大类为第1~10组，是按照时间、空间、温度、压力和其他性质描述疼痛感觉的词语；第二大类为第11~16组，是按照紧张、恐惧和自主神经系统反应性质描述的情感类词语以及描述主观疼痛强度的评定词；第三大类为第17~20组，是未分类别的词语。

MPQ 有多种测痛方法，以现有疼痛强度（present pain intensity，PPI）为例做简单说明。该方法是将选择的词语与词语数目相结合，数和词的联合选择代表总的疼痛强度，分为1~5级：①轻微的疼痛；②引起不适感的疼痛；③具有窘迫感的疼痛；④严重的疼痛；⑤不可忍受的疼痛。此法与口述分级法类似。

简式 McGill 疼痛问卷是在 McGill 疼痛原表的基础上提出的一种简化的疼痛问卷，并将视觉模拟方法加入其中，成为一种简便实用的综合问卷（表4-5-18）。

表4-5-18　简式 McGill 疼痛问卷

项目	结果			
1.疼痛分级指数（PRI）评定	疼痛性质	疼痛程度		
		无	轻	中	重
	A 感觉项				
	跳痛	0	1	2	3
	刺痛	0	1	2	3
	刀割痛	0	1	2	3
	锐痛	0	1	2	3

续表

项目	结果			
痉挛牵扯痛	0	1	2	3
绞痛	0	1	2	3
热灼痛	0	1	2	3
持续固定痛	0	1	2	3
胀痛	0	1	2	3
触痛	0	1	2	3
撕裂痛	0	1	2	3
感觉项总分				
B 情感项				
软弱无力	0	1	2	3
厌烦	0	1	2	3
害怕	0	1	2	3
受罪、惩罚感	0	1	2	3
情感项总分				
2. 视觉模拟定级（VAS）评定	无痛（0 cm）————————————剧痛（10 cm）			
3. 现有痛强度（PPI）评定	0——无痛；1——轻度不适；2——不适；3——难受；4——可怕的痛；5——极为痛苦			

注：疼痛分级指数（pain rating index，PRI）；视觉模拟定级（visual analogue scale，VAS）。

评第1项时，向患者逐项提问，根据患者回答的疼痛程度在相应级别做记号。评第2项时，图中线段长为10 cm，让患者用笔根据自己的疼痛感受在线段上标明相应的点。评第3项时，根据患者主观感受在相应分值上做记号。最后对 PRI、VAS、PPI 进行总评，分数越高疼痛越重。

6. 其他方法 临床上还有很多特殊的疼痛评估方法，如45区体表面积评分法、多因素疼痛评分法、临床疼痛测量法、术后痛 Prince-Henry 评分法、行为疼痛测定法等，护理人员可根据患者的实际情况灵活选用。

第六节　康复治疗与护理

一、概　述

脑卒中康复指采取一切措施预防残疾的发生和减轻残疾的影响，以使脑卒中患者重返社会。脑卒中康复是一种全面康复，应尽早开始，急性期就可介入康复治疗。在发病早期，临床治疗以挽救患者生命为主要目的，康复治疗应以不影响患者的临床救治为前提。最佳康复时机是发病3个月内，康复介入越早越好。

二、康复治疗的目标

通过以物理疗法、作业疗法、言语治疗为主的综合康复措施，抑制患者异常的、原始的反射活动，重建正常运动模式，改善协调运动和精细运动；最大限度地促进患者功能障碍的改善，充分发挥残余功能；防治并发症，减少后遗症；帮助患者调整心理状态；帮助患者学习使用辅助器具，指导其正常的家居生活，争取达到生活自理，回归家庭，回归社会。

三、适应证与禁忌证

（一）适应证

①一般在患者生命体征稳定、神经功能缺损症状不再发展后24小时开始康复治疗。只要生命体征稳定，即使患者处于昏迷状态，定时翻身、正确体位摆放及关节的被动运动等被动性、预防性的康复护理也必须尽早开始。由于蛛网膜下腔出血（未行手术治疗）和脑栓塞患者近期再发的可能性较大，应注意密切观察，1个月左右方可谨慎开始康复训练。对于脑栓塞患者，康复训练前如已查明栓子来源并给予了相应的处理，应向患者及其家属交代相关事项，包括可能发生的意外情况后，再开始康复训练比较稳妥。

②有明显的持续性神经功能缺损，如运动功能障碍、言语交流障碍、大小便控制障碍、认知功能障碍、吞咽障碍等。

③无严重的认知功能、言语功能障碍和严重的精神障碍，伴有精神科疾

病的患者应处于精神疾病的稳定期，能够执行口头语言或肢体语言的指令，且可以记忆所学习的康复训练内容。

④有一定体力，能够进行康复性活动，每天可完成不少于3小时的主动性康复训练。

⑤既往没有进行过康复治疗的非急性期脑卒中患者，仍然可以接受进一步的康复处理，但是其康复效果远不如急性期早期康复的效果好。

（二）禁忌证

①病情过于严重或在进行性加重中，如深度昏迷、颅压过高、严重的精神障碍、血压过高、神经病学症状仍在进行发展中等。

②伴有严重的合并症，如严重的感染（吸入性肺炎等）、糖尿病酮症、急性心肌梗死等。

③存在严重的系统性并发症，如失代偿性心功能不全、心绞痛、急性肾功能不全、风湿病活动期、严重的精神病等。

四、基本原则

正确地实施脑卒中康复治疗有5个基本原则：①把握适应证，及早开始康复治疗；②以评定为基础，康复治疗贯穿始终；③采取小组式的工作方式；④综合各种康复措施进行全面的康复治疗，循序渐进；⑤强调患者及家属主动参与和配合。

五、脑卒中分期康复治疗与护理

（一）急性期康复

急性期是患者康复的关键阶段，直接影响患者后期的康复训练效果和生活质量。脑卒中急性期持续时间一般为2～4周，此期应积极处理原发病和并发症。目前学术界主张，只要神志清楚、生命体征平稳、神经病学症状不再进展后48小时，在不影响患者抢救的前提下，康复训练几乎可与药物治疗同步进行，除蛛网膜下腔出血、严重脑出血可稍延长外，康复训练应于病后1周内进行。其实，无论是出血性脑卒中还是缺血性脑卒中，患者的正确体位摆放应该从患者患病后就开始实施了。

急性期康复的目的主要是预防失用性并发症，使患者尽快从床上的被动活动过渡到主动活动，尽早开始床上生活自理，同时为恢复期功能训练做好准备。康复护理具体措施如下：

1. 环境护理

（1）病区设施符合无障碍设计：各通道和门等具有适合轮椅活动的空间，地面防滑；浴室应有洗澡凳，墙上安置扶手，淋浴旁安装单手拧毛巾器；便器以坐式为宜，坐便器周围或坐便器上有扶手以方便和保护患者。

（2）病床：使用活动床栏，防止患者坠床；床的位置要保证患者的瘫痪侧对向房门，有利于探视、查房、陪伴及护理操作在患者的瘫痪侧，床头柜、电视机等应安置在患侧，以引起患者重视，促使其将头转向偏瘫侧，从早期开始注意强化对患侧的刺激，避免或减轻单侧忽略（详见第五章第二节相关内容）。

2. 运动康复护理

详见第三篇相关内容。

（1）体位：床上正确体位的摆放。

（2）体位变换：一般每1～2小时一次，包括被动、主动向健侧和患侧翻身以及被动、主动向健侧和患侧横向移动。

（3）被动运动：关节被动运动，有利于改善血液循环，促进静脉、淋巴回流，预防压疮和静脉血栓形成，保证关节足够的活动范围，防止关节挛缩和变形，增加患肢对运动及感觉的记忆，促进患肢的功能恢复。

（4）床上训练：早期床上训练是脑卒中康复的重要内容。急性期的主动训练是在床上进行的，要尽快使患者从被动活动过渡到主动康复训练程序上来，并希望患者独立完成各种床上的早期训练后能独立完成从仰卧位到床边坐位的转移。

①桥式运动：可提高骨盆及下肢的控制能力（详见第五章第一节相关内容）。

②上肢自助运动：患者仰卧，双手交叉，患手拇指置于健侧拇指之上（Bobath握手），利用健手带动患手向前上方上举过头，每日数次，每次10～20个。这项训练可有效地保护肩关节，预防患侧上肢关节和软组织损伤，培养患者恢复身体的对称性运动模式，抑制健侧上肢的代偿动作，抑制痉挛，

诱发肩胛带肌肉的主动活动及上肢的分离运动，缓解肩痛和上肢水肿。

③下肢自助运动：患者仰卧，将健足置于患足下方，辅助患者利用健侧下肢抬高患侧下肢，尽量抬高，然后再返回床面，每日反复数次。每日可进行治疗师一对一训练一两次，鼓励患者在陪护人员保护下自行复习当日训练动作。

3. 作业治疗护理　早期开始病房 ADL 练习，如洗漱、穿衣、转移、二便训练等，逐步提高日常生活活动能力。

4. 预防并发症　预防肺炎、压疮、深静脉血栓、肩关节半脱位、臂丛神经损伤等。

5. 常见功能障碍康复护理　如吞咽障碍、认知功能障碍、情绪障碍（主要是卒中后抑郁）、言语功能障碍等详见第五章相应内容。

6. 健康教育及指导　对家属进行脑卒中及其护理和康复知识的健康教育与培训指导。

（二）恢复期的康复

一般而言，在缺血性脑卒中发病1～2周后、出血性脑卒中发病2周到1个月后进入恢复期。进入恢复期的时间视病情而定，言语和认知功能的恢复可能需要1～2年。发病后1～3个月是康复治疗和功能恢复的最佳时期。脑卒中功能康复恢复期一般为1年，此期为病情稳定、功能开始恢复的时期。

恢复期的康复目标包括改善步态，恢复步行能力；增强肢体协调性和精细运动能力，提高和恢复日常生活活动能力；适时应用辅助器具，以补偿患肢的功能；重视心理、社会及家庭环境改造，使患者重返社会。主动性康复训练应遵循瘫痪恢复的规律，先从躯干、肩胛带和骨盆带开始，按坐位、站位和步行以及肢体近端至远端的顺序进行。一般在一天内交替进行多种训练，可以有所偏重。此期要应用各种偏瘫康复技术促进功能的恢复。关于患侧肢体训练，在软瘫期要设法促进肌张力和主动运动的出现，在出现明显痉挛后要降低痉挛，促进分离运动的恢复，改善运动的速度、精细程度、耐力等，并要注意非瘫痪侧肌力的维持和强化。具体康复措施如下：

1. 运动康复护理

详见第三篇相关内容。

（1）牵伸患侧躯干肌：患者仰卧，屈髋、屈膝内旋，训练者一手下压患膝，一手下压患肩，使患侧的躯干肌得到缓慢而持续的牵伸。

（2）上肢功能训练：

①肩胛带负重训练：肩胛带负重训练能提高肩胛带的控制能力，缓解上肢痉挛。患者取坐位，上肢外展、外旋，肘伸展，手指伸展支撑于床上，将重心逐渐移向患侧，维持一段时间后返回中立位，反复进行数次。

②肩关节运动训练：肩关节运动训练可预防肩痛、肩关节半脱位、肩关节挛缩，促进运动功能恢复，如肩关节屈曲，即上肢缓慢上、下运动；肩关节外展，即上肢缓慢横向外展。

③肘关节运动训练：目的是诱发分离运动，促进肘关节的自主屈伸功能，提高自理能力。嘱患者上举上臂，然后屈肘用手触摸自己的头或触摸对侧肩，反复进行数次。在肘关节屈伸能力提高后，让患者在任意角度停留并保持数秒以训练空间控制能力。

④前臂运动训练：前臂运动训练指前臂的旋前、旋后训练。训练者握住患侧手腕，使患侧手掌面向患者，再向相反的方向旋转，使手背面向患者；还可用健手协助患手进行翻转扑克牌训练。

⑤腕关节运动训练：训练者一手固定腕关节，一手扶持手掌部诱导或辅助患者做腕背伸、前屈、旋转动作。

⑥指关节运动训练：训练者诱导并训练患者进行掌指、指间关节的主动活动，进行拇指的内收、外展活动，手指的屈伸、对指活动。

（3）下肢功能训练：

①髋、膝屈伸控制训练：患者仰卧，患腿屈曲，训练者一手控制患足保持踝背屈外翻位，另一手控制患膝，令患者主动屈曲或伸展髋、膝关节。若完成有困难，可协助进行，以后逐渐加大自主运动范围，最后让患者在任意角度停留以训练控制能力。

②髋关节内收（旋）、外展（旋）控制训练：患者仰卧，双下肢屈髋、屈膝，双膝平行并拢，双足踏床面。先把双膝分开呈外旋位，然后嘱患者主动合拢双膝。训练者可对健腿施加阻力，阻止其内收、内旋，通过联合反应来诱发患腿的内收、内旋，必要时给予帮助，随患者控制能力的提高可逐渐施加阻力。

③屈髋、屈膝训练：患者仰卧，屈膝并将患肢放到床下，在伸髋屈膝的体位下，训练者一手将患足置于背屈外翻位，让患者抬腿至床上，然后再把

腿放下去，反复进行。如果患者能够完成这个动作，则起床时将不需要用健腿帮助患腿，可为以后步行打下良好的基础。

④屈膝训练：患者俯卧，训练者一手握住患足踝部辅助屈膝，另一手按压患侧臀部，以防臀部做代偿动作。患者在屈膝的基础上可练习伸髋动作，这项训练可预防划圈步态的产生。

⑤主动踝背屈训练：患者仰卧，患腿屈髋屈膝，保持中立位，患足踏住床面。训练者一手握住患足踝部，自足跟外侧向后、向下加压，另一手抬起足趾使之背屈并保持足外翻。诱发踝背屈的方法有用冰刺激足的外侧缘，用毛刷轻叩足背外侧，用毛刷刷足趾尖和趾背。有些患者不需强刺激，只用手指搔抓其足趾或向上轻弹外侧足趾即可诱发出反应。

（4）站立床训练：在坐位平衡训练之前就可进行站立床训练，目的是预防直立性低血压，防治尖足、内翻。通过下肢负重，还可加强下肢肌肉。有些治疗师主张在软瘫期就将患者固定在起立床上，在不同的角度上让患者逐步获得直立的感觉刺激。

（5）翻身训练：向健侧翻身或向患侧翻身训练。

（6）起坐训练：可进行从健侧坐起或从患侧坐起训练，其中从患侧坐起可牵拉患侧躯干，有助于减轻躯干肌痉挛。

（7）坐站训练：坐站训练常在达到坐位平衡后开始，重点是掌握重心转移，要求患腿负重，体重平均分配。

（8）平衡训练：包括坐位平衡训练和站立平衡训练。

（9）步行训练：当患者能够达到自动态站位平衡，患肢持重达体重的一半以上时就可进行步行功能的训练。近年来，提倡利用部分减重支持装置提早进行步行训练，认为这在步行能力和行走速度恢复方面均能取得较好效果。对多数患者而言，不宜过早使用拐杖，以免影响患侧训练，但年老体弱、平衡功能差及预测步行能力差者可练习持杖步行，以免拖延步行能力恢复的时间。在步行训练前，先练习步行的准备动作，如双腿交替前后迈步、重心转移、原地踏步。部分患者需先训练平行杠内或扶持步行，再训练独立步行。做到独立步行后，进一步练习上下楼梯、走直线、跨越障碍物、上斜坡、绕圈走、转换方向走及实际生活环境下的实用步行训练。

（10）上下楼梯训练：上下楼梯是日常生活中的重要活动。可视患侧下肢的控制能力练习两脚交替上台阶或两脚上同一台阶。原则为上台阶时健腿先上，患腿后上；下台阶时患腿先下，健腿后下。当患者熟练掌握后，可训练一足一阶，直到患者能独立上下楼梯。

2. 作业治疗护理 针对偏瘫患者的功能障碍程度，选择适当的作业治疗训练。一般在患者能保持坐位姿势后开始，目的是使患者在作业活动的各个方面都能达到独立，提高生活质量。

①日常生活活动能力的训练：包括穿脱衣裤鞋袜、洗澡、进食、转移、如厕等。

②手的灵活性、协调性和精细动作的训练：练习抓握木钉、水杯、药瓶以改善腕关节的功能；进行橡皮泥作业、捡拾小物品、拧螺丝、下象棋、下跳棋、打字、编织、刺绣、拼图、剪纸等，训练手的协调性和精细功能。

③认知功能的作业治疗：有认知功能障碍的患者需进行针对认知功能的训练，如记忆力、表达力、理解力、计算力等的训练。

3. 吞咽和言语功能训练 如有此方面功能障碍，可参照第五章第三节和第四节。

4. 物理治疗和针灸治疗 功能性电刺激、生物反馈及针灸治疗等对增加感觉输入、促进功能恢复与运动控制等有一定的作用。

5. 强制性运动疗法（constraint-induced movement therapy，CIMT） 该方法通过限制健侧上肢来达到强制使用和强化训练患肢的目的。其基本原则是通过强制装置限制健侧上肢的使用，强制患者在日常生活中使用患侧上肢，并短期集中强化、重复训练患肢，同时注重把训练内容转移到日常生活中去。该方法的目标是提高瘫痪肢体的灵活性，提高患者在日常生活中的运动功能。

6. 运动再学习（motor relearning program，MRP） 是20世纪80年代由澳大利亚物理治疗师Janet H.Carr和Roberta R Shepherd提出的物理治疗方法，主要用于中枢性偏瘫的运动功能训练。他们应用肌电图、步态分析仪、平衡功能测定仪等现代手段研究和分析正常和异常运动，得出更为客观的结论，并以此为依据发展出了新的评价和训练方法。其训练原则是：要进行具体的而不是抽象的联系；训练多样化，反复进行；随时随地将训练内容应用于日常生活中；首先进行离心性收缩的肌肉训练，特别提倡在患肢不负重的情况下练习。

7. 药物治疗 康复期间，用药种类不宜太多，只用最必要的药，根据具体情况如基础疾患、原发疾患、合并症、并发症等决定用药。

8.其他 住院时间方面，早期综合医院的住院强化康复应短于1个月，以后可转入康复医院、社区医院继续进行住院康复治疗，或接受每周2～5次的社区康复和家庭康复。

（三）后遗症期

此期患者不同程度地留下各种后遗症，如痉挛、肌力减退、挛缩畸形、共济失调、姿势异常甚至呈软瘫状态。此期治疗的目的是进行维持性训练和利用残余功能，防止功能退化，尽可能改善患者的环境条件，争取最大限度的生活自理，同时还要进行职业康复训练，使患者尽可能回归社会；继续诱导各部位随意、分离运动，抑制痉挛，提高站立和步行能力。具体措施有：

1.功能训练 继续进行维持性功能训练，以防功能退化。

2.辅具使用 正确使用矫形器及辅具，以补偿丧失的功能，如利用下肢矫形器矫正足下垂和足内翻，利用拐杖或助形器帮助行走，利用轮椅进行转移等。对患侧功能恢复无望或恢复差的患者，应充分发挥其健侧的代偿功能，必要时可使用辅助器具。

3.环境指导 对家庭和所处的社会环境进行必要的改造，如尽量住平房或低层楼房，去掉门槛，将台阶改成坡道，以便行走和轮椅通过。在厕所、浴室安装扶手，地面不要太光滑或太粗糙。

4.其他 应重视职业、社会和心理康复。

（四）脑卒中常见并发症及合并症的康复护理

详见第五章。

（五）健康教育

脑卒中康复的目的是帮助患者达到最大限度恢复，这需要患者及其家属，甚至社会一起努力，才能取得最好的康复效果。康复是治疗的一部分，早期康复对患者的恢复非常重要，但对许多患者来说，康复是一个长期的过程。

1.认识影响康复的因素 脑卒中患者因具体情况不同，其预后也各不相同。由于干预措施不同，对有功能障碍的患者来说，功能结局又有较大差异。影响功能结局的因素有：

（1）年龄：研究表明年龄≥75岁的患者受损功能的恢复不如年轻患者。

（2）病变部位与严重程度：病变部位越重要、范围越大、持续时间越长，则功能结局越差。

（3）并发症与继发性功能损害：并发心脏病对患者预后有影响；继发于原发病的吞咽困难、失语、智力减退、感觉障碍、二便失禁、抑郁等，都会影响功能恢复的速度，使得生活质量下降。

（4）康复治疗：科学规范的康复治疗可以促进卒中患者的功能恢复，早期康复治疗不仅可以预防并发症的发生，加速恢复，缩短住院日，其效果也较非早期康复者好。

（5）家庭与社会的参与：在恢复过程中，家庭成员的积极配合和社会相关因素的参与，都会对其功能结局产生积极的影响。

2. 指导患者及其家人

（1）要对脑卒中的病情有所了解，了解脑卒中发病的一些基本诱因、症状，即使发病也能在最短的时间内给予救助。

（2）应了解脑卒中的一些常见危险因素，如高血压、糖尿病、心脏病、高脂血症等，定期体检，预防和控制危险因素。

（3）改变一些不合理的生活和饮食习惯，如吸烟、饮酒、喜食肥甘厚味、过度疲劳、情绪激动等。

（4）对脑卒中患者，应注意防止其再次发病，因脑卒中患者再次发病率可达40%以上。

（5）对在康复过程中的患者要做好个人护理，坚持康复训练，预防压疮，防止烫伤、跌倒，保持大小便通畅等，并保持良好的心态。

六、脑卒中康复的预后

一般情况下，脑卒中恢复常在发病后数天开始，1～3个月达最大限度，3个月后恢复变慢，3～6个月达平台期，但仍有一定程度的恢复。某些患者的恢复可持续1年以上，一般不超过2年，因此康复训练应早期介入，争取在发病后3个月内采取最佳康复措施。一般下肢较上肢恢复快，肩比手恢复要好，拇指恢复最慢。据报道，经适时、科学的康复治疗，90%的患者能恢复步行能力，生活达到自理，30%能恢复工作，约1/3的患者手功能可恢复到实用手状态。一般在4～6周内手指不能活动的，最终很可能成为失用手。影响脑卒中康复预后的主要因素如下：

1.**脑卒中损伤的部位和面积**　皮质损伤比深部损伤恢复要好；外囊损伤比内囊损伤恢复要好；损伤面积越小恢复越好。

2.**年龄**　高龄患者康复预后差，因年龄越大，产生继发合并症的机会也越大。

3.**病情**　有认知功能障碍和本体感觉障碍者预后差，且昏迷时间越长恢复越差。

4.**康复治疗时间的早晚**　有研究发现，脑卒中后2周内开始进行康复治疗的患者比康复治疗开始较晚的患者恢复快。

5.**患者的主观情况**　患者的康复欲望和社会支持对功能的恢复有直接影响。

6.**其他**　如合并感觉障碍、视野缺损等，也会影响功能恢复。

|第五章| 常见功能障碍的康复护理

脑卒中是导致功能障碍的首位原因。根据 WHO 调查，每年有 1500 万的新发脑卒中患者，其中 500 万幸存者遗留永久性残疾。中国每年新发脑卒中患者约 200 万人，其中 70%～80% 的脑卒中患者因为残疾而不能独立生活。卒中是一种改变生活的事件，它不仅影响患者本人，也影响其家庭成员和照料者。脑卒中后有效的康复治疗与护理能够减轻患者功能上的残疾，加速脑卒中患者的康复进程，节约社会资源。

第一节 运动功能障碍的康复护理

一、概 述

（一）概 念

运动功能障碍是指患者的肌肉控制、移动能力或活动水平完全丧失或受限，常常涉及患者单侧或双侧的面部、上肢及下肢。脑卒中可对大脑神经系统的很多区域造成损伤，可能导致多种功能障碍形式，其中最常见的是运动功能障碍。全世界每年大约有 67% 脑卒中生存者遗留运动功能障碍。我国脑卒中患者中约 1/2 存在不同程度的运动功能障碍。研究表明，卒中后的 1～3 个月，运动功能存在自发恢复的可能。运动功能障碍使患者日常生活活动能力受到严重的影响，他们大多生活不能自理。

（二）发生机制

脑卒中导致的偏瘫是指同侧上、下肢体的瘫痪，为一侧锥体束损害所致，并常伴有锥体外系损害。病变部位可在大脑运动皮层、皮层下白质、内囊、脑干和脊髓。偏瘫是最常见的瘫痪形式，它属于上运动神经元的损伤。上运动神经元损伤导致正常姿势反射机制的紊乱，由痉挛取代了正常的姿势张力，过度的联合收缩取代了正常的交互神经支配，为数不多的静态的、固定的、异常的姿势模式取代了正常的体位反射、平衡反应和其他保护性反应的协调活动等，这些表现实际是种系发生上较为原始的、不正常的姿势反射模式的释放。

二、临床表现

脑卒中的运动功能障碍由锥体系统受损引起，多表现为一侧肢体不同程度的瘫痪或无力，即偏瘫，可分为3个时期：弛缓期、痉挛期和恢复期。

（一）弛缓期

弛缓期又称初期或者软瘫期，表现为瘫痪侧肢体肌张力低下，反射减低或消失，无自主运动。持续时间一般为2周，重症者可达4周，相当于Brunnstrom 1～2期。

（二）痉挛期

此期瘫痪侧肢体肌张力增高，甚至痉挛，反射亢进，出现异常的姿势反射和异常的运动模式。常见的痉挛模式以上肢屈肌亢进和下肢伸肌亢进为特点。常见异常姿势反射和运动模式有：

1. 联合反应　是指患者用力使身体的一部分肌肉收缩时，可以诱发其他部位的肌肉收缩。对偏瘫患者而言，即使患侧完全不能产生随意运动，但当健侧肌肉用力收缩时，其影响亦可波及对侧而引起患侧肌肉的收缩。这种反应是与随意运动不同的姿势反射，表现为肌肉活动失去自主控制。它是伴随痉挛的出现而出现的，并且痉挛的程度越高，联合反应就越强，越持久，而在软瘫期则不存在联合反应。

2. 共同运动　是指偏瘫患者期望完成某项患肢活动时引发的一种随意活动。其运动的模式是定型的，表现为在同一时间点、以同样的努力试图进行某项活动时，参与活动的肌肉及肌肉反应的强度都是相同的、不能选择的。也就是说，从由意志诱发这一点来看，其是随意的，但从运动模式不能随意改变这一点来看，其又是不随意的。因此，共同运动亦可称为"半随意运动"。例如在同一时间点，偏瘫患者欲抬上臂或欲用手触摸嘴时，均会出现屈肌共同运动模式（包括肩胛骨上提、后缩，肩关节外展、外旋，肘关节屈曲，前臂旋后，腕关节屈曲，拇指屈曲内收，指关节屈曲）中相同的某一关节运动或几个关节运动的组合。共同运动是脊髓水平的原始粗大运动，是脊髓中支配屈肌的神经元和支配伸肌的神经元之间的交互抑制（reciprocal inhibition）关系失衡的表现。

3. 紧张性反射　主要包括紧张性迷路反射、紧张性颈反射、紧张性腰反射等。这些反射在人体发育过程中建立并不断完善，以维持身体的整体平衡和局部平衡。在正常人生活中，这些反射时时处处都在发挥着作用，但因其是自动地、协调地相互整合，一般不为我们所察觉。在病理情况下，这些反射就会以夸张的形式出现而使我们注意到其存在。

（1）紧张性迷路反射（tonic labyrinthine reflex，TLR）：是由头在空间的位置改变而触发的。正常情况下，仰卧位时全身伸肌张力增高，头后仰，脊柱伸展，肩关节回缩，四肢伸展，呈现出完全的伸展模式，而在俯卧位时，则表现为全身屈肌张力增加，此时若患者有严重的伸肌痉挛，可能只表现为伸肌张力的降低。由于该反射是由头在空间的相对位置所触发的，因此不同体位对偏瘫患者的影响也不同。

①患者仰卧位时，伸肌痉挛加重，下肢尤为显著，肩胛骨前伸更困难。在急性期，若持续在仰卧位护理患者，患者伸肌痉挛就会加重，尤以下肢和肩胛骨为甚，故应尽量避免采取仰卧位。患者翻身时总是先抬头、伸颈，伸肌张力会有所增加，进而妨碍翻身动作的进行。相反，如果患者翻身时屈颈，也会因整个身体屈曲，肌张力增高而妨碍运动的进行。

②长期乘轮椅的患者，大多头和躯干处于屈曲状态。患者抬头看物时，常会由于下肢伸肌张力增高，髋关节伸展，不能有效地坐在椅子上而滑下来。

③在站位时，患者努力伸颈才能保持下肢伸展，躯体直立。这种姿势使膝关节屈曲困难，表现为踝关节不能背屈而妨碍行走时摆动相的始动。

④伸肘时，当患者抬手臂试图伸展肘关节时，由于头向后仰，伸肌模式加强，因此运动更加费力、笨拙。

（2）对称性紧张性颈反射（symmetric tonic neck reflex，STNR）：是由颈部关节和肌肉受到牵拉所引起的本体感受性反射。该反射和紧张性迷路反射一起奠定了婴儿正常发育中爬行位的基础。在成人阶段，这些反射互相作用以维持身体的平衡和头部的正常位置，具体表现为当颈部伸展时，手臂的伸肌和腿部的屈肌张力增高；当颈部屈曲时，上肢屈肌张力增加，下肢伸肌张力增加。在偏瘫时，这个反射的影响有：

①若患者经常处在半卧位，则头和躯干屈曲，患腿伸肌张力增加，患臂屈肌张力增加。若使患者坐到轮椅上，也会出现同样的痉挛模式，而这是一种非常错误的体位，偏瘫患者应尽量避免采取半卧位。

②当患者从卧位向坐位转换时，必须抬头，此时髋关节伸肌张力就会增高，使得该活动难以进行。

③颈部屈曲的患者，步行时眼睛盯视地面，使腿部伸肌张力增高。在站位相时，膝关节过伸，足跖屈，髋关节后突。进入摆动相时，患者伸肌不能放松，髋、膝关节无法屈曲，因而不能形成正常的步态，导致行走困难。用这种姿势步行还会使手臂更加屈曲。

④当患者进行由床到椅的转移运动时，其头抬起，颈伸展，又使上肢伸展，下肢屈曲，下肢不能负重，可导致患者跌落到地板上。

⑤当患者从地板上站起时，需先取跪位。此时若抬头，患腿就会屈曲，从而不能支撑起身体。

（3）非对称性紧张性颈反射（asymmetric tonic neck reflex，ATNR）：是由于颈部关节和肌肉的本体感受器受到刺激所引起，可影响肢体的肌张力和姿势，表现为当头向一侧旋转时，面向侧肢体伸肌张力增加，而另一侧肢体屈肌张力增加。在正常情况下，该反射是婴儿伸手抓物时视觉固定的基础，它也是正常婴儿翻身的必要条件。偏瘫患者由于高级中枢受到破坏，这些紧张性反射就释放出来，表现为：

①在卧位和坐位时，若头转向患侧，则患侧肢体变得更加僵硬、伸直；当把头转向健侧时，则患臂屈曲加重。这种情况如发生在严重痉挛的病例，表现会更加突出。

②当患者欲伸展患臂时，头就会向患侧强烈旋转以加强肘关节的伸展，如果不转动头部，上肢就难以伸展。一般情况下，偏瘫患者患臂以屈肌痉挛为主。由于非对称性紧张性颈反射的作用，当头向患侧旋转时，患手触头或面部会更加困难，甚至完全做不到。而当康复护理人员帮助患者完成这个动作时，会感到阻力很大。

③下肢伸肌张力增高的患者，当其站立时，如头向患侧旋转，会强化下肢过高的肌张力，并妨碍正常的平衡反应。

4.其他异常反射

（1）阳性支撑反射（positive supporting reflex）：是脚掌或脚趾的皮肤外感受器（压觉）及脚趾受压后足部骨间肌受到牵拉，本体感受器受到刺激时机体所产生的反应，即突然压迫足底的刺激可引起肢体所有伸肌紧张，同时拮抗肌收缩以稳定各关节便于负重。因此，阳性支撑反射以屈肌和伸肌的同时收缩为其特征。在这个反应中，拮抗肌的功能集群完全不同于原来运动的功能集群，拮抗肌不但不放松反而收缩，结果通过共同性收缩导致了关节固定。在正常发育中，该反射是婴儿站立和行走的前提。正常支撑反应允许有一定活动度的中等程度共同收缩以维持平衡。行走或上下楼梯时，髋、膝关节都可呈现出一定程度的共同性收缩。偏瘫患者因该反射从较高级中枢的控制下释放出来，而表现出一系列过度的、不适宜的收缩状态。

①偏瘫患者行走时，患足足趾先着地，该反射即刻发挥作用，整个肢体的伸肌张力增加，呈完全的伸肌模式，下肢僵硬如柱，膝关节过伸。在负重时，足跟不能着地；行走时则髋、膝关节不能放松、屈曲进入摆动相；在站位相开始时，由于足跖屈，不能将重心转移到患腿。

②在进行康复治疗时，治疗师往往握住患者脚趾进行被动运动以促使患侧踝关节背屈，而这实际上增加了跖屈肌的张力，致使最终无法达到预期目的。

（2）对侧性伸肌反射（crossed extensor reflex）：是受高级中枢整合调节的脊髓反射。正常人一条腿屈曲时就会引起另一条腿伸肌张力增加。在正常发育过程中，这种反射的存在是患儿爬行和行走的前提。在偏瘫时可以看到该反射的影响：

①当患者从坐位站起时，由于患腿负重差，体重主要落在健腿上，健腿主动伸展，患腿则反射性地屈曲，不利于患腿负重和站位平衡。

②患者在运动练习时，可以用患腿独立站立，甚至在负重的情况下可以主动屈伸膝关节。而在行走时，健腿屈曲向前跨出，患腿则呈完全的伸肌模式，使身体维持平衡困难，继之患腿迈出时僵硬而费力。

（3）抓握反射（grasp reflex）：是对手掌面或手指掌侧的触觉刺激和本体感受性刺激而引起的一种病理反应，表现为手指屈曲内收。正常情况下，只在婴儿出生时可见到该反射，当可随意抓握时逐渐消失。偏瘫时该反射从高级中枢的整合作用中释放出来，具体表现为：

①在患者手中放置任何物品都会增加腕、指屈肌群的张力，同时引起肘关节屈曲，出现屈肌共同运动。以往的做法常常是试图在患者手中放一纱布卷或硬夹板来减轻手指屈肌痉挛和挛缩，这些方法实际上都通过诱发抓握反射而增加了屈肌的痉挛。物品越硬，抓握反射越强。

②对于手功能部分恢复的患者，开始功能训练时若以捏橡皮球或橡皮圈为主，同样可刺激屈肌张力增加。

③患者进行上肢功能训练时，总是试图用健手握住患手进行伸臂练习，此时，若健手触碰患手掌面，也可刺激抓握反射的复现，使手指屈曲、内收，妨碍运动。因此，应正确掌握双手交叉伸臂训练的方法。

④手指能主动伸展的患者，遇到物体时可以产生抓握反射使物体不致脱落。但欲使手指放松放下物体，则可能有困难，这并不是手指伸肌张力降低所致，而是一种抓握反射的表现。

（4）阴性支撑反射（negative supporting reflex）：较少见，与阳性支撑反射相反，表现为足底的感觉刺激引起下肢伸肌弛缓、足离地，严重影响患者站立和步行，可见于大脑中动脉起始部、主干闭塞引起的广泛性脑损害、重度瘫痪。

5. 异常肌张力　常见于在脑损伤后最初的1～2周内，即脊髓休克期（软瘫期）。一般而言，大量脑出血患者软瘫期较长。张力过高是指被动活动时感到的阻力增加。张力增高可影响运动速度和流畅性，甚至使运动难以产生。肌群之间肌张力不同可产生异常姿势。上运动神经元损伤患者的患侧诸肌均伴有不同程度的肌张力增高（痉挛）。痉挛的程度受很多因素的影响，因而常呈一定的波动性。影响痉挛程度的因素有头部躯体姿势、体位、情绪（精神紧张）、用力程度、疲劳、疼痛不适、膀胱充盈、褥疮、安定等药物、温度、生理状况等。

6. 痉挛模式与特定姿势

（1）典型的痉挛模式：痉挛是上运动神经元损伤的特征之一，脑卒中偏瘫患者的患侧诸肌均有不同程度的痉挛，因此患者的姿势和运动都是僵硬而典型的。上肢表现为典型的屈肌模式或称屈肌优势，下肢表现为典型的伸肌模式或称伸肌优势，其中，下肢长期处于屈曲位的患者可表现为屈肌模式。充分了解偏瘫患者的典型痉挛模式（spasticity pattern），如表5-1-1所示，对患者的评价和治疗是非常重要的。

表 5-1-1 典型的痉挛模式

部位	表现
头部	头部旋转，向患侧屈曲使面朝健侧
上肢	肩胛骨后缩，肩带下降；肩关节内收、内旋；肘关节屈曲伴前臂旋后（某些病例前臂旋前）；腕关节屈曲并向尺侧偏斜；手指屈曲、内收，拇指屈曲、内收
躯干	向患侧侧屈并旋后
下肢	患侧骨盆旋后、上提，髋关节伸展、内收、内旋，膝关节伸展，足跖屈、内翻
足趾	屈曲、内收（偶有拇趾伸展，表现出明显的 Babinski 征）

注：上肢表现的是典型的屈肌模式；下肢表现的是典型的伸肌模式。

（2）被动摆放时的特定姿势：若将正常人的肢体摆放于某一位置，该肢体会不知不觉地立即做出反应，调节肌张力，活跃有关肌群，达到并保持要求的位置。护理人员会觉得摆放该肢体很容易，活动流畅、稳定、准确。而对于偏瘫患者，由于其患侧失去了正常的肌张力与肌群的选择性运动，当护理人员活动其患侧的任何一部分时，患者都会有沉重的感觉，活动笨拙，达到并保持要求的位置困难，并伴有一些不需要的活动或姿势。如果患者有一定的自主运动，则需非常费力地以粗大的共同运动模式保持该姿势或体位。

（3）主动活动时的特定姿势：指在被动摆放位置时患者所表现出的特定姿势在其主动活动时仍可见到。当患者试图抬起患臂前伸时，需屈肩、伸肘、伸指。但由于选择性运动未能导出或导出不完善，在肩关节屈曲的同时，肩带上提、后缩，肘关节不能伸展甚至屈曲加重，手指也呈屈曲内收状，表现为屈肌共同运动模式。在行走时，患者在摆动相不能选择性屈伸膝关节，而无法顺利地迈步。在摆动相开始时，患腿髋关节屈曲，由于伸肌共同运动模式明显，膝关节不能屈曲，足跖屈内翻，或由于屈肌共同运动模式未打破，膝关节屈曲，足内翻；在摆动相结束时，膝关节需伸展，此时又诱发了伸肌共同运动模式，患足跖屈，使足跟不能着地，患腿在站立相时不能负重。

（三）恢复期

此期肢体肌力逐渐增加，多数肌肉活动为选择性的，能自主活动，不受肢体共同运动影响，肢体肌肉痉挛消失，分离运动平稳，协调性良好，但速度较慢。

三、评 定

运动功能评估主要是对运动模式、肌张力、肌肉协调能力进行评估，目前常用的有 Brunnstrom 偏瘫功能评定法、简化 Fugl-Meyer 评定法、上田敏偏瘫功能评定法等。

（一）Brunnstrom 偏瘫功能评定法

Brunnstrom 偏瘫功能评定法根据脑卒中恢复过程中的变化将手、上肢及下肢运动功能分为6个阶段或等级，是评价脑卒中偏瘫肢体运动功能时最常用的方法之一。应用该评估法能精细观察肢体完全瘫痪之后，先出现共同运动，之后又分解成单独运动的恢复过程。这6级反映了偏瘫的发生、发展和恢复的过程，但其只是一种定性或半定量的评估方法（表5-1-2）。

表5-1-2　Brunnstrom 偏瘫功能恢复过程六阶段及功能评定标准表

级别	上肢	手	下肢
I	无随意运动	无随意运动	无随意运动
II	开始出现痉挛，肢体协同动作或一些成分开始作为联合反应而出现	能开始粗的抓握，有最小限度的屈指动作	出现痉挛，有最小限度的随意运动
III	痉挛加剧，可随意引起共同运动，并有一定的关节运动	能全指屈曲，钩状抓握，但不能伸展，有时候可由反射引起	①随意引起共同运动或其成分；②坐位和立位时，髋、膝、踝关节可屈曲
IV	痉挛开始减弱，出现一些脱离共同运动模式的动作：①手能置于腰后部旋转；②上肢前屈90°（肘关节伸展位）；③屈肘90°，前臂能旋前旋后	拇指能侧方抓握及带动松开，手指能部分随意地、小范围地伸展	开始脱离共同运动的动作：①坐位，足跟触地，踝关节能背屈；②坐位，足跟触地，屈膝大于90°时可将足部向后滑动

续表

级别	上肢	手	下肢
V	痉挛减弱，基本脱离共同运动，出现分离运动的动作：①上肢外展90°（肘关节伸展位，前臂旋前）；②上肢前平举及上举过头（肘关节伸展位）；伸直肩前屈30°；90°前臂旋前和旋后；③肘关节伸展位，前臂能旋前旋后	①用手掌抓握，能握圆柱状及球形物，但不熟练；②能随意全指伸开，但范围大小不等	从共同运动到分离运动的动作：①立位、髋关节伸展位能屈膝；②立位、膝关节伸直位，足稍向前踏出，踝关节能背屈
VI	痉挛基本消失，协调运动正常或接近正常	①能进行各种抓握；②能进行全范围的伸指；③可进行单个指活动，但比健侧稍差	协调运动大致正常：①立位、伸膝情况下髋关节能外展超过骨盆上提的范围；②坐位，髋关节可交替地内、外旋，并伴有踝关节内、外翻

（二）简化 Fugl-Meyer 评定法

Fugl-Meyer 评定法是由 Fugl-Meyer 等在 Brunnstrom 评定法的基础上制定的综合躯体功能的定量评定法，其内容包括上肢、下肢、平衡、四肢感觉功能和关节活动度的评测，科学性较强，因此有关科研多采用此法。而简化 Fugl-Meyer 评定法是一种只评定上、下肢运动功能的简化评定形式，具有省时简便的优点。简化 Fugl-Meyer 运动功能评定中各单项评分充分完成为2分，不能完成为0分，部分完成为1分。其中上肢33项，下肢17项，上、下肢满分为100分。可以根据最后的评分对脑血管意外患者的运动功能障碍严重程度进行评定（表5-1-3）。

表5-1-3 简化 Fugl-Meyer 运动功能评定表

测试项目	0分	1分	2分
上肢			
坐位			
1. 有无反射活动			
肱二头肌	不引起反射活动		能引起反射活动
肱三头肌	同上		同上
2. 屈肌协同运动			
肩上提	完全不能进行	部分完成	无停顿地充分完成
肩后缩	同上	同上	同上
肩外展 ≥ 90°	同上	同上	同上
肩外旋	同上	同上	同上
肘屈曲	同上	同上	同上
前臂旋后	同上	同上	同上
3. 伸肌协同运动			
肩内收、内旋	同上	同上	同上
肘伸展	同上	同上	同上
前臂旋前	同上	同上	同上
4. 伴有协同运动的活动			
手触腰椎	没有明显活动	手仅可向后越过髂前上棘	顺利完成
肩关节屈曲90°，肘关节伸直	开始时手臂立即外展或肘关节屈曲	在接近规定位置时肩关节外展或肘关节屈曲	能顺利充分完成
肩0°，肘屈90°，前臂旋前、旋后	不能屈肘或前臂不能旋前	肩、肘位正确，基本上能旋前、旋后	顺利完成
5. 脱离协同运动的活动			
肩关节外展90°，肘伸直，前臂旋前	开始时肘关节屈曲，前臂偏离方向，不能旋前	可部分完成此动作或活动时肘关节屈曲或前臂不能旋前	顺利完成
肩关节前屈举臂过头，肘伸直，前臂中立位	开始时肘关节屈曲或肩关节发生外展	肩屈曲时肘关节屈曲、肩关节外展	顺利完成

续表

测试项目	0分	1分	2分
肩屈曲30°～90°，肘伸直，前臂旋前旋后	前臂旋前、旋后完全不能进行或肩肘位不正确	肩、肘位置正确，基本上能完成旋前、旋后	顺利完成
6. 反射亢进			
检查肱二头肌、肱三头肌和指屈肌三种反射	至少两个反射明显亢进时	1个反射明显亢进或至少2个反射活跃	活跃反射≤1个，且无反射亢进
7. 腕稳定性			
肩0°，肘屈曲90°时，腕背屈	不能背屈腕关节达15°	可完成腕背屈，但不能抗拒阻力	施加轻微阻力仍可保持腕背屈
肩0°，肘屈曲90°时，腕屈伸	不能随意屈伸	不能在全关节范围内主动活动腕关节	能平滑地、不停顿地进行
8. 肘伸直，肩前屈30°时			
腕背屈	不能背屈腕关节达15°	可完成腕背屈，但不能抗拒阻力	施加轻微阻力仍可保持腕背屈
腕屈伸	不能随意屈伸	不能在全关节范围内主动活动腕关节	能平滑地、不停顿地进行
腕环形运动	不能进行	活动费力或不完全	正常完成
9. 手指			
集团屈曲	不能屈曲	能屈曲但不充分	能完全主动屈曲
集团伸展	不能伸展	能放松主动屈曲的手指	能完全主动伸展
钩状抓握	不能保持要求位置	握力微弱	能够抵抗相当大的阻力
侧捏	不能进行	能用拇指捏住一张纸，但不能抵抗拉力	可牢牢捏住纸
对捏（拇食指夹住一支铅笔）	完全不能	捏力微弱	能够抵抗相当大的阻力
圆柱状抓握	不能保持要求位置	握力微弱	能够抵抗相当大的阻力
球形抓握	不能保持要求位置	握力微弱	能够抵抗相当大的阻力

测试项目	0分	1分	2分
10. 协调能力与速度（手指指鼻试验连续5次）			
震颤	明显震颤	轻度震颤	无震颤
辨距障碍	明显的或不规则的辨距障碍	轻度的或规则的辨距障碍	无辨距障碍
速度	较健侧长6秒	较健侧长2～5秒	两侧差别＜2秒
下肢			
仰卧位			
1. 有无反射活动			
跟腱反射	无反射活动		有反射活动
膝腱反射	无反射活动		有反射活动
2. 屈肌协同运动			
髋关节屈曲	不能进行	部分进行	充分进行
膝关节屈曲	同上	同上	同上
踝关节背曲	同上	同上	同上
3. 伸肌协同运动			
髋关节伸展	没有运动	微弱运动	几乎与对侧相同
髋关节内收	同上	同上	同上
膝关节伸展	同上	同上	同上
踝关节跖曲	同上	同上	同上
坐位			
4. 伴有协同运动的活动			
膝关节屈曲	无主动运动	膝关节能从微伸位屈曲，但屈曲＜90°	能自如运动
踝关节背屈	不能主动背屈	主动背屈不完全	正常背屈
站位			
5. 脱离协同运动的活动			
膝关节屈曲	在髋关节伸展位时不能屈膝	髋关节0°时膝关节能屈曲，但＜90°，或进行的同时髋关节屈曲	能自如运动
踝关节背屈	不能主动活动	能部分背屈	能充分背屈
仰卧			
6. 反射亢进			

续表

测试项目	0分	1分	2分
查跟腱、膝和膝屈肌三种反射	两三个反射明显	1个反射亢进或至少2个反射活跃	活跃反射≤1个，且无反射亢进
7. 协调能力和速度（跟 - 膝 - 胫试验，快速连续做5次）			
震颤	明显震颤	轻度震颤	无震颤
辨距障碍	明显不规则的辨距障碍	轻度规则的辨距障碍	无辨距障碍
速度	较健侧长6秒	较健侧长2～5秒	比健侧长2秒

注：结果＜50分为Ⅰ级，患肢严重运动障碍；50～84分为Ⅱ级，患肢明显运动障碍；85～95分为Ⅲ级，患肢中度运动障碍；96～99分为Ⅳ级，患肢轻度运动障碍。

（三）上田敏偏瘫功能评定法

日本上田敏等认为，Brunnstrom 评定法从完全偏瘫至完全恢复仅分为6级，这是不够的，因此他们在 Brunnstrom 评定法的基础上，将偏瘫功能评定分为12级，并进行了肢位、姿势、检查种类和检查动作的标准化判定。

四、处理原则

运动功能障碍的康复应尽早介入，根据患者的实际情况制订相应的计划，并循序渐进地进行，应与知觉障碍、语言障碍、认知障碍及精神行为障碍的康复同时进行。

（一）弛缓期

脑卒中发病的最初几天应以抢救和治疗为主，当患者生命体征稳定后，即应介入早期康复治疗。一旦病情稳定就应进入床上运动训练阶段，按照人体运动发育的规律，由简到繁、由易到难进行训练。此期康复治疗的原则是防治并发症，如压疮、感染、肩手综合征、废用综合征、误用综合征等。主要措施包括：保持正确的体位，进行正确的体位变换、关节被动运动等。

（二）痉挛期

痉挛期通常在软瘫期2～3周后开始，此期治疗重点应放在抗痉挛处理上，康复治疗主要是抑制痉挛和异常运动模式，诱发分离运动，促进正常运动模式的形成，同时改善和促进偏瘫肢体的运动功能，提高患者日常生活能力。

（三）恢复期

绝大多数患者发病后6个月左右神经功能已恢复至最高水平而不再进一步改善，但其言语和认知功能在发病后1～2年内还会有不同程度的恢复。此期的康复目标是依靠补偿、代偿、替代等方法来改善残疾的后果，争取做到最大限度的日常生活自理。

五、康复护理

（一）常见护理诊断／问题

1.躯体活动障碍 与脑卒中致肢体运动功能障碍有关。

2.有受伤的危险 与脑卒中致肢体运动功能障碍有关。

3.自理能力下降 与肢体运动功能障碍有关。

4.潜在并发症 包括压疮、痉挛、再次出血、肺部感染、深静脉血栓形成、误用综合征、废用综合征等。

（二）康复护理措施

1.弛缓期康复护理

（1）良肢位摆放：良肢位是指为防止或对抗痉挛姿势的出现，保护肩关节、防止半脱位，防止骨盆后倾和髋关节外展、外旋，早期诱发分离运动而设计的一种治疗体位。早期注意保持床上的正确体位，有助于预防或减轻上述典型痉挛姿势以及并发症的出现和加重，同时为后期康复训练做好准备（详见技术篇中的技术二、三）。若病情允许，应鼓励患者尽早采取坐位，并尽可能在坐位下进食与进行作业活动。患者采取床上坐位时，如果躯干难以自主保持端正，则必须要给予足够的支撑。

（2）体位变换：为了预防压疮和肺部感染，尽早使患者学会向两侧翻身。另外由于仰卧位强化伸肌优势，健侧卧位强化患侧屈肌优势，患侧卧位强化患侧伸肌优势，故不断变换体位可使肢体的伸屈肌张力达到平衡，预防痉挛模式出现。一般2小时变换体位一次并进行拍背。根据患者体重及病情不同，可采用被动体位变换或主动体位变换（详见技术篇中的技术三）。

（3）肢体被动运动：主要目的是预防关节活动受限引起压疮、肌肉萎缩、关节挛缩、关节疼痛及心肺系统、泌尿系统、消化系统等并发症的发生，同时促进肢体血液循环和增强感觉输入，为后续的主动运动做好准备。对患肢所有的关节都进行全范围的关节被动运动训练，先从健侧开始，然后参照健侧关节活动范围再做患侧。一般从大关节到小关节循序渐进，动作要轻柔缓慢。重点进行肩关节外旋、外展和屈曲，肘关节伸展，腕和手指伸展，髋关节外展和伸展，膝关节伸展，足背屈和外翻。每天进行两三次，直到主动运动恢复。鼓励患者进行上肢和下肢的被动运动（详见技术篇中的技术十三、十四）。

2. 痉挛期康复护理

（1）肢体主动运动诱发训练：

1）双手交叉上举训练：患者仰卧，双手手指交叉，患手拇指置于健手拇指之上（Bobath 握手），用健侧上肢带动患侧上肢在胸前伸肘上举，然后屈肘，双手返回置于胸前，如此反复进行。上举过程中，要保证肩胛骨前伸，肘关节伸直，患者可将其上肢上举过头。

2）双手交叉摆动训练：在完成上一项训练的基础上，进行上举后向左、右两侧的摆动训练。摆动的速度不宜过快，但幅度应逐渐加大，并伴随躯干的转移。

3）分离运动及控制能力训练：患者仰卧，康复护理人员支撑患侧上肢于前屈90°，让患者上抬肩部使手伸向天花板并保持一定的时间，或使患侧上肢随康复护理人员的手在一定范围内活动，并让患者用患手触摸自己的前额、另一侧肩部等部位。

4）桥式运动：进行翻身训练的同时，必须加强患者伸髋屈膝肌的练习，可有效防止站位时因髋关节不能充分伸展而出现的臀部后突所形成的偏瘫步态。

①双桥式运动：患者仰卧位，上肢放于体侧，双腿屈曲，足踏床，然后将臀部主动抬起，并保持骨盆成水平位，维持一段时间后慢慢地放下（图5-1-1）。

②单桥式运动：在患者较容易地完成双桥式运动后，让患者悬空健腿，仅患腿屈曲，足踏床抬臀（图5-1-2）。

③动态桥式运动：为了获得下肢内收、外展的控制能力，患者仰卧屈膝，双足踏住床面，双膝平行并拢，健腿保持不动，患腿做交替的、幅度较小的内收和外展动作，并学会控制动作的幅度和速度，然后患腿保持中立位，健腿做内收、外展练习。

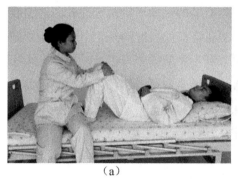 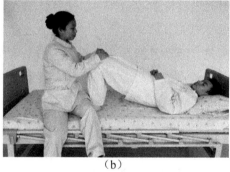

（a）　　　　　　　　　　　　　　（b）

图5-1-1　双桥式运动

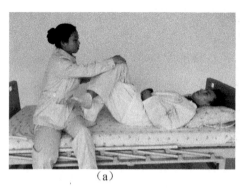 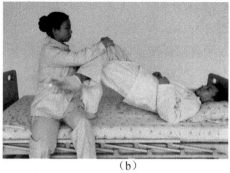

（a）　　　　　　　　　　　　　　（b）

图5-1-2　单桥式运动

5）屈曲分离训练：患者仰卧，上肢置于体侧。康复护理人员屈曲其髋关节和膝关节，一手将患足保持在背屈位，足底支撑于床面；另一手扶持患侧膝关节，维持髋关节呈内收位，在患足不离开床面的情况下完成髋、膝关节屈曲，然后缓慢地伸直下肢，如此反复练习。

6）伸展分离训练：患者仰卧，患膝屈曲，康复护理人员用手握住患足（不应接触足尖），使其充分背屈和足外翻。随后缓慢地诱导患侧下肢伸展，让患者不要用力向下蹬，并避免髋关节出现内收、内旋。

7）髋控制能力训练：摆髋是早期训练髋控制能力的重要方法。患者仰卧，双腿屈髋、屈膝，足支撑在床面上，双膝从一侧向另一侧摆动。同时，康复护理人员可在健膝内侧施加阻力，加强联合反应以促进患髋由外旋回到中立位，进一步可进行患腿分、合运动。

8）踝背屈训练：患者仰卧，双腿屈髋、屈膝，双足踏在床面上。康复护理人员一手拇指、示指分开，夹住患侧踝关节的前上方，用力向下按压，使足底保持在床面上，另一手使足背屈外翻。当被动踝背屈抵抗消失后，让患者主动保持该位置，随后指示患者主动背屈踝关节。

（2）抑制肢体痉挛的训练：详见技术篇中的技术十五。

（3）坐位与卧位转换训练：包括从健侧坐起、从患侧坐起、从健侧由坐到卧和从患侧由坐到卧的训练，必要时康复护理人员可协助完成。其中从患侧坐起可牵拉患侧躯干，有助于减轻躯干肌痉挛（详见技术篇中的技术五）。

（4）坐位及平衡训练：

①坐位训练：若病情允许，应鼓励患者尽早采取坐位，具体包括床上及床边坐位、轮椅及椅坐位（详见技术篇中的技术二）。

②平衡训练：平衡可分为一级平衡（静态平衡）、二级平衡（自动动态平衡）和三级平衡（他动动态平衡）。在静态平衡训练完成后，进行自动动态平衡训练，即要求患者的躯干能做前后、左右、上下各方向不同摆幅的摆动运动，最后进行他动动态平衡训练，即在他人一定外力推动下仍能保持平衡。偏瘫患者坐位时常出现脊柱向健侧侧弯，身体重心向健侧臀部偏移。护理人员应立于患者对面，一手置于患侧腋下，协助患侧上肢肩胛带上提，肩关节外展、外旋，肘关节伸展，腕关节背伸，患手支撑于床面上；另一手置于健侧躯干或患侧肩部，调整患者姿势，使患者躯干伸展，身体重心向患侧转移，达到患侧负重的目的。

（5）坐位与站立位转换训练：应尽早让患者坐起，这样可以防止肺部感染，改善心肺功能。通常先从半坐位开始，如果患者无明显的体位性低血压症状出现，可逐渐增大坐起角度、延长坐起时间、增加坐起次数（详见技术篇中的技术六）。

（6）床与轮椅转移训练：详见技术篇中的技术七。

（7）站立位平衡及下肢负重训练：

①站立位平衡训练：静态站位平衡训练是在患者站起后，让患者松开双手，上肢垂于体侧，护理人员逐渐除去支撑，让患者保持站位。注意站位时避免膝过伸。患者能独立保持静态站位后，让患者重心逐渐向患侧转移，训练患腿的负重能力。同时让患者双手交叉的上肢或仅用健侧上肢伸向各个方向，并伴有重心相应的摆动，训练自动态站位平衡。如在受到突发外力的推拉时仍能保持平衡，说明患者已达到被动态站位平衡。

②患侧下肢负重训练：当患侧下肢负重能力逐渐提高后，就可以开始患侧单腿站立训练。患者站立位，身体重心移向患侧，健手可抓握一固定扶手起保护作用，为避免患侧膝关节过度伸展，治疗者可用手辅助膝关节保持屈曲15°左右。然后患者将其健足抬起，置于患侧膝关节内侧，躯干、骨盆及患侧下肢位置不动，将健侧下肢内收、内旋。

（8）步行训练：一般在患者达到自动态站位平衡以后、患腿持重达体重的一半以上，或双下肢的伸肌（主要是股四头肌和臀大肌）肌力达3级以上，并可向前迈步时才开始步行训练。但由于老年人易出现废用综合征，故对某些患者的步行训练可适当提早进行，必要时使用下肢支具。步行训练的运动量早期宜小，以不引起患者过度费力而出现足内翻和足下垂畸形并加重全身痉挛为度。此外，不宜过早地使用手杖，以免影响患侧训练。

在步行训练前，先练习双腿交替前后迈步和重心的转移。多数患者不必经过平行杠内步行训练，可直接进行监视下或少许扶持下步行训练（如摆膝、夹腿运动等）。步行训练早期常有膝过伸和膝打软的现象，应进行针对性的膝控制训练。若出现患侧骨盆上提的划圈步态，说明膝屈曲和踝背屈差。在可独立步行后，进一步练习如高抬腿步、弓箭步、绕圈走、转换方向、跨越障碍走、耐久力、稳定性、协调能力等复杂步行训练（详见技术篇中的技术十）。

（9）上、下楼梯训练：上、下楼梯是日常生活中非常重要的活动。上、下楼梯训练应遵循健足先上、患足先下的原则（详见技术篇中的技术十一）。

3. 恢复期的康复护理　此期间的康复护理实际上是痉挛期康复护理的延续，康复治疗与护理和前期都是相同的。该时期的康复护理目标是抑制痉挛和共同运动模式，改善和促进精细程度与技巧运动，提高日常生活活动（ADL）能力。通过使用一些辅助工具，如手杖、轮椅、步行器等来进行恢复训练，从而帮助患者回归家庭和社会。

（三）健康教育

1. 运动功能训练的指导　护理人员应给予正确的卧位、坐位、体位交换、被动运动等指导，同时进行包括餐具使用、穿脱衣服、个人卫生、淋浴、如厕等日常生活活动（ADL）训练指导，训练应循序渐进，选择合适的运动量。

2. 无障碍环境指导　指导患者及其家属去除环境中的不安全因素，为患者创设有利于康复的环境。

3. **自我健康管理的教育** 合理安排患侧肢体关节活动度、残存肌力及日常生活活动能力的训练，掌握各种矫形器的使用、保管方法，避免各种并发症及合并症的发生。

4. **饮食与复查** 加强饮食指导及定期进行复查的指导。

第二节 认知功能障碍的康复护理

一、概 述

（一）概 念

认知功能障碍（cognitive impairment），又称为认知功能衰退、认知功能缺损或认知残疾，包括各种原因导致的，从轻度认知功能障碍（mild cognitive impairment，MCI）到痴呆（dementia）的不同程度的认知功能损害。认知功能障碍是卒中后的常见表现。脑卒中后认知功能障碍（post-stroke cognitive impairment，PSCI）是在卒中这一临床事件后6个月内出现达到认知障碍诊断标准的一系列综合征，包括了多发性梗死、关键部位梗死、皮质下缺血性梗死、脑出血等卒中事件引起的认知障碍，同时也包括脑退行性病变，如阿尔茨海默病（Alzheimer's disease，AD）在卒中后6个月内进展引起认知障碍。PSCI包括了从卒中后认知障碍非痴呆（post-stroke cognitive impairment no dementia，PSCIND）至卒中后痴呆（post-stroke dementia，PSD）的不同程度的认知障碍。

在英国、瑞士等欧洲国家，依据简易精神状态检查表（mini-mental state examination，MMSE）标准评估，卒中后3个月内发生认知功能障碍的比例为24%～39%；而依据综合神经心理测试评估，同类人群中PSCI的发病率则高达96%。我国一项以社区人群为基础的研究共纳入599例卒中患者，依据蒙特利尔认知评估量表（Montreal cognitive assessment，MoCA）、MMSE、缺血指数量表（Hachinski inchemic score，HIS）等对患者的认知功能进行评估，结果显示，PSCI的总体发病率高达80.97%，其中PSCIND患者占48.91%，PSD患者占32.05%。总之，PSCI的发生率因患者所处区域、人种、诊断标准等不同而存在较大差异，也与评估距卒中的时间、卒中次数、评估方法相关。

PSCI 不但会影响患者的社会适应能力，还会对患者的肢体功能及日常活动能力造成影响，提高患者病死率，给患者、家庭及社会均带来沉重负担。

（二）认知功能的特点

认知是指人脑在对客观事物的认识过程中对感觉输入信息的获取、编码、操作和使用的过程，这一过程包括知觉、注意、记忆、思维等。认知是大脑的高级功能。大脑的功能具有偏侧化的特点，即优势侧半球的主要功能包括言语、逻辑思维、计算、记忆、左右定向、时间定向、躯体运动的随意结合等；而非优势半球的功能则以非语言成分的学习为主，包括空间定位、定向，面容识别，对形状和颜色的知觉，对音乐及言语中感情色彩和语调的感受及创造性联想等。大脑高级功能是在此分工的基础上由两半球合作，以整体来进行的。各种原因引起的脑损伤可导致不同形式和程度的认知功能障碍，从而影响患者的生活活动能力。

（三）危险因素

1. 年龄和教育水平　高龄不仅是卒中发生的危险因素，亦是导致发生认知功能障碍的危险因素之一。研究显示，65岁以上患者卒中后认知功能障碍的发生率显著增加。

2. 卒中类型、病变部位、病灶特点及卒中次数　研究显示，脑梗死患者与脑出血患者相比，其发生认知功能障碍的概率更高；而病变部位在左半球、病灶为多部位/大面积及再发/复发/多发的患者，其 PSCI 的发生率则显著增加。此外，卒中反复发作或存在脑部损伤将增加认知障碍的发生风险。

除上述相关因素外，还有其他因素亦与 PSCI 显著相关。卒中后出现认知功能障碍的危险因素中，不可干预因素包括年龄、性别与种族、遗传因素、教育水平；可干预因素包括高血压、2型糖尿病、心肌梗死、充血性心力衰竭、心房颤动、卒中病史、肥胖、代谢综合征、生活方式（如吸烟、饮酒情况，饮食结构，体力活动）等。

二、临床表现

认知功能障碍涉及知觉（包括失认、失用、视空间失认等）、注意、记忆、运算、思维、执行功能、信息加工速度、语言等多个领域，是患者致残的重要原因，临床表现如下：

（一）注意障碍

注意障碍是指当进行一项工作时，出现不能持续注意、注意持续时间短暂、注意容易分散等情况，常是脑损伤的后遗症，包括觉醒状态低下、注意范围缩小、保持注意障碍、选择注意障碍、转移注意障碍、分配注意障碍。

1. 觉醒状态低下 因网状结构功能障碍，患者对痛、触、视、听、言语等刺激的反应时间延迟，不能迅速、正确地做出反应。因此，患者对刺激的反应能力和兴奋性下降，表现为注意迟钝、缓慢。

2. 注意范围缩小 患者的注意范围显著缩小，主动注意减弱，当患者集中于某一事物时，其他一般易于唤起注意的事物并不引起患者的注意。

3. 保持注意障碍 指注意的持久性或稳定性下降，患者在进行持续和重复性的活动时缺乏持久性，注意力涣散，随境转移，易受干扰，不能抑制不合时宜的反应。因此，患者不能完成阅读书报、听课等任务；在康复训练时由于患者不能将注意力长时间保持在所进行的活动上，因而康复治疗效果会受到影响。

4. 选择注意障碍 患者不能有目的地注意符合当前需要的特定刺激及剔除无关刺激。研究表明，脑损伤患者从复杂环境中提取所需信息困难，是由于脑损伤患者对突出刺激的注意和不相关信息的过滤存在缺陷所致。患者很容易受自身或外部环境因素的影响而导致注意不能集中，如不能在嘈杂的环境中与他人进行谈话，丧失了从复杂或嘈杂背景环境中选择一定刺激的控制能力。

5. 转移注意障碍 患者不能根据需要及时地从当前的注意对象中脱离并及时转向新的对象，因而不能跟踪事件发展。额叶损伤时常表现为注意固定，又称为持续状态。如果患者是一个学生，则无法交替地听老师讲课和记笔记；在进行康复训练时，患者在指令下从一个动作转换到另一个动作时会出现困难。

6. 分配注意障碍 患者不能同时利用所有有用的信息，表现为不能在同一时间内做两件事。有研究显示，重度脑损伤患者在同时进行两项任务时常常会出现注意的分配障碍。在从事或执行那些需要有意识地控制加工过程的任务时，信息加工速度变慢会引起注意分配障碍；而从事或执行不需要有意识控制而自动完成的任务时则不会出现注意分配障碍。这些研究结果也证实了正常的分配注意是建立在熟练掌握技能活动并相互协调的基础上的。

（二）失认症

失认症是对物品、人、声音、形状或气味的识别能力丧失的总称，指在特定感觉正常的情况下，患者不能通过该感觉方式认识以往熟悉的事物，但仍可以利用其他感觉途径对其进行识别的一类症状。失认症是感觉信息向概念化水平的传输和整合过程受到破坏的结果。根据感觉方式不同，失认症分为视觉失认、触觉失认和听失认。

1. **视觉失认**　是指不能识别视觉刺激的意义。患者能看见视觉刺激，但不知其是什么。视觉失认是一种高级皮质功能障碍，包括视物体失认、面容失认、同时失认及颜色失认。

（1）物体失认：表现为患者不能用眼睛识别常用物品，却可以通过其他感觉如触、听觉识别出该物品。

（2）面容失认：面容失认患者可以分辨不同的面部表情，但不能分辨他／她是谁。患者仅通过脸部特征不能认出熟人，还必须依赖其他提示，如说话的声音、步态、服装、发型等才能识认。症状严重时，患者不能识别亲朋好友，甚至不能从镜子里认出自己。

（3）同时失认：指不能同时完整地识别一个图像。患者在观看一幅动作或故事图画时可识别局部微小的细节，每一次只能理解或识别其中的一个方面或一部分，但不能获得整体感，因而不能指出该幅图画的主题。

（4）颜色失认：患者能感觉和区别两种不同的颜色，但不能将颜色分类，即不能选择或指出检查者命名的颜色。

2. **触觉失认**　指不能通过触摸来识别物体的意义。触觉失认患者的触觉、温度觉、本体感觉以及注意力均正常，却不能在看不见手中物品的情况下通过用手触摸的方式来辨认从前早已熟悉的物品，不能命名物品的名称，不能说明和演示该物品的功能、用途等。触觉失认可累及单手或双手。单纯性触觉失认极为少见。

3. **听觉失认**　指不能识别一个声音的意义。患者的听觉正常，但失去领会任何声音意义的能力。听觉失认分为非言语声音失认和言语声音失认。

（1）非言语声音失认：指患者不能将一种物体和它所发出的声音联系在一起，表现为不能分辨各种声音的性质，如钟表声、门铃声、电话铃声、流水声、汽笛声。

（2）言语声音失认：为听觉性言语失认，又称为纯词聋，指只是不能识别言语声音的意义，而言语声音以外的所有的听觉认识包括非言语声音的理解都被正常保留，即听理解破坏，其他语言功能如阅读理解、书写和自发语均正常。

大多数患者为混合性即言语性和非言语性听理解障碍同时存在。

（三）失用症

失用症指在具有健全的肌力和完整的神经支配的情况下，肢体不能顺利完成有目的的动作，丧失已获得的、熟练的正常运动。

1. 意念性失用　意念性失用是意念或概念形成障碍，是动作的构思过程受到破坏而导致的复杂动作的概念性组织障碍。患者不能自动或根据指令完成有目的的、协调的、复杂的多步骤动作。患者可以正确地完成复杂动作中的每一个分解动作，但不能将这些分解动作按照一定顺序排列组合并串联在一起而成为连贯、协调的功能活动，而表现为动作的逻辑顺序出现混乱，或某一个动作被省略、重复。

2. 意念运动性失用　运动与意念之间的联系中断，表现为在有意识的情况下动作不能完成，但在无意识的情况下却可以完成，如不能按要求做伸舌、刷牙、洗脸、开锁等简单动作，但患者在不经意的情况下，却可自发地完成上述动作。

意念性失用通常与意念运动性失用同时存在，意念运动性失用则可独立存在。

（四）单侧忽略

单侧忽略又称为单侧不注意、单侧空间失认，是一种脑卒中后常见的行为认知障碍，包括感觉忽略、运动忽略、再现性忽略，具体表现为对大脑损伤病灶对侧身体或空间物品不能注意以及对该侧身体或环境所发生的变化不能做出相应反应或反应迟缓。

1. 空间忽略　指不能意识到病损半球对侧空间的刺激。

（1）个体周围忽略：忽略行为发生在患者可触及的空间范围，如吃饭时只吃盘子一边的食物，不注意患侧视野内的物品。

（2）个体外围忽略：忽略行为发生在离患者较远的空间，如行走时会经常碰到一侧门框，不走直线。

2. 身体忽略 指不能意识到受损半球对侧的身体，可表现为穿衣时只穿了健侧的袖子便认为衣服已经穿好，这也是穿衣失用的一种表现；或者只梳健侧的头发，只刮健侧的胡子等，又称为个体忽略。

（五）语言和交流障碍

语言和交流障碍包括找词困难，阅读、交流、书写和理解困难。详见第五章第四节。

（六）记忆障碍

记忆障碍有记忆减退、遗忘和记忆错误，如近期记忆、个人经历记忆以及生活中重大事件的记忆出现障碍，常被认为是认知障碍的早期症状。

1. 短期记忆障碍 表现为对新发生的事刚才还记得，但很快就忘记了，仅能保持短暂的记忆，而对以往的旧事却记忆犹新。

2. 长期记忆障碍 表现为回忆过程障碍，先对近期的事记忆出现障碍，逐渐发展为久远的事也受影响，可呈进行性加重。

（七）执行功能障碍

执行功能障碍表现为日常工作和学习能力下降，组织、计划和管理能力减退。具体包括：

1. 启动障碍 不能在需要时开始动作，表现为行为被动、丧失主动性或主观努力、表情淡漠、对周围事物漠不关心并毫无兴趣、反应迟钝、"懒惰"。

2. 不恰当反应失抑制 患者不能花费一定时间利用现有信息做出一个恰当的反应，常表现为过度反应和冲动。脑卒中患者在不存在影响其操纵轮椅手闸的知觉障碍的情况下从轮椅上站起来之前不刹手闸，或在明确需要辅助时却急于独立行走等都是不能抑制不恰当反应的临床表现。

3. 思维或行为转换困难 患者由于反应抑制和反应转移或变换障碍而不能根据刺激变化来改换应答，表现出持续状态，即在进行功能性活动时不断地重复同一种运动或动作，如洗脸时反复洗一个部位。

4. 思维具体 患者对事物的观察仅停留在表面的认识，缺乏深入的洞察力，表现为缺乏计划能力、缺乏远见、行为不能与目标一致等。患者使用和形成抽象概念的能力受到损害，因此不能够根据抽象思维解决问题的患者只能在熟悉的环境中活动。

（八）精神与行为症状

认知功能障碍中有70%～90%患者会产生精神与行为症状，表现包括幻觉、妄想、错认、抑郁、类躁狂、激越、无目的漫游、徘徊、躯体和语言性攻击、喊叫、大小便失禁及睡眠障碍。

三、评 定

脑卒中后对认知功能障碍进行评定是认知障碍康复的重要环节，准确、客观的认知功能评定有助于对脑卒中后认知障碍进行分类并评价其严重程度，从而指导康复治疗，而且还可以为后期评定提供基础数据，有助于判断疗效和预测患者的预后。

（一）认知功能障碍的筛查

在评定患者的认知功能障碍之前，应首先确定患者有无意识障碍，能否理解评定者的意图并按要求去做。当确定患者意识清楚后，则可以通过简明精神状态检查及认知功能筛查量表进行认知功能筛查，从总体上大体明确患者是否存在认知功能障碍，但不能为特异性诊断提供依据。鉴于对卒中后认知功能障碍的重视，推荐对PSCI的高危人群进行标准化的筛查和评估（图5-2-1）。卒中事件后，在病史和体检过程中关注相应的认知相关主诉，及时识别PSCI高危人群——那些在采集病史或临床检查过程中发现存在显著的认知、感知或日常生活能力下降的卒中患者。

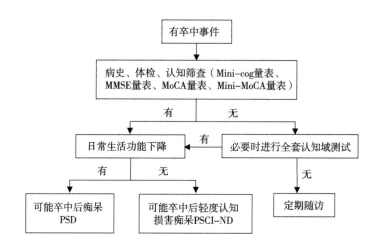

图5-2-1 认知功能筛查流程图

注：Mini-Cog量表——简易认知评估量表；MMSE量表——简易精神状态检查表；MoCA量表——蒙特利尔认知评估量表；Mini-MoCA量表——简易蒙特利尔认知评估量表

通过筛查可以发现有无脑的器质性病变，从而决定是否需要给患者做进一步详细、深入的检查，再用专门的评测方法来具体评定。

1. 意识障碍评定 最常用的是Glasgow昏迷量表（Glasgow coma scale, GCS），GCS最高分为15分，最低分为3分，≥12分为轻度认知损伤，9～11分为中度认知损伤，8分以下为重度认知损伤，预后差。患者只有当GCS评分达到15分时才有可能配合检查者进行认知功能评定（表5-2-1）。

表5-2-1 Glasgow昏迷量表

项目	试验	患者反应	评分
睁眼反应	自发	自己睁眼	4
	言语刺激	大声向患者提问时患者睁眼	3
	疼痛刺激	捏患者时能睁眼	2
	疼痛刺激	捏患者时不睁眼	1
运动反应	口令	能执行简单命令	6
	疼痛刺激	捏痛时患者拨开医生的手	5
	疼痛刺激	捏痛时患者撤出被捏的手	4
	疼痛刺激	捏痛时患者身体呈去皮质强直（上肢屈曲，内收内旋；下肢伸直，内收内旋，踝跖屈）	3

续表

项目	试验	患者反应	评分
	疼痛刺激	捏痛时患者身体呈去大脑强直（上肢伸直，内收内旋，腕指屈曲；下肢与去皮质强直相同）	2
	疼痛刺激	捏痛时患者毫无反应	1
言语反应	言语	能正确会话，并回答医生他在哪、他是谁及年月日	5
	言语	言语错乱，定向障碍	4
	言语	说话能被理解，但不适当	3
	言语	发出声音但不能被理解	2
	言语	不发声	1

2. 简明精神状态检查 MMSE量表（表5-2-2）是神经科和康复医学科普遍采用的一种简易精神状态测定量表，主要用于神经系统疾病患者的早期认知功能障碍筛查，但其检测结果与年龄和受教育程度相关性较大。在痴呆筛查中，MMSE的敏感性和特异性均较好。该检查共有30个项目，正确回答或完成1项记1分。30项得分相加即为总分。进行MMSE检查前需要准备一支铅笔、一块手表、一张白纸和一张卡片，上面用较大字体清晰打印"请闭上你的眼睛"。

表5-2-2　简明精神状态检查（MMSE）量表

问题	答对	答错
1. 今年的年份？	1	0
2. 现在是什么季节？	1	0
3. 今天是几号？	1	0
4. 今天是星期几？	1	0
5. 现在是几月份？	1	0
6. 这是什么省（或市）？	1	0
7. 这是什么区（或县）？	1	0
8. 这是什么街（或乡、镇）？	1	0
9. 现在我们在几楼？	1	0
10. 这里是什么地方？	1	0
11. 复述：皮球	1	0
12. 复述：国旗	1	0
13. 复述：树木	1	0

问题	续表	
	答对	答错
14.100 − 7=？（93）	1	0
15.93 − 7=？（86）	1	0
16.86 − 7=？（79）	1	0
17.79 − 7=？（72）	1	0
18.72 − 7=？（65）	1	0
19. 回忆刚才复述过的第一个内容（皮球）	1	0
20. 回忆刚才复述过的第二个内容（国旗）	1	0
21. 回忆刚才复述过的第三个内容（树木）	1	0
22. 辨认：手表	1	0
23. 辨认：铅笔	1	0
24. 复述：四十四只石狮子	1	0
25. 阅读并执行写在卡片上的"请闭上你的眼睛"	1	0
26. 用右手拿纸	1	0
27. 将纸对折	1	0
28. 将折好的纸放在大腿上	1	0
29. 说一句完整的句子（要有主、谓、宾语）	1	0
30. 按样作图（图样如下）	1	0

评分标准：文盲≤17分，小学≤20分，初中及以上≤24分，则考虑存在认知障碍。

总分：

（二）认知功能障碍的评定

1. 注意力障碍的评定 注意是指心理活动对某特定事物的指向与集中。只有注意力正常的人才能清晰地认识周围环境中某一特点对象，而撇开不相干的事物。注意力评定的方法：视跟踪、形态辨认、删字母等视觉注意测试；听认字母、重复数字、辨认词、辨认声音等听觉注意测试。

（1）视跟踪和辨认测试：

①视跟踪：要求受试者目光跟随光源做上、下、左、右移动。每个方向记1分，正常为4分。

②形态辨认：要求受试者临摹画出垂线、圆形、正方形和 A 字形各一图。每项记1分，正常为4分。

③划消字母测试：要求受试者用笔以最快速度划去字母列中的某些特定字母，100秒内划错多于一个为注意有缺陷。

（2）数或词的辨别注意测试：

①听认字母测试：在60秒内以每秒1个字的速度将无排列规则的字母念给受试者听，其中有10个为指定的同一字母，要求听到此字母时有所表示，10个全部发现为正常。

②数字复述：以每秒1个字的速度念一系列数字给受试者听，要求立即复述。从两位数开始至不能背诵为止。背诵少于5位数为不正常。

③辨认词：向受试者播放一段短文录音，其中有10个为指定的同一词，要求听到此词时有所表示，10个全部听出为正常。

（3）听跟踪：受试者闭目，在其前、后、左、右和头的上方摇铃，要求指出摇铃的位置。每个位置记1分，少于5分为不正常。

（4）声辨认：向受试者播放一段有电话铃声、钟表声、嗡嗡声、号角声的录音，要求听到其中某种指定声音时有所表示，指定声出现5次，听出指定声音少于5次为不正常。

2. 记忆功能的评定　记忆是过去经历过的事物在头脑中的反映，记忆的过程主要由对输入信息的编码、储存和提取三部分组成。根据提取内容的时间长短可将其分为瞬时记忆、短时记忆、长时记忆三种。瞬时记忆也称感官记忆，是指个体凭视、听、嗅、味等感觉器官感受到刺激时所引起的记忆，保留时间以毫秒计，最长为1～2秒。短时记忆的信息保留时间在1分钟内，又称为工作记忆。长时记忆保留信息的时间在1分钟以上，包括数日、数年甚至终生。对记忆功能的评定一般分言语记忆测试和非言语记忆测试两部分。

（1）瞬时记忆的评定：

①言语记忆测试：常用的检查方法有数字广度测验和词语复述测验。数字广度测验的检查方法与注意障碍评定中的背诵数字检查相同，一次复述的数字长度在7位数范围内为正常，低于5位数则说明瞬时记忆有缺陷。词语复述测验是先由检查者说出4个不相关的词，速度为每秒1个词，随后要求受检者立即复述。正常者能立即说出三四个词。若检查中重复5遍仍未答对，则说

明瞬时记忆有缺陷。

②非言语记忆测试：可用画图测验检测，给受检者出示4张画有简单图形的卡片，让其看30秒后将卡片收起，随即让受检者将所看到的图案默画出，再现图案不完整或变形均属异常。

（2）短时记忆的评定：短时记忆的评定内容同瞬时记忆，但是在呈现检查内容后应停顿30秒再要求受检者回忆检查中的内容。

（3）长时记忆的评定：

1）程序性记忆的评定：程序性记忆又称技能记忆，如怎样做事情或如何掌握技能，通常包含一系列复杂的动作过程，如骑自行车、打羽毛球等。对于程序性记忆障碍的患者，尽管他们能够从基础上重新学习这些技能，但通常需要借助有意识地回忆所识记的内容（外显性思考）。其结果是，可能永远做不到随意地、毫不费力地完成那些在正常人看来理所当然的简单运动任务。程序性记忆测验时，只需受检者完成指定操作，如开罐头、钉扣子、模仿折纸等。

2）情节记忆的评定：情节记忆指个人亲身经历的有关事件及重大公众事件信息的记忆。情节记忆是长时记忆障碍最显而易见的表现。情节记忆障碍包括顺行性遗忘和逆行性遗忘。

顺行性遗忘指不能回忆疾病发生以后一段时间内所经历的事，可通过言语和非言语检查来评定：

①言语检查。可让被检查者阅读一段包含15～30个内容的故事，随后要求其复述所回忆出的内容并记录；准备由20～50个测验词和20～50个干扰词组成的卡片，每个词做成一张卡片，以每张卡片30秒的速度向被检查者展示测验词卡片，然后将两种卡片混合，让被检者挑出刚才展示过的卡片。

②非言语检查。可通过复杂的"Rey-Osterrieth图形记忆测验"来检测受检者的视觉记忆能力；也可以通过照片再认的方式检测。

逆行性遗忘是指不能回忆发病前某一阶段的事件。可通过对被检查者发病前的个人经历或社会重大事件进行提问的方式进行检测；也可请被检查者辨认著名人物的照片，说出人物的姓名、身份及相关历史年代；还可通过常识提问，对物品进行分类、命名等方式检测。

3）语义记忆的检测：语义记忆是指有关常识、概念及语言信息的记忆。

①常识测验。通过提问受检者一些常识性问题，如一年有几个月、中国首都在哪里等进行检测。

②词汇测验。让受检者对词汇做出词义解释。

③分类测验。让受检者对所列物品进行分类，如将其归入家具、植物等类别。

④物品命名。请受检者对指定实物进行命名。

⑤指物测验。将数件物品混放在一起，请受检者根据指令将物品从中挑出。语义记忆障碍常见于脑部弥漫性损伤，如痴呆等。

3. 知觉障碍的评定 知觉是发现信息的能力，是认知过程的第一步。知觉包括所有的感觉功能，如视觉、听觉、空间觉、触觉等，同时依赖于感知者的经验和知识水平。知觉障碍最常见的是空间障碍、失认症和失用症。

（1）视觉空间认知障碍：包括空间定位障碍、方向距离的判断障碍、半侧空间忽略等。

①"线段划消测验"：在一张16开白纸上均匀分布多条线段，每条线段长2.5cm，让受检者在所看见的每一条线段上画一道。不能在所有线段上都画上一道线，并且被画上道的线段均偏在纸的一侧为阳性。

②平分直线：评估者在一张白纸上画一条横线，让患者用一垂线将其分为左右两段，如果患者画的垂线明显偏向一侧，即为阳性。

③展示一张由左至右画有多种物品的图片，让患者看图说出物品的名称。如果漏说一侧的物品，甚至因对一个物品的半侧失认而说错，即为阳性。

（2）失认症：包括视觉失认、触觉失认和听觉失认。

1）视觉失认：在没有视觉障碍的情况下，通过视觉不能辨认事物的一种临床症状。

①物品失认。可将日常生活中的常用物品，如筷子、牙刷、肥皂、钥匙等物品摆在一起，请受检者说出名称；或由检查者说出名称，请受检者挑出相应的物品。

②颜色失认。给受检者一张绘有苹果、橘子、香蕉图形的无色图，请其用彩色笔涂上相应的颜色。

③相貌失认。找出一些受检者所熟悉的人、知名人士以及不同表情的照片，请受检者辨认。

④图形失认。将各种不同形状的图片摆在桌上，请受检者按指令挑选出相应的图片。

2）触觉失认：在触觉正常的情况下，不能通过触觉辨认物体。请受检者闭目，用手触摸物体后识别其形状和材质，如布、金属、日常生活用品等。

3）听觉失认：在听力正常的情况下，通过声音不能辨别声音所代表的含义，如钟声、滴水声，或不能理解语句的含义。

（3）失用症：在没有意识障碍、瘫痪、肌张力异常、共济失调、不随意运动以及没有视听障碍的情况下，企图做有目的或精细动作时，不能准确执行所了解的随意性动作。

①意念性失用症：可通过活动逻辑试验进行评定，给受检者牙刷、牙膏、水杯，嘱其刷牙。如果受检者动作顺序混乱，不能自行正常完成整套动作，但可按指令完成分解动作，则为意念性失用症。

②意念性运动性失用症：表现为在有意识的情况下动作不能完成，但在无意识的情况下却可以完成，如不能按要求做伸舌、刷牙、洗脸、开锁等简单动作，但患者在不经意的情况下，却可自发地完成上述动作。

③结构性失用症：可让受检者在白纸上临摹指定的几何图形。能正确将图形画出者为正常；有结构性失用者，可漏画或多画，或画出的图形空间位置不均衡等。

④穿衣失用症：请受检者给玩具娃娃或自己穿衣、系扣、系鞋带，如对衣服的正反、左右、上下不分，则为阳性。

⑤步行失用症：若受检者不能启动迈步动作，但出现遇到障碍物或楼梯时能够越过或上楼，迈步开始后拐弯有困难等异常表现，即可确定为步行失用症。

4.成套测试法 主要用于认知功能的、较全面的定量测定，它可以全面评定主要的脑功能。洛文斯顿认知功能评定表（Loewenstein occupational therapy cognitive assessment，LOTCA）最先被用于脑外伤后认知功能的评定，由于其操作简便、应用方便、结果可靠，且通过了效度和信度检验，所以很快在脑血管病、脑外伤、中枢神经系统发育障碍等疾病的评定中推广使用（表5-2-3）。

表 5-2-3　洛文斯顿作业疗法认知评定成套测验

类别	测试内容
1. 定向	时间与地点定向
2. 知觉	物体（视）鉴别
	形状鉴别
	辨认重叠的图形
	辨认重要特征不明显或不完整的物体
	空间知觉
	运用
3. 视运动组织	临摹几何图形
	临摹二维图形
	拼图 A
	有色木块图设计
	无色木块图设计
	拼图 B
	画钟表
4. 思维运作	范畴测验
	Riska 无组织的形状分类
	Riska 有组织的形状分类
	图片排列 A（图形性序列测验）
	图片排列 B
	几何推理（几何性序列测验）

5. **功能检查法**　通过直接观察患者从事日常生活活动的情况来评定相关认知功能障碍。功能独立性评定（functional independence assessment，FIM）量表是总体功能评定量表，其中的认知亚量表包括的项目有社会交往、解决问题、记忆。

6. **特异性检查法**　用于评定特殊类型的认知障碍，如 Weschsler 记忆量表、Weschsler 智力量表、斯坦福比奈量表等，仅涉及认知的某一个领域如记忆、智力等。

（三）其他评定方法

1. **计算机测评**　近年来，在康复医学领域，有关认知功能障碍的计算机测评技术和方法已经得到了长足的发展。目前，将计算机及适宜的软件系统应用于认知障碍评定是一个有效途径和必然趋势。

2. 神经影像学及电生理检查　　除评定量表和计算机测评系统外，对认知障碍还可以借助现代先进医学设备进行诊断，如脑功能成像，包括正电子断层扫描（positron emission computed tomography，PET）和功能性磁共振（functional magnetic resonance image，fMRI），神经电（磁）生理包括脑电图（electroencephalogram，EEG）、脑磁图（magnetoencephalography，MEG）和事件相关电位（event-related potentials，ERP）。特别是 ERP 技术的不断完善和相关研究的不断深入，不但会进一步促进神经认知学、神经语言学的发展，而且将使 ERP 技术在认知障碍性疾病的研究中发挥更大的作用。但神经影像学及电生理检查目前在认知障碍的诊断方面只能作为辅助检查方法而不能对认知障碍的严重程度进行分级，因此有使用局限性。

（四）诊断

1. PSD 的诊断　　痴呆的诊断必须建立在基于基线的认知功能减退，≥1个认知域受损，严重程度影响到日常生活能力。痴呆诊断必须依据认知测验，至少评估4项认知域——执行功能/注意力、记忆、语言能力、视空间能力。日常生活能力受损应独立于继发血管事件的运动/感觉功能缺损。

2. PSCIND 的诊断　　PSCIND 的分类必须依据认知测验，至少应评估4个认知域——执行功能/注意力、记忆、语言能力、视空间能力。

四、处理原则

对于 PSCI 提倡"及早筛查发现，及时综合干预"的原则。综合干预包括对已知危险因素的干预和预防、药物治疗和康复治疗。控制卒中的危险因素，减少卒中的发生，延缓卒中的进展，是卒中后预防认知功能障碍的根本方式。

（一）药物治疗

药物治疗包括胆碱酯酶抑制剂，如多奈哌齐、加兰他敏可用于卒中后认知障碍的治疗，改善患者的认知功能和日常生活能力；美金刚的安全性和耐受性好，但认知改善及总体改善不显著；卡巴拉汀作用尚需进一步证实；尼麦角林、尼莫地平、丁苯酞对改善卒中后认知障碍可能有效；双氢麦角毒碱、胞磷胆碱、脑活素以及某些中成药对卒中后认知障碍的疗效不确切。治疗轻微精神行为症状应首选非药物治疗方式；抑郁治疗推荐选择性5-羟色胺再摄取抑制剂；抗精神病药物首选非典型抗精神病药物，且需充分考虑患者的临床获益和潜在风险。

（二）卒中后认知障碍的康复训练

卒中后认知障碍的康复训练大致可分为补偿训练策略和直接修复认知训练。补偿训练策略应重点关注如何教育患者针对特定的活动能力损害去管理自身的认知障碍，促进其恢复独立生活的能力，包括改变生活环境或改变做某件事情的方式，如记忆障碍可以通过某些外在方法（如一些辅助电子或非电子设备）和内在方法（如编码和检索策略、自我记忆训练）进行补偿。直接修复认知训练应重点关注如何通过某种训练方法直接改善患者损害的认知域，它包括实践练习、记忆训练（如缩略词、歌曲）、基于计算机的针对特定认知域的训练方法等。

五、康复护理

（一）常见护理诊断／问题

1. 生活自理缺陷　与认知功能障碍影响日常生活活动能力有关。

2. 思维过程紊乱　与中枢神经受损致认知功能障碍有关。

3. 意识障碍　与脑损伤有关。

（二）康复护理措施

患者的预后与大脑损伤的程度、康复介入的时间及家庭支持有关。患者因为认知障碍可能抗拒、抵制、消极对待康复治疗，或因注意力、记忆力差而使许多再训练的方法不能产生应有的效果，所以在患者生命体征稳定后，应尽早进行康复治疗和护理。早期干预可使患者在较长的时期内维持基本的认知功能，有助于患者的功能训练效果和日常生活能力的提高，维持和改善患者及其照料者的生活质量。

1. 创造有利于康复的环境　认知功能障碍影响日常生活活动能力者，护理上要做到24小时不离人，并去除环境中的危险物，通过合理地运用颜色布置建筑空间，来增强患者的定位和定向能力，从而提高患者的生活自理能力，减少依赖性，提高生活质量。对患者进行康复训练时，应尽可能在实际环境中训练。刚开始训练时环境要安静，避免干扰，以后逐渐转移到接近正常生活或在正常生活的环境中进行，还要教会患者主动地观察周围环境，及时发现潜在的干扰因素并排除或改变它们。

2. 注重心理护理 认知障碍患者除本身存在认知问题外，尚可能伴发其他心理障碍，如抑郁、焦虑等，应关爱患者，做好心理护理工作。控制好患者的心理障碍对克服认知障碍非常有益，必要时可寻求心理医生的帮助。

3. 不同认知障碍的康复护理措施 患者病情稳定、意识清醒，能够耐受集中训练至少30分钟即可进行认知功能训练。

（1）记忆力训练：记忆障碍是脑卒中认知障碍患者较常见的症状之一。早期表现为近期记忆损害，中期表现为远期记忆损害，晚期则表现为记忆力全面丧失。记忆力障碍明显影响患者整个的康复过程。

1）环境：为了减轻患者记忆的负荷，环境应尽量简化，如房间要整洁、家具杂物不宜过多；用醒目的标志提醒患者，如在大门上张贴颜色鲜明的大字帮助患者找到自己的家；在衣柜的门上贴上明显的标签以提醒患者找换洗衣服；将1周时间安排表放大贴在墙上；将常用物品放在固定的位置，如将辅助记忆的笔记本固定放在床头柜上等。

2）训练方法：

①视觉记忆：先将3～5张绘有日常生活中熟悉物品的卡片放在患者面前，告诉患者每张卡可以看5秒，看后将卡片收走，让患者用笔写下所看到的物品的名称，反复数次，成功后增加卡片的数目；增加卡片的数目后反复训练数次，成功后再增加卡片的行数（如原来仅一行，现改放两行或三行卡片等）。

②地图作业：在患者面前放一张大的、标有街道和建筑物图形而无文字的城市地图，护理人员用手指从某处出发，沿其小街道走到某一点停住，让患者将手指放在护理人员手指停住处，从该处回到出发点，反复10次，连续2天无错误可增加难度（路程更长，线路更曲折等）。

③彩色木块排列：准备6块25 cm×25 cm×25 cm的不同颜色的积木块和一块秒表，以每3秒一块的速度向患者展示木块，展示结束后让患者按治疗师所展示的次序展示木块，正确的记"+"，不正确的记"-"，反复10次，连续2天，10次均完全正确时，可加大难度进行训练（增加木块数量或缩短展示时间等）。

④亲人图像记忆训练：收集患者较熟悉的人的照片和声音，用这些照片和声音对患者进行亲人图片记忆训练，还可以用患者以前的照片对患者进行长时记忆训练，训练时可以将该照片显示出来，让患者进行回忆并回答。该

方法可以激发患者对与照片有关的时间、地点、人物和环境的回忆。在回忆的过程中能够使患者的脑部功能得到训练，以达到训练远期记忆功能的目的。

⑤ PQRST练习法：给患者一篇短文，按下列程序进行练习，通过反复阅读、理解、提问来促进记忆。P（preview）——浏览阅读材料的大概内容；Q（question）——就有关内容向患者进行提问；R（read）——患者再仔细阅读；S（state）——患者复述阅读内容；T（test）——通过回答问题检查患者是否理解并记住了有关信息。

3）记忆训练的注意事项：

①应根据患者的实际情况选择训练的难度。如果难度太高，则会使患者无法完成从而加重患者的精神负担，造成不良情绪反应，甚至会使患者拒绝配合训练。

②图片类别的选择，应根据患者记忆障碍的类型进行针对性训练，如对人物记忆有障碍的就应该选择人物图片进行记忆康复训练；如对日常用品、用具有记忆障碍的就应该选择日常用品图片进行记忆的康复训练。

③应该根据患者记忆障碍的程度，选择图片的类型与难度。记忆力损害较轻的患者，可以选择一些风景类、动物类的图片；记忆力受损比较严重的患者，应该选择一些日常用品类的物品图片；记忆力受损严重的患者，应该选择亲人图像记忆，训练患者对亲人相貌的记忆能力。

④在记忆训练的图片选择上，当选择的记忆图片为患者所熟悉的图片时，将起不到记忆训练的效果，而当把记忆训练图片全部换成患者不熟悉的图片时，由于患者，特别是老年痴呆患者近期记忆力衰退较大，患者可能一个也记不住，这会严重影响患者进行治疗的信心。因此，将患者熟悉的图片与不熟悉的图片混合在一起进行记忆训练，既能保证记忆训练的效果又能保持患者参与治疗的信心与积极性。

⑤在记忆训练康复治疗的过程中，应采用改良的无错性的学习方法。无错性学习就是在学习过程中消除错误，患者从容易辨别的项目开始，逐渐增加作业难度。

⑥把要记住的内容按自己的习惯和爱好编成一个小故事，便于记忆。

闭合性脑损伤患者应注意：建立恒定的每日活动常规，让患者不间断地重复和练习；耐心细致地向患者提问和下指令，等候他们缓慢、审慎地回答；从简单到复杂进行练习，将整个练习分解为若干个小部分，先一小部分一小部分地训练，成功后再逐步联合；利用视、听、触、嗅、运动等多种感觉输入来配合训练，亦可采用代偿的方法；每次训练间隔时间要短，记忆正确时要及时地给予奖励；让患者分清重点，先记住最必须记的事；多利用记忆辅助物（如在患者房间内悬挂大挂钟、大日历、大字书写的每日活动表等），将每日经常进行的活动分步骤地写成清单，放在床边，门上贴着患者家人的合影，可帮助他找到自己的房间。让患者记住常带记事本，本中有家庭住址、常用电话号码、生日等，并让他经常记录和查阅。

⑦指导患者使用帮助记忆的外部辅助工具：外部辅助工具可以分为储存类工具，如笔记本、录音机、时间安排表、计算机等和提示类工具如报时手表、定时器、闹钟、日历、留言机、标志性张贴、口头或视觉提示等。

（2）注意力训练：注意力是指不被其他的内部刺激和外部环境刺激所干扰，而对特异性刺激产生注意的能力，是一项基本的认知功能，是其他多项认知功能的基础。注意力障碍可分为觉醒障碍、集中注意障碍、分散注意障碍、持续注意障碍等。

1）环境：开始训练时应在有组织、整洁和安静的环境中进行，避免环境中杂乱和分散注意力的各种因素，可以做的有拔掉电话线、关闭门窗、关上电视等。当干扰即将来临时要提醒患者尝试忽视干扰，或者在交谈中提醒患者集中注意力。当要求患者进行某项任务时，可将患者的听觉、视觉都调动起来，给予多种感觉的刺激来提高患者的注意力。随着注意力的提高，环境应逐渐接近正常，不需要刻意组织、安排环境。

2）训练方法：

①改进觉醒能力的方法。对觉醒障碍者应根据觉醒持续的水平安排活动，以保证患者得到充足的休息。具体包括在有信息特别是新信息进入时提醒患者；在病房中，避免使用单调的颜色，将图片和照片置于患者的生活环境中；鼓励患者以直立姿势训练以增加视觉信息；任务可以经常更换，在患者觉醒水平最高时安排高觉醒要求的任务，即"最不感兴趣的任务"。根据觉醒程度持续的水平安排活动。每日记录训练所能维持的时间，并对患者所取得的任何进步予以鼓励。

②提高集中注意的方法。不同行为方法可以帮助有集中注意障碍的患者减少注意分散，如重新安排环境以减少干扰因素，用双耳式耳机听故事或新闻。

③改善持续注意的方法。将高兴趣和低兴趣的活动交错安排，有助于延长患者在训练活动中保持注意力的时间，必要时由护理人员监督患者，若发现患者的注意力发生转移，可以暗示其回到相关的任务中来。例如，提示"刚才我们做到××地方了，现在让我们再接着做"。

④改善加工速度缺陷的方法。注意力的训练有快有慢，患者能否完成注意行为及成功的数量，受注意加工速度的限制。加工速度慢会导致接受信息、对信息的思考、做出决定以及应答过程中所花费的时间增多。为患者安排任务时，应给予足够的时间应答，允许他们有自己的节奏。

⑤改善患者记忆的方法：取2个透明玻璃杯和1个弹球，在患者注视下由护理人员将1个杯子扣在弹球上，让患者指出有弹球的杯子，反复数次。无误后改用2个不透明的杯子，操作同上，此时患者已不能透过杯壁看到弹球，让患者指出有弹球的杯子，反复数次。再成功后，改用3个或更多的不透明的杯子和1个弹球，方法同前。成功后改用3个或更多的杯子和两个或更多不同颜色的弹球，扣上后让患者分别指出有各种颜色弹球的杯子，移动杯子后再做询问。

⑥增强患者时间感的方法。要求患者按护理人员指令启动秒表，并于10秒时主动停止秒表。然后将时间由10秒逐步延长至1分钟，当误差小于1~2秒时，改为不让患者看表，启动后让其心算到10秒时停止。然后将时间延长，到2分钟时停止，每10秒的误差不得超过1.5秒，即30秒时误差允许范围为4.5秒。达到要求后再改为一边与患者交谈一边让患者进行同上训练，使患者尽量控制自己不因交谈而分散注意力。

3）指导患者调动自身因素，学会自己控制注意力的一些方法，如要求患者在进行某一特定作业时大声口述每一个步骤。随着不断进步，逐渐训练患者将大声口述或提示改为内心提示，最终转化为自身内在的能力。

（3）知觉训练：较常见的知觉障碍的表现是失认症和失用症。失认症较失用症常见，是后天性的综合知觉障碍的具体表现，是借助某种感觉系统来认知事物的能力出现障碍，临床上以半侧空间失认和半侧身体忽略最为常见。

1）半侧空间失认（unilateral spatial neglect，USN）：护理时应做到如下几点。

①医护人员及家属与患者交谈或治疗时尽可能站在患者忽略侧，将患者急需或喜欢的物品故意放在患者的忽略侧，促使其注意。

②阅读时，可在忽略侧的阅读起始点处放上颜色鲜艳的规尺或让患者用

手摸着书的边缘，用手指沿行间移动，以利于引起患者的注意，避免漏读。

③加强患侧感觉输入，如多给予患者忽略侧一些感觉刺激，可在患者注视下，用健手摩擦或用粗糙布料、冰块刺激其忽略侧肢体，让患者感知它的存在，边观察边重复刺激，并用语言提醒患者视觉上注意其患侧。

④指导患者将躯干向忽略侧旋转，向健侧翻身，用患侧上肢或下肢向前伸展，或用健侧上肢带动患侧上肢向前伸，以提醒患者意识到忽略侧的存在，并注意对患侧的保护。

2）半侧身体忽略：护理的主要方法是通过增加感觉输出帮助患者辨认身体结构部分。具体方法有：

①触摸被忽视的身体部分，要求患者辨认出来，或向患者反复强调。

②让患者通过含左右转弯的路线，将其行为的正确性及时地反馈给患者，以帮助患者恢复对身体的左右侧方向的知觉。

③使用彩带、手镯、手表等物品来标示患者身体的左侧或右侧。

④对自己身体空间意识不清的患者，需要提供其空旷的走廊和活动空间，以避免患者碰到家具或其他物体，也需要重复提示患者有关身体的位置。

3）左右分辨障碍：先反复辨认身体的左方或右方；接着辨认左方或右方的物体；反复使用"左"和"右"的口令让患者执行，如"伸出你的右手""把你左边的书给我"。

4）躯体失认：训练时可用人的轮廓图或小型人体模型让患者学习人体的各个部分及名称，再用人体拼图作业让患者拼图；同时刺激患者身体某一部分，让其说出这一部分的名称等。

5）面容失认：通过面容的区别、职业及其他信息的辅助促使患者对面容识别或产生熟悉感。教患者通过记忆的外在线索（如头发、胡须、身形等）、行为线索（如步态、姿势等）、声音线索（如音色、音调等）来帮助进行身份的有效识别。对多数人来说，头发很容易被观察到，并且不经常变化。

6）手指失认：反复对患者不同的手指予以触觉刺激，让其说出手指的名称。

7）触觉失认：用粗糙物品沿患者手指向指尖移动，建立起稳定的感觉输入。利用其他感觉如视觉或健手的感觉，帮助患肢体会感觉。强调患者把注意力集中在体会物品的特征上，如物品的质地、软硬、冷热等。

8）疾病失认：对疾病失认的康复治疗较困难，主要是家属和康复护理人员要做好患者的监护工作，一般于病后3～6个月可自愈。

9）穿衣失用：可通过暗示或提醒指导患者穿衣，甚至可一步一步地用语言指导并手把手地教患者穿衣。最好在衣服上下和衣服左右做上明显的标记以引起注意。

10）意念失用：给予触觉、视觉、运动觉的输入，且应贯穿于动作的整个过程。护理人员握住患者的手去完成动作，尤其在纠正错误动作时也要用动作指导患者。尽量减少指令性用语，如制动轮椅手闸时应说"请注意一下你的手闸"，而不要说"把手闸关上"。患者做动作前应闭眼睛想象动作的过程，然后睁眼尝试完成。把失用症的知识及注意事项告诉患者及家属并及时鼓励患者。

11）结构失用：指导患者完成桌面上的二维、三维作业，如画图、拼积木等。要根据患者的进度逐步增加难度，如图画的复杂度、积木的数量等。分析患者完成哪些动作有困难，在完成的过程中可提供辅助，给予触觉或运动觉的暗示或指导，可利用一些方法和技巧，如逆行连锁法，先完成部分，再完成全部，或者按照完成任务的顺序，把配件按照一定的顺序摆放或做出标记。

12）空间定位障碍：可设计各种需要分辨不同空间方位的作业让患者进行练习，如让患者练习将一块积木分别放在另一块积木的上方、前方、左侧、右侧，如果患者不能按要求摆放，要和患者一起讨论错误所在及其原因，也可安排患者从事整理壁橱或橱柜内容物一类的活动。通过功能性活动实践使已掌握的基本的空间定位概念最终泛化到实际生活中去。

13）地形定向障碍：如果地形定向障碍与左侧忽略或空间关系障碍等有关，应主要治疗这些更为基础的视知觉技能障碍。对地形定向障碍患者进行功能训练时，可反复训练患者从一个地点走到另一个指定地点。路线的设计要从简短逐渐过渡到曲折复杂。常用的和重要的路线要反复练习。当地形定向障碍难以改善时，可以让患者学会利用地图或通过死记硬背的方法来记住自身所处环境的特征，还应嘱患者不要独自外出等。环境适应包括增设路标、采用彩色指引线在患者每日必经之路做上指示标记，引导患者到达目的地而不迷失方向。

14）空间关系障碍：包括自身空间定位训练和物体与物体之间相互定位关系的训练，前者训练患者根据指示进行自身定位，如指令患者"坐在我身边""站在桌子后面""踩在这条线上"；后者是让患者用积木、火柴、木钉板等练习各种复制作业，可逐渐从实物复制到图画复制，从平面图复制到立体图复制。

15）物体恒常性识别障碍：将同一物品以不同角度呈现或以多种规格呈现，并将其与形状相似的其他物品进行比较；训练时要求患者在了解自己存在的问题的基础上，把日常生活中常用又容易混淆的物品贴上标签注明。在患者弄不清是什么东西时，指导患者注意抓住物品的明显特征，鼓励患者利用视觉、触觉和自我提示相结合的方法来解决问题。

16）图形背景分辨困难：可将3种不同的物品摆放在患者面前，要求患者用看而不是用摸的方法将其找出，逐渐增加物品的数量和相似度。训练要求反复练习直至能够无意识地完成。同时要做到环境简明有序，物品分类放置；让患者意识到自己的问题，找东西时养成放慢速度并系统地搜索的习惯。

（4）智力训练：智力训练与记忆训练是紧密结合在一起的。智力训练效果好则会促进记忆功能的改进，而记忆功能的改进又会进一步推动患者智力的恢复。智力训练分为观察能力、自然事物分类能力、数字与数学计算能力、视觉空间辨识能力与想象力5个方面的训练。

①观察能力：观察是一种以感知过程为基础，根据一定的目的进行的有组织、较持久的知觉。观察带有"思维的色彩"，是感知觉的最高级形式，是人们认识世界的重要途径。观察能力是在有目的、有组织、有思维参与的感知过程中形成的一种稳固的认识能力，是智能构成的一个重要因素。可适当设计一些游戏提高患者观察能力，如大家找错误、隐藏的戒指、找不同、找字、捉迷藏等。

②自然事物分类能力：分类就是按照一定的标准把事物分成组。分类的实质是为了认识事物之间的差别和联系。分类是从比较中派生出来的，和概括紧密相连。一般来说，只有概括出不同事物之间的共同属性之后，才能对事物进行分类。分类的过程也伴随着概括活动和概念的形成。分类能力对知识经验的条理化、结构化、系统化有着重要的影响。训练分类能力是智能培养的重要方面之一，如进行水果分类、蔬菜分类、厨具分类等游戏可提高患者对自然事物的分类能力。

③数字与数学计算能力：主要指对数字概念的理解和在简单的计数运算过程中所具备的数学逻辑思维能力。可设计一些游戏提高患者数字与数学计算能力，如数学计算、数西瓜、买菜、数工具、数海豹等。

④视觉空间辨识能力：空间能力是人们对客观世界中物体的空间关系的反应能力。空间能力主要包括空间知觉能力和空间想象能力两个方面。空间知觉能力包括形状知觉、大小知觉、深度与距离知觉、方位知觉与空间定向等方面。空间想象能力是指人们对二维图形和对物体的三维空间特征（方位、远近、深度、形状、大小等）和空间关系的想象能力。事物顶部的分析、四块拼图、倒影训练等游戏可提高患者视觉空间辨识能力。让患者自己画钟面、房屋等或在市区路线上画出回家路线；让患者按要求用火柴、积木、拼板等构成不同图案。单眼遮蔽也属于一种强制性疗法，遮盖单侧忽略者健侧的眼睛，可以提高患者对忽略侧物体的注意。

⑤想象力：想象是人们对头脑中原有的表象经过加工改造和重新组合而产生新的形象的心理过程，是一种高级而复杂的认知活动。形象性和新颖性是想象活动的基本特点。想象通过处理图形信息，以直观的方式呈现在人们的头脑中，而不是以词语、符号、概念等方式呈现。可适当设计一些游戏以提高患者的想象能力，如猜字、七巧板拼图、推箱子、虫子吃苹果、怪物猜想等。

（5）执行功能训练：执行功能是复杂的，一些代偿性的方法（如用记事本补偿记忆障碍）不能很好地单独发挥作用，必须针对不同障碍程度的患者制订综合性的适合个人的治疗计划，包括药物、心理认知干扰和家庭环境干扰。在训练中要遵守以下原则：充分利用患者残存的功能来弥补已经受损的功能；给患者安排不同的任务，从简单到复杂；改变患者的生活环境、社会或工作角色，避免患者感觉疲劳、有压力等；重复训练患者的日常行为，使活动变得规律，不要超过患者的耐受度。另外，要尽量帮助患者了解自我，让患者重复进行一些可以体现自己长处和缺陷的事情，以提高患者的自我意识。

4. 指导患者进行一些有益的训练

（1）右脑训练：进行一些右脑功能训练游戏，对患者进行脑活性化训练。对右脑后半部中枢进行感觉性刺激，使脑功能得到明显改善，如麻将、五子连珠、象棋、跳棋等。

（2）计算机辅助训练：应用计算机辅助针对认知功能障碍的康复训练，具有训练题材丰富、指令准确、时间精确、训练标准化的特点，且难度分级，循序渐进，具有挑战性，评估和训练结果能及时反馈，有利于患者积极主动参与。

（3）音乐康复：将音乐的特有刺激功能，与其他治疗手段相结合，加大对患者的干预，促使其尽快、更好地唤醒认知能力，逐渐走向恢复。音乐康复治疗可以贯穿整个治疗过程中。每周治疗2次，每次30分钟。治疗形式可以个别进行，也可以集体进行。

5. 将认知康复训练和日常生活活动相结合　康复护理人员24小时与患者密切接触，患者的日常生活活动大多是在病房进行的，如果把认知康复训练的内容贯彻到日常护理工作中，给患者制订符合其实际生活需求的行为训练计划，并协助、督促其完成，这样患者在康复的过程中，能够尽可能地维系正常的生活方式和准则，减少由于疾病带来的行为障碍，效果会更好。

6. 督导患者持之以恒地坚持训练　建立每日恒定的活动常规，让患者不断地重复和练习，如按照一定的规律排列数字、分类物体、搭建积木以建立立体性空间结构概念，进行反复记忆和逻辑推理训练等。这些看似简单的举措，只要持之以恒就会对患者产生很大的帮助。

7. 营造积极的生活氛围　训练时康复护理人员和家人要多鼓励患者，同时应把患者视为具有独立能力的个体，鼓励其完成力所能及的日常事务，这对树立患者的自信心是很有帮助的。

8. 根据患者的功能状况组织集体活动　可通过为患者组织有趣、有益和合理的活动，来丰富其生活内容、增加其生活乐趣，同时又可通过记忆训练来缓解病情和改善症状，提高患者的生活质量。

（三）认知康复训练的形式

认知康复治疗的模式包括一对一人工训练、小组训练、计算机辅助训练以及远程训练。

1. 一对一人工训练　一对一人工训练是以治疗师为主导的、面对面的传统康复训练形式，训练材料简单，不需要特殊环境条件即可开展治疗。但这种看似低廉的治疗形式实则人工成本很高，训练内容变化有限，最突出的问题是疗效与治疗人员的技术水平密切相关。研究证据显示，采用同样的训练素材进行训练，人工训练的疗效差于计算机辅助训练疗效。

2. 小组训练　用于认知障碍水平大致相同的患者，通过患者之间的互动和竞赛式训练，增强其信心、改善其心理状况从而使其更加积极主动参与训练。

3.计算机辅助认知康复训练 20世纪80年代后期美国许多康复机构开始利用计算机进行认知康复训练并取得疗效。计算机辅助治疗认知障碍之所以可以取得更好的疗效，得益于治疗技术与计算机技术的结合可为患者提供更加丰富的、针对性极强的训练内容和环境刺激；虚拟现实技术（virtual reality，VR）的应用，使训练内容更接近真实的生活而更具有实际意义。计算机辅助认知康复训练正在成为主流康复训练形式。虚拟现实技术以计算机技术为基础，通过建模在计算机里实现现实环境，使之成为注意、记忆以及执行功能康复训练的有效方法。基于VR的认知康复训练方法及其疗效机制有待深入研究。

4.远程认知康复训练 认知障碍的康复是一个长期的治疗任务，即便出院后仍需要继续康复治疗。然而，大部分患者分散在不同省市、地区和社区，且受身体情况的限制，无法独立或坚持定期到专业康复机构接受康复治疗。基于互联网和认知康复技术的远程认知康复训练，作为计算机辅助治疗的一种延伸和补充治疗形式，解决了部分患者的康复需求，具有很好的应用前景。

（四）健康教育

1.动员家庭成员持之以恒地参与治疗 尽早向家属和陪护传授最基本的康复治疗和护理知识，使其了解训练的持续性、长期性和艰巨性，将康复训练和护理贯穿于日常生活中，以保证患者在家庭中得到长期、系统和合理的治疗。

2.家庭护理 指导患者家属或陪护掌握日常生活护理的相关事宜。对于因认知功能障碍影响日常生活活动能力的患者，要有专人按时安排患者吃饭、服药、休息、外出活动等日常生活。最好制订一个时间表，让患者进行规律的生活活动和训练。将患者服用的药品放在一个固定的地方，并贴上标明药品名称、用法、剂量的标签，保证用药安全。地形定向障碍患者外出时应带上标记了家庭地址、电话和回家路线的卡片，以备患者迷路时能够被护送回家。

第三节 吞咽障碍的康复护理

一、概 述

（一）概 念

吞咽障碍（swallowing disorders，dysphagia）是指各种原因所致食物由口腔到胃的过程受到阻碍的一种病理状态。

吞咽功能障碍是脑卒中患者的常见并发症之一，据报道，急性脑卒中患者中有28%～67%发生吞咽功能障碍。各种类型的脑卒中均可引起吞咽功能障碍，主要见于延髓吞咽中枢受损引起的延髓性麻痹和双侧皮质脑干束受损引起的假性延髓性麻痹。30%～40%的单侧皮质脑干束受损者也可出现一过性的吞咽功能障碍。

（二）吞咽过程

吞咽（swallow）是指使食物经咀嚼形成的食团由口腔经咽和食管进入胃的过程。吞咽过程是人类运动功能协调最好、最准确的一组复杂的运动模式。参与吞咽的解剖结构有：口腔、咽、喉和食道。其中喉部开始于舌基部的会厌，会厌于吞咽时关闭以防止食物进入呼吸道。在食道的上、下两端各有一括约肌以防止食物逆流。吞咽过程可分准备期、口腔期、咽期和食管期。正常吞咽过程通过各期运动和感觉功能的精密协调使液态和固态食物得以顺利地从口腔经咽及食管入胃。

1. 准备期 包括认识所摄取的食物并感知其硬度、温度、性状，决定进食速度与一口量，同时预测食物在口腔内的处理方法。上述信息通过视觉、听觉、嗅觉等感觉器官传输至大脑皮质，大脑皮质将认知信息处理并决定摄食程序、纳食动作，为进食做好准备。

2. 口腔期 指食物从口腔进入咽部的过程，是在来自大脑皮质冲动的影响下随意开始的。将食物放在口中开始咀嚼、处理食团并使之与唾液混合后，通过舌根部推挤至硬腭将食物推进咽部。该动作要求嘴唇紧闭的功能良好，舌头可自主地往各个方向移动，舌上的食物被主动送至口腔后部，这期在吞咽过程中由意识所控制，其持续的时间可长可短。一旦食团到达舌后部并通过咽弓，吞咽动作则变为反射性行为而不受意识的控制。在舌的驱动力作用下将食团推入咽部时，口腔期结束，咽期开始。如果是固体食物，食物可聚集在口腔部5～10秒后方进入咽期，如果是液体食物，则咽期紧随口腔期。在典型的吞咽过程中，患者必须能够紧闭双唇且在吞咽时维持闭合状态，方可确保食物和液体不会由口中流出，也使得在该期结束时由舌咽部后方产生有力的正压。维持唇闭合的重要肌肉是口轮匝肌，由面神经支配。由于皮质损伤导致神经支配功能受损的脑卒中患者，将出现口轮匝肌收缩的不充分而使口腔产生正压的能力下降，因此发生吞咽启动延迟，食团移动速度减慢，喉部上升高度不足或延迟，食物可漏出口腔，并可能发生误咽。

3. 咽期　指食物从咽进入食管上端的过程，为非自主阶段，是一种反射活动。食物刺激了咽部的感受器，所产生的冲动传到脑干的吞咽中枢，此中枢即抑制吞咽时的呼吸，引起一系列快速的吞咽反射动作。吞咽反射包括了4个最主要的动作：①软腭上升，咽后壁向前突出，封闭鼻咽通路，避免鼻腔逆流；②声带内收，会厌软骨向后弯曲，喉上抬并向前紧贴会厌使声门关闭，使气管与口咽的通道关闭，呼吸暂停；③咽缩肌收缩推动食团往下；④环咽肌舒张，食管上口打开使食物进入食管。这一系列动作使食团进入食管而不返流入鼻咽腔、口腔和气管。这一期进行得极快，通常约需0.1秒。误咽是由于吞咽动作无力，食物吞咽不完全，残留于咽部的食物于呼吸时进入气管，或者由于吞咽反射动作失调，气管闭锁不全所致。

4. 食管期　指食物由食管下行至胃的过程。食道平滑肌和横纹肌收缩产生的蠕动波推动食团，使食团由环咽括约肌移动到食管下端，贲门舒张，食团进入胃中。此期属于不随意运动，也是由中枢神经系统控制的一系列反射调节完成的。正常人完成食管期需要8～20秒。

二、临床表现

吞咽障碍的典型表现为口腔控制能力和食物咀嚼能力减弱，吞咽反射出现延迟，吞咽后，咽部遗留有残留食物，在吞咽前、吞咽过程中或之后，残留食物被吸入气管，或饮水时呛咳及有噎塞感。若得不到及时有效的处理，容易发生营养不良、脱水、误咽。误咽食物量较少时，可引起刺激性咳嗽（呛咳）或从鼻腔溢出，导致吸入性肺炎；误咽食物量较多时，则可阻塞气道，引起窒息甚至死亡。此外，患者还可因吞咽障碍而摄入不足，进而出现水和电解质紊乱，甚至出现低蛋白血症。

三、评　定

对于吞咽障碍患者首先应进行评定，以筛查吞咽障碍是否存在；分析吞咽障碍的病因和解剖生理变化；确定吞咽障碍程度以及患者有无存在误吸的危险因素等；为诊断和治疗及康复护理训练计划的制订提供依据。

（一）一般评定

1. 掌握导致吞咽障碍的原发疾病　如脑卒中、脑损伤、重症肌无力等。

2. 了解全身情况　注意有无发热、脱水、营养不良，呼吸情况如何，病情是否稳定等方面的问题。

3. 确认意识水平情况　用 Glasgow 昏迷评价表等来评定意识水平，确认患者的意识水平是否可进行进食训练，是否发生动态变化。

4. 了解高级脑功能情况　可采用不同量表评定患者语言、认知、行为等高级脑功能情况。

（二）吞咽障碍筛查

美国、日本、澳大利亚等国家的脑卒中患者在发病之初24小时内，经口摄食前必须接受吞咽障碍的筛查（《中风治疗的临床指南2010》）。

1. 反复唾液吞咽测试　是一种评定由吞咽反射诱发吞咽功能的方法，具体方法是让患者采取坐位，检查者将手指放在患者的喉结及舌骨处，观察30秒内患者进行吞咽运动的次数和喉结上下移动情况。若为高龄患者做3次即可。对于因有一定意识障碍而不能遵嘱完成的患者，可借助口咽部冷刺激的方法来观察其吞咽情况。

2. 饮水试验　方法是让患者取坐位，嘱患者将30 mL温水一口咽下，观察并记录饮水情况（表5-3-1）。

表5-3-1 饮水吞咽功能评定

得分	患者的情况
1分	可一口喝完，不超过5秒的时间，无呛咳、停顿
2分	可一口喝完，但超过5秒的时间；或是分两次喝完，无呛咳、停顿
3分	能一次喝完，但有呛咳
4分	分两次以上喝完，且有呛咳
5分	常发生呛咳，难以全部喝完

注：1分为正常；2分为可疑有吞咽障碍；3分及3分以上则确定有吞咽障碍。

3. 标准吞咽功能评估量表（standardized swallowing assessment, SSA） SSA包括两步：第一步进行临床检查，条目有意识水平、头和躯干的控制、呼吸、唇的闭合、软腭运动、喉功能、咽反射和自主咳嗽；第二步让患者依次吞咽5 mL水3次，无异常再喝60 mL水，观察有无喉运动、流口水、呛咳、发声异常如湿性发音等情况。若两步中任何一个条目出现异常则认为患者SSA筛查阳性，提示存在误吸风险。

4. 护士床旁吞咽障碍筛查（nursing bedside dysphagia screen，NBDS） NBDS量表包括4部分，每个部分有通过和不通过两个结局。

（1）由护士评估患者是否有反应迟钝、气管插管、胃管，有任何一项都为不通过，需通知语言治疗师尽快来评估。

（2）由护士对患者进行观察性评估和言语评估。观察患者面容、舌头、口腔具体情况：有无流口水；能否说话及吐字是否清楚；呼吸音是否异常；体温是否异常；有无非自主咳嗽。若以上任一项结果为阳性，则不通过，需通知语言治疗师尽快来评估。

（3）先给予患者少量水，再给予糊状食物，观察其吞咽情况、有无明显的误吸症状。只有前两个部分都通过才能进入第三部分试验。

（4）一旦确定患者无明显的吞咽障碍，就可以执行医嘱经口进食。

NBDS目前只应用于脑卒中患者，能在早期准确有效地筛查出有吸入性肺炎危险的卒中患者。同时，特别强调护士的重要性，先由受过培训的护士评估，不通过再由语言治疗师评估，这样减少了患者费用和设备成本，也避免了患者延迟治疗，缩短了患者禁食时间，提高了患者的满意度。

5. 辅助检查 为正确评价吞咽功能，了解是否存在误咽可能及误咽发生的时期，必须借助影像学检查、内窥镜、超声波等手段。

（1）录像吞咽造影法（videofluoroscopy swallow study，VFSS/ VF）：目前

最可信的误咽评价检查方法，即借助 X 线及录像设备，利用含钡食物记录患者咽和食管在吞咽活动时的情况。将钡剂调成流质或半流质，在坐位及 30°～60° 在半坐位对患者进行吞咽检查。该检查对观察吞咽反射，软腭、舌骨、舌根的活动、喉头的上举和闭锁、咽壁的蠕动、梨状隐窝及会厌上凹的残留物非常有用，对确定有无误咽更是不可或缺。一般常把呛咳看作是发生误咽的表现，但是有些老年危重患者，其喉头、气管的感觉功能低下，即使发生误咽亦不会出现呛咳，有30%～40% 的患者无呛咳，所以仅仅依靠临床观察是难以做出正确评价的。通过 VF 检查，还可以鉴别吞咽障碍是结构性的还是神经精神性的，确切掌握吞咽障碍与患者体位、食物形态的相应关系，显示咽部的快速活动及食管的蠕动、收缩的程度和速度，以及钡剂流动的量、方向，梨状隐窝及会厌谷的残留物等细节，对功能和动力性病变的诊断有重要的价值。

（2）纤维内镜吞咽功能检查（flexible endoscopic examination of swallowing, FEES）：通过纤维内镜直接观察吞咽时咽部的活动，了解下咽和喉部吞咽时解剖结构的变化，确定咽部吞咽过程中的感觉功能是否正常，有无明显的误吸等。

（3）吞咽压检测：将装有压力传感器的测压管经鼻腔插入口咽部，以测定吞咽时口咽内压力或 / 和口咽活动的快慢。但由于食管上括约肌结构不对称，以及咽部的快速运动，故此法可能更适用于监控吞咽障碍的康复。

（4）肌电图（electromyography，EMG）：对吞咽障碍患者进行口咽部肌电图检查时，将表面电极置于颏下肌群，包括下颌舌骨肌、颏舌骨肌、舌骨下肌等，记录患者在吞咽水和唾液时的肌肉活动，评估吞咽时肌力的强弱及肌肉活动持续时间。此外，表面电极 EMG 还可用于吞咽障碍的生物反馈治疗。

（5）超声波检查：进行超声波检查时，将探头放在喉咽部肌肉周围，观察与吞咽有关的骨及软骨的轮廓和声影。由于导致吞咽障碍和误[吸]的[因]素为喉部上提及内收活动障碍，而超声波检查能显示喉部运动功能[减弱细下]，因此其也可用于吞咽障碍的评估。

（三）摄食-吞咽障碍的程度评定

1. 摄食—吞咽障碍的程度评分（表5-3-2）

表5-3-2 摄食—吞咽障碍的程度评分

时期	表现	分值
1. 口腔期	不能把口腔内的食物送入咽喉，食物从口唇流出，或者只是依靠重力作用进入咽喉	0分
	不能把食物形成食块送入咽喉，只能零零散散把食物送入咽喉	1分
	不能一次就把食物完全送入咽喉，一次吞咽动作后，有部分食物残留在口腔内	2分
	一次吞咽就可完全把食物送入咽喉	3分
2. 咽期	不能引起咽喉上举，会厌的闭锁及软腭弓闭合、吞咽反射不充分	0分
	在咽喉凹及梨状窝存有多量的残食	1分
	少量贮留残食，且反复几次吞咽可把残食全部吞入咽喉下	2分
	一次吞咽就可完全把食物送入食管	3分
3. 误咽程度	大部分误咽，但有呛咳	0分
	大部分误咽，但无呛咳	1分
	少部分误咽，有呛咳	2分
	少量误咽，无呛咳	3分
	无误咽	4分

2. 藤岛一郎吞咽障碍分级（表5-3-3）

表5-3-3 藤岛一郎吞咽障碍评价标准

分级	患者的情况
1级	吞咽困难或不能，适于训练
2级	大量的误咽，咽下困难或不能
3级	改变条件后误咽减少
4级	可少量进食
5级	单餐进食，部分营养可经口摄取
6级	三餐都可经口进食摄取营养
7级	可咽下食物，三餐都可经口摄取
8级	除了特别难以吞咽的食物外，三餐都可经口摄取
9级	可以咽下普通食物，需要临床观察和指导
10级	正常摄食吞咽能力

此外，还可以进行4级划分：

①重度：1～3级，不能经口进食。

②中度：4～6级，经口进食和辅助营养。

③轻度：7～9级，只能经口进食。

④正常：10级，摄食吞咽能力正常。该标准既可作为初期评价，也可作为目标评价。

3.才藤荣一吞咽障碍七级评价

7级：正常范围。摄食咽下没有困难。这种程度无须治疗。

6级：轻度问题。摄食咽下有轻度问题，摄食时有必要改变食物的形态，如因咀嚼不充分需要吃软食。口腔残留很少，无误咽。这种程度不一定要进行咽下训练。

5级：口腔问题。主要是吞咽口腔期的中度或重度障碍，需要改善咀嚼的形态，吃饭的时间延长，口腔内残留食物增多。摄食吞咽时，需要他人的提示或者监视，无误咽。这种程度是吞咽训练的适应证。

4级：机会误咽。用一般的方法摄食吞咽可发生误咽，经过调整姿势或调整一口量和咽下代偿后，可以充分防止误咽。咽下造影亦无误咽，仅有多量咽头残留，水和营养主要经口腔摄取，有时吃饭需要选择调整食物，有时需要间歇性静脉补充营养。这种程度需要积极地进行咽下训练。

3级：水的误咽。患者可发生水的误咽，使用误咽防止法也不能控制，改变食物形态有一定的效果，吃饭只能咽下食物，但摄取的能量不充分。多数情况下需要静脉补充营养，全身长期的营养管理需要考虑胃造瘘，如果能采取适当的摄食咽下方法，同样可以保证水分和营养的供给。这种程度仍有可能进行直接咽下训练。

2级：食物误咽。患者可发生误咽，改变食物的形态没有效果，水和营养基本上由静脉供给，长期管理应积极进行胃造瘘。单纯的静脉营养可以保证患者的生命稳定性。这种程度者任何时候均可进行间接训练，但直接训练需要在专门机构进行。

1级：唾液误咽。患者连唾液都能发生误咽，有必要进行持续的静脉营养，由于误咽难以保证患者的生命稳定性，并发症的发生率很高，所以不能试行直接训练。

这种评价方法尽管也有不完善的地方，但它不需要复杂的检查手段，评价的方法更加简单，而且该评价把吞咽障碍的症状和相对应的治疗措施结合起来，因此对临床指导的价值更大。

（四）评定注意事项

1. 选择合适的时机 对急性期患者进行吞咽功能的评定，应在患者病情稳定，主管医师允许后方可进行。最好在去除鼻饲管后进行。

2. 做好急救准备 做 VF 检查时，旁边应备吸痰器。同时应在具备临床急救技术的医护人员监护下进行。

3. 取得患者的配合 进行评定之前，应向患者及其家属说明评定的目的及主要内容，以获得全面的理解和配合。

四、处理原则

对于经全面评估确认存在吞咽障碍的患者，应给予促进吞咽功能恢复的治疗。针灸、吞咽康复、饮食改进、姿势改变等可改善吞咽功能。尽早对其进行康复治疗和护理以改善吞咽功能，补充足够的营养和水分，增加机体抵抗力，避免或减少并发症的发生，降低死亡率。

五、康复护理

（一）常见护理诊断／问题

1. 吞咽障碍 与神经肌肉损伤有关。

2. 有窒息的危险 与吞咽障碍易呛咳有关。

3. 有感染的危险 与吞咽障碍易误吸有关。

4. 营养失调：低于机体需要量 因长期进食困难，营养摄入不足所致。

（二）康复护理措施

对意识障碍者，可先采用鼻饲、输液等方法补充营养，同时防止与摄食－吞咽有关的肌肉挛缩。为防止唾液误入气道可把头转向健侧或取健侧在下的侧卧位。待患者意识清楚，病情稳定，无重度心肺合并症，即应进行相应的检查，判断有无吞咽功能障碍，应尽早进行康复训练，越早介入效果越好。

1. 心理护理 恐惧心理是干扰训练正常进行的重要原因，护理人员应帮助患者克服恐惧心理，劝导患者配合康复治疗、训练及护理，尤其是对儿童、智力低下的患者以及伴有焦虑、抑郁、烦躁的患者，通过友善的言语、耐心的指引等方式稳定患者情绪，诱导患者迅速进入训练状态。

2.吞咽障碍的功能训练　对患者进行康复训练教育，有言语障碍者可利用文字或交流图板及其他有效方式，饭前30分钟开始训练。

（1）头、颈、肩部放松训练：头、颈、肩部的放松可以防止误咽。具体方法是前、后、左、右活动颈项部，或做颈部的左右旋转以及做提肩、沉肩运动。动作应缓慢、轻柔。需要注意的是由于颈部前屈位容易引起咽反射，所以强化颈部屈肌肌力，防止颈部伸展位挛缩是非常重要的。

（2）口腔周围肌肉的运动训练：

1）唇部运动练习：唇在吞咽过程中主要作用是控制食团不从口腔流出，吞咽时保持口腔的压力。如果唇部力量下降，将不能很好地把食团控制在口中从而直接影响到口腔期吞咽，同时也会出现流涎。唇部训练可在护理人员指导下让患者对着镜子或家属进行，每日四五次，每次5～10分钟，渐进式训练唇的运动与力量协调功能。具体训练方法：

①发声练习。发"p""b"，训练唇的快速开闭，加强唇的运动控制；发"u""i"，训练唇的运动；用冰块对嘴唇进行刺激。

②抗阻训练。方法一：嘱患者紧闭双唇，训练者用手轻轻地试图分开双唇，患者用力闭唇以进行抗阻训练；或让患者做鼓腮练习，训练者使用适当阻力挤压两腮。方法二：让患者双唇含住压舌板，用手拉出压舌板，患者利用口唇与其对抗，维持5 s后再放松。方法三：将一颗拴线的纽扣放置于口唇和牙齿之间，用手轻轻拉线，患者紧闭口唇进行对抗。方法四：根据患者唇的力量，应用不同形状的哨子和不同压力的哨子做渐进性吹哨子训练。

2）下颌、面部及颊部运动训练：通过训练加强上下颌的运动控制、稳定性及协调能力以及力量，从而提高进食咀嚼的功能。具体训练方法：

①嘱患者把口张开至最大，然后闭合；将下颌向左、右、前、后移动。

②让患者夸张地张开口说"a"，然后迅速合上。

③让患者夸张地做咀嚼动作。

④让患者鼓腮做漱口动作，使空气在面颊内迅速地左右转移；也可进行口内颊部刺激。

⑤咬牙胶训练。应用不同厚度的专用牙胶模拟咀嚼食物。咬合运动有单侧、双侧、横咬合，以增加下颌骨稳定性和张口能力。

⑥抗阻训练。在患者下颌处施加一定阻力，让患者用力下移或关闭下颌。

3）舌体、软腭运动训练：通过训练加强舌和软腭的运动控制、力量及协调，从而提高进食及吞咽的功能。具体训练方法：

①发"t""d"音，训练舌尖与牙槽嵴快速地接触与收缩；发"ch"音，促进舌接触软腭中部；发"s""sh"音，促进舌的侧面与软腭接触；发"g""k""h"音，促进软腭运动功能；重复说"la""da""ga"音，训练舌与软腭的协调性。

②嘱患者尽量将舌伸出口外，用舌头舔下唇、左右口角、上唇，维持10 s后再缩回。

③张开口，舌尖抬起到门牙背面，维持5 s，然后紧贴硬腭向后卷，做卷舌运动。

④舌尖在口腔内做清扫动作。

⑤通过咀嚼纱布来进行舌的活动度练习。

⑥如果有舌体萎缩，可用纱布包住舌，用拇指、示指向外牵拉舌部并做各个方向的运动，但始终要强调患者主动活动的重要性。

⑦嘱患者伸出舌，护理人员用压舌板压向舌尖，让舌尖做抗阻力训练。

4）声带闭合与喉上抬技术：声门关闭是防止误吸的一项重要措施，当声门不能关闭时，误吸的危险性增加。具体训练方法：

①腹式呼吸维持5～10秒，做一次咳嗽。

②通过声门发声。如发"i"音训练，音调由低音逐渐延长到发高音，以促进声带最大程度的闭合。

③持续发音，发音的持续时间可根据患者的基础情况而定，努力延长发音的时间，同时保持发出的音质连贯一致。

④运用各种音调进行持续性发声，训练声带的向前关闭以及喉上抬运动。

⑤LSVT（Lee Silverman training）是一种声音训练法，用于训练声带的开闭功能。通过进行持续的元音发声，并逐渐拉长，增强声带的开闭功能。

（3）特殊训练方法：

①Shaker训练法：即头抬升训练，也称为等长、等张吞咽训练。该方法可加强食管上括约肌开放的力量，促进食管上括约肌的开放，降低下咽腔内的压力，从而使食团通过食管上括约肌入口时的阻力减小，改善吞咽后食物残留和误吸的情况。具体训练方法是患者仰卧于床上，尽量抬高头但肩不能

离开床面，眼睛看足趾，重复数次。

②门德尔松手法（mendelsohn maneuver）：此法主要用于提升咽喉部，以利于吞咽。具体方法是在患者进行吞咽的同时，护理人员（或患者本人对着镜子）用示指及拇指托起环状软骨和甲状软骨，使之上提，直至食物咽下为止。此法强调动作应轻柔，与吞咽动作同步。

（4）呼吸道保护方法：

①声门上吞咽：此法主要利用吸气后停止呼吸时声门闭锁的原理，用于防止食物的误吸。具体方法是患者在进食前，先吸一口气后屏住，然后进食咀嚼后吞咽，吞咽后立即咳嗽两次，接着空吞咽一次，恢复正常呼吸。

②超声门上吞咽：与声门上吞咽技术相似。让患者在吞咽前或吞咽时，延长气道闭合的时间。具体方法是吸气后屏气，用力将气向下压，当吞咽时持续保持屏气，并且继续向下压，当吞咽结束时立即咳嗽。

③用力吞咽法：此法主要用于在咽期吞咽时，增加舌根后缩的力量。具体方法是指导患者吞咽时用所有咽喉部肌肉一起用力挤压，将食物挤下去。

④吞咽与空吞咽交替：此法主要用来防止咽部食物残留。每次吞咽食物后，可采用空吞咽即反复多次空吞咽的方法，将口中食物吞咽下去。当咽部已有食物残留时，如继续进食，则可使残留食物积聚而增加误咽的危险，因此，可采用此方法使食团全部咽下后再进食。也可饮水1～2 mL，继之吞咽，这样既有利于诱发吞咽反射，又能达到清除残留食物的目的，称交互吞咽。

（5）呼吸训练：此法主要用于提高摄食吞咽时对呼吸的控制，有利于排出气道异物，强化声门闭锁，缓解颈部肌肉的过度紧张，改善胸廓活动。具体方法是训练腹式呼吸和缩唇式呼吸，前者的具体训练方法是患者在卧位时，将一定重量的物体置于其腹部，使之体会吸气时腹部鼓起，呼气时腹部回缩的感觉；后者的具体训练方法是患者在呼气时缩紧口唇呈吹口哨状，缓慢呼气，这种方法可调节呼吸节奏、延长呼气时间，使呼吸平稳。

（6）感官刺激：

①触觉刺激：用手指、棉签、压舌板等刺激面颊部内外、唇周、整个舌部等，以增加这些器官的敏感度。

②咽部寒冷刺激和空吞咽：护理人员用冰冻的棉棒轻轻刺激腭、舌根和咽后壁，然后嘱患者做空吞咽的动作，或将1～2 g的冰块放在患者的舌上，

嘱患者吞下它，冰有助于提高感觉的敏感性，如有误咽也不会造成严重的损害。

③味觉刺激：用棉棒蘸酸、甜、苦、辣等不同味道的果汁或菜汁，刺激舌部味觉，增加味觉敏感性及食欲。

（7）电刺激：电流流过组织，在神经肌肉接头处或运动终板处使外周运动神经去极化，产生动作电位。当动作电位传导至肌纤维时，通过兴奋收缩耦联，发生肌肉收缩。VitalStim 是一种专门针对吞咽治疗的电刺激器，是获 FDA 批准的唯一可用于吞咽障碍治疗的低频刺激器。

3. 吞咽障碍的代偿措施

（1）食物调制：食物的性状应根据患者吞咽障碍的程度选择。应选择最大限度刺激感觉器和黏度高易形成食团的食物，一般选择密度均匀，胶冻样，易于通过咽及食道且不易发生误咽的食物进行训练，此外应注意食物的色、香、味、温度等，应有利于消化吸收。需要注意的是，干燥、易掉渣的食物应避免使用。在训练过程中，随着患者的吞咽障碍的改善，食物种类可逐渐依次过渡为糊状食物、软食、普食和水。

（2）摄食一口量：即最适于吞咽的每次入口量，量过少不利于诱发吞咽反射，过多则易引起食物残留或误吸。故一般先以3～4 mL 开始试进食，然后酌情增加，慢慢摸索出其最适合的量，每次进食后，嘱患者反复吞咽数次，防止食物残留和误吸。

（3）进食速度：进食速度不宜过快，以免引起误咽。前一口吞咽完成后，再进食下一口。避免两口食物重叠入口。

（4）姿势调整：进食前的体位姿势是气道保护最重要的因素之一。

1）体位：一般取半坐卧位或坐位（图5-3-1）。对于不能坐起的患者，一般取床头抬高30°的半坐卧位，头部前屈，偏瘫侧肩部垫枕，护理人员站在患者健侧，使食物不易从口中漏出，有利于食物向舌根部运送，还可以减少咽部食物的残留和误咽的发生。对于能坐起的患者，应鼓励其尽早采取坐位。取坐位时头稍前屈位，躯干倾向健侧45°，使食物借助重力作用经健侧咽部进入食道，以防止误咽。总之，应根据患者的具体情况选择体位，使之既有利于代偿功能的发挥，又能增加摄食的安全性，减少食物向鼻腔逆流及误咽的危险。

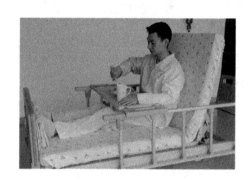

图5-3-1　坐位进食

2）头部姿势：

①仰头吞咽（图5-3-2）：仰头能使口腔的解剖结构变宽，对口或舌功能缺损者而言，有利于食团进入咽腔。仰头吞咽可增加食管内的压力，缩短食管段的舒张时间，对于口咽腔运送慢的患者是一项有用的代偿技术。颈部后仰使会厌谷变狭小，残留于会厌谷的食物可能被挤出。但仰头吞咽会使吞咽障碍患者的喉闭合功能降低，因此对存在呼吸道保护功能欠佳或咽食管功能障碍的患者而言，此法会加大误吸风险。

②低头吞咽（图5-3-3）：吞咽时，低头导致下颌贴近胸骨，可使口咽解剖结构变窄，同时会厌软骨被推近咽后壁，从而使呼吸道入口变窄。此法对于咽期吞咽反射启动延迟以及喉闭合功能降低的患者是一个较好的选择。

③头转向患侧（图5-3-4）：主要可使吞咽通道的解剖结构在头偏向侧变得狭窄或关闭，使食团顺利通过咽部和梨状隐窝等易于造成食物残留的部位，适用于单侧咽部麻痹或偏瘫患者。

④头低向一侧（图5-3-5）：将头转向患侧同时低颌。头低向一侧，使该侧狭窄或关闭，吞咽时食物不通过该侧，充分利用健侧完成吞咽过程，避免咽部滞留和误吸，适用于单侧咽部麻痹或偏瘫患者。

⑤头倾向一侧（图5-3-6）：使吞咽通道的解剖结构在头偏向侧变得狭窄或关闭，让食物从障碍较轻的一侧通过口腔和咽部。

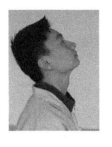
图5-3-2　仰头吞咽

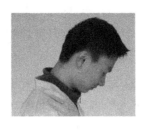
图5-3-3　低头吞咽

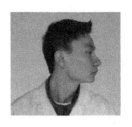
图5-3-4　头转向患侧

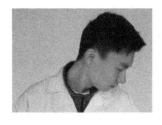
图5-3-5　头低向一侧

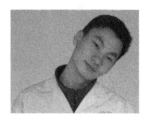
图5-3-6　头倾向一侧

4. 摄食训练　经过基础训练后，开始逐步对患者进行摄食训练，每次进食前后，护理人员须认真为患者做好口腔护理，同时在进食过程中应注意防止误吸，必要时应在床边备电动吸引器。

（1）环境：选择整洁的就餐环境，帮助患者做好就餐前准备工作，要减少一切分散患者注意力的环境因素，尽量让患者在安静舒适的环境下专心进行吞咽训练，降低吞咽训练中发生危险的可能。

（2）选择合适的体位：根据患者的病情选择合适的进食体位。

（3）选用餐具：选用适宜的餐具有助于摄食的顺利进行。应选择匙面小、难以沾上食物的汤匙。自己可以进食的患者可以选择加长柄或加粗柄的餐匙，便于稳定抓握，选择防洒漏的碗或盘，必要时可在碗底加防滑垫。

（4）食物选择：吞咽障碍患者的食物选择应先易后难，容易吞咽的食物是指密度均一、有适当黏性、不易松散、容易变形、不易在黏膜上残留的食物。

（5）进食方法：①让患者注视、闻食物，想着"吞咽"，想着食物放入口中后发生的一系列动作；②把勺子置于舌的中后部，要患者用力将勺子推出；③把勺子抬起，把食物倒在舌上，向下推，稍向后，抵抗舌的伸出；④然后迅速撤出勺子，立即闭合患者的唇和下颌，使患者头部轻屈；⑤给患者充分的时间激发吞咽反射。

（6）培养良好的进食习惯：养成定时、定量的饮食习惯，根据患者摄食 - 吞咽功能的具体情况进行及时调整。根据患者的个体需要量，以早餐吃好，中餐吃饱，晚餐吃少的原则，每日进行恰当的分配。

（7）咽部残留食块清除法：吞咽无力时，食块常不能一次吞下，可残留在口腔和咽部。吞咽后能听到"咕噜咕噜"的声音，出声有湿性嘶哑时，可怀疑有食块、唾液、痰残留在咽部。可以选择的清除残留物方法有：

①空吞咽：每次进食吞咽后，应反复做几次空吞咽，使食块全部咽下。

②交互吞咽：每次进食吞咽后饮极少量的水（1～2 mL），这样既有利于刺激诱发吞咽反射，又能达到除去咽部残留食物的目的。

③侧方吞咽：咽部两侧的"梨状隐窝"是最容易残留食物的地方，让患者分别左、右转，做侧方吞咽，可除去隐窝部的残留食物。

④点头式吞咽：点头同时做空吞咽动作，便可去除残留食物。

（8）呛咳的处理：呛咳是吞咽困难的最基本特征，出现呛咳时，患者应当弯曲腰、颈，身体前倾，下颌低向前胸。当咳嗽清洁气道时，这种体位可以防止残渣再次侵入气道。如果食物残渣卡在喉部，危及呼吸，患者应再次弯腰低头，护理人员在肩胛骨之间快速连续拍击使残渣排出。必要时应采用海姆利克急救法。

（9）口腔护理：吞咽障碍患者进食后口腔内易留有食物残渣，故应注意做好口腔护理。口腔期正常且无认知功能障碍的患者可采用漱口法，每餐后及睡前进行数次漱口；而口腔期功能异常或意识障碍的患者应进行口腔护理操作，即用口腔棉签或用止血钳夹取棉球进行口腔内擦拭，以保持口腔卫生。

5. 中医康复护理　中国传统康复疗法中的按摩、针刺、艾灸、中药熏蒸等对治疗吞咽障碍有显著的疗效。

（三）健康教育

1. 告知有关疾病知识　介绍疾病相关的基本知识，让患者及其家属了解疾病的发展和预后。

2. 保持良好的心理状态　心理状态可直接影响康复成效，应嘱患者及其家属保持良好的心理状态，增强康复的信心。

3. 注意吞咽技巧　指导患者掌握摄食的要领，注意摄食一口量，饮水用汤匙不用吸管。每次进食后轻咳数声，进食时多做几次吞咽动作等。

4.预防并发症和后遗症的发生　指导患者及其家属掌握各种常见并发症的预防，如为防止食道反流造成误咽，患者在餐后应保持原体位半小时以上。同时也应教会患者家属学习和掌握必要的抢救方法。

5.坚持自我训练　嘱患者将训练时学到的吞咽动作充分运用到日常生活活动中，以巩固训练效果。吞咽障碍的康复是一个不断强化正确反应的过程，患者必须自觉坚持自我训练和家庭训练。

附：

海姆利克急救法

海姆利克急救法：冲击患者腹部及膈肌下软组织，产生向上的压力，压迫两肺下部，从而驱使肺部残留气体形成一股气流直入气管，将堵塞在气管、咽喉部的异物冲出。具体救护方法：常采用站位法，即患者神志尚清醒能站立，救护者从背后抱住其腹部，一手握拳，将拇指一侧放在患者腹部（肚脐稍上）；另一手握住握拳之手，急速冲击性地向内上方压迫其腹部，反复、有节奏、有力地进行，以形成气流把异物冲出。同时，患者应配合，低头张嘴，以便吐出异物。若患者昏迷不能站立，则可取仰卧位。方法是：救护者两腿分开跪在患者大腿外侧地面上，双手叠放用手掌根部顶住腹部（肚脐稍上），进行冲击性的、快速的、向前上方的压迫，然后打开下颌，如异物已被冲出，迅速掏出清理。幼儿救护方法：救护者取坐位，让儿童背靠坐在救护者的腿上，然后，救护者用双手示指和中指用力，向后上方挤压患儿的上腹部，压后随即放松。

第四节　言语语言功能障碍的康复护理

言语语言功能障碍是指口语、书面语、手势语等交流能力的缺陷。脑卒中患者言语功能障碍的发病率高达40%～50%。脑卒中后言语功能障碍包括失语症和构音障碍两个方面。

语言（language）是人类独有的复杂认知和心理活动。人类大脑每天加工处理大量信息，其中最重要和最大量的就是语言符号，包括听觉和视觉符号。

这些信息在脑内的加工过程，如对语言符号的感知辨识、理解分析和言语表达都与其心理过程如思维、学习和记忆有着不可分割的联系。也就是说，人的一切高级心理活动都离不开语言。语言包括口语、书面语和姿势语（如手势、表情、手语）。言语（speech）则是指口语的能力，也就是说话的能力，需要口、颜面、构音器官的协调运动。言语过程是在神经系统的统合和调控下，呼吸器官和发音器官协同作用完成。人在说话时，一方面，言语中枢通过周围神经调控呼吸运动、发音器官和言语肌肉，从而完成精细的语言活动；另一方面，言语活动也通过周围神经反馈到中枢，从而对言语的精确程度进行矫正，说话者可以根据听到的自己的语音，调节话音的强弱。

一、失语症

（一）概　述

1. **概念及发病情况**　失语症（aphasia）是指由脑部器质性病变导致大脑语言区及其相关区域受损，从而使原已获得的语言能力受损或丧失的一种语言障碍综合征，包括对语言符号的感知、理解、组织应用、表达（即听、说、读、写）等一个或几个方面的功能障碍，是脑卒中常见的功能障碍之一。据国内相关文献报道，56%～68%的急慢性脑血管病患者伴有失语症；国外报道，脑卒中患者中21%～38%伴有语言功能障碍。

2. **分类**　根据解剖部位不同，可将失语症分为：①外侧裂周围失语综合征（包括 Broca 失语、Wernicke 失语、传导性失语）；②分水岭区失语综合征（包括经皮质运动性失语、经皮质感觉性失语、经皮质混合性失语）；③完全性失语；④命名性失语；⑤皮质下失语综合征（包括基底节性失语、丘脑性失语）。

（二）临床表现

1. **失语症的语言症状**　主要表现为对语言的表达和理解能力障碍；对文字的阅读和书写能力障碍；高级信号活动的障碍（如计算困难、乐谱阅读困难等）。

（1）听觉理解障碍：是失语症患者常见的症状，表现为患者对口语的理解能力降低或丧失。

①语音辨识障碍：患者能像常人一样听到声音，但听对方讲话时，对所听到的声音不能辨认，给人一种似乎听不见的感觉，患者可能会说听不懂对

方的话或不断地反问或让对方重复，经听力检查听力正常。典型的情况称为纯词聋。

②语义理解障碍：患者能正确辨认语音，但不明词义。根据严重程度不同而表现出在字词、短句和文章不同水平的语义理解障碍。轻度者对较长内容和结构复杂的句子不能完全理解；中度者对常用名词理解无困难，对不常用的词理解有困难，或对名词理解无困难而对动词理解有困难；重度者对常用名词或简单的问候语也不能理解。

（2）口语表达障碍：

①发音障碍：失语症的发音障碍与有关言语产生的周围神经肌肉结构损害时的构音障碍不同，发音错误往往多变，这种错误大多为言语失用所致。

②说话费力：一般常与发音障碍有关，表现为说话时言语不流畅，患者常伴有叹气以及面部表情和身体姿势费力的表现。

③错语：常见的有三种错语，即语音错语、词意错语和新语。语音错语主要表现为音素的替代，还保留有大部分语音，因此听起来与靶词很相似，如"西瓜"说成"西夸"；词意错语主要表现为患者说出的词，在意义上与靶词有一定联系，中文表现为双字词或三字词的首字或尾字与靶词一致，如"护理站"说成"授理站"；新语主要表现为用无意义的词或患者自造的词代替靶词。

④杂乱语：在表达时，大量错语混有新词，缺乏实质词，以致说出的话使对方难以理解。

⑤找词困难和命名障碍：患者在谈话过程中，欲说出恰当词时有困难或不能，多见于名词、动词和形容词。

⑥刻板语言：常见于重症患者，可以是刻板单音，也可以是单词。

⑦言语的持续现象：在表达中持续重复同样的词或短语，特别易在找不到恰当的表达方式时出现。

⑧语法障碍：表现为失语法或语法错乱。前者表达时多是名词和动词的罗列，缺乏语法结构，类似电报文体，又称为电报式语言；后者指句子中有实词和虚词，但用词错误、结构紊乱。

⑨复述障碍：表现为患者不能准确复述检查者说出的内容。

（3）阅读障碍：因大脑病变致阅读能力受损称失读症。阅读包括朗读和文字的理解，二者既可以出现分离现象，即表现为患者能正确朗读但不理解文字的意义，也可表现为患者不能正确朗读但理解文字的意义。

（4）书写障碍：书写不仅涉及语言本身，而且还有视觉、听觉、运动觉，视空间功能和运动参与其中，所以在分析书写障碍时，要判断书写障碍是否是失语性质，检查项目包括自发性书写、分类书写、看图书写、写句子、描述书写、听写和抄写。具体表现为：

①书写不能：完全不能书写，能简单写一两个笔划，但构不成字。

②构字障碍：写出来的字像改造字，多笔画或少笔画，或笔画全错。

③镜像书写：写出来的字方向相反，写出的字如同镜中所见。

④书写过多：书写的内容中混杂一些无关字或无关词。

⑤惰性书写：写出一字词后，再让其写其他字词时，患者仍不停地写前面的字或词。

⑥象形书写：不能书写字，以图代表。

⑦错误语法：书写句子出现语法错误。

2. 失语症的分类及临床特征　我国学者以 Benson 失语症分类为基础，根据失语症临床特点和病灶部位，结合我国具体情况，制定了汉语的失语症分类如下：

（1）外侧裂周失语综合征：病灶位于外侧裂周围，都有复述困难，是所有失语症中研究最多，并且得到广泛承认的一大类失语。

① Broca 失语：病灶位于优势半球额下回后部 Broca 区。语言症状以口语表达障碍最为突出，典型非流利型口语、电报式语言，说话费力，尤其是开始说时表现为说话延迟、慢、中间停顿时间长；命名有困难，但可以接受语音提示；错语常见；语量少，常为实质词，明显缺乏语法词，但仍可表达基本意思；口语理解相对较好，对简单的句子可以理解，对复杂的言语或命令的理解较为困难。阅读和书写能力均受到不同程度的损害。Broca 失语常常伴有颜面失用，即颜面部自主运动不能听从命令随意进行。预后视病灶大小而有所不同，一般预后较好。

② Wernicke 失语：病变部位在优势半球颞上回后部 Wernicke 区。口语为典型的流利型，语量正常或过多；主要问题是说出的话中缺少实质词或有意义的词，出现大量错语，以词义错语和新语为主，以致说出的话完全不能被理解；严重的口语理解障碍为此类型失语的另一突出特点，其严重程度可因患者个体差异而有所不同。复述及听写障碍与理解障碍一致，命名、朗读及

文字理解存在不同程度障碍。预后一般较差，恢复到有效的口语交流较困难，可通过手势、表情和语言交流板进行日常生活交流。

③传导性失语：病灶位于优势半球缘上回或者深部白质内的弓状纤维。自发语言流利，找词困难，谈话常因此出现犹豫、中断。复述不成比例地受损为此型失语的一个特点；错语是此型的另一个特点，表现以语音错语为主，词义错语和新语较少。听理解轻度障碍，命名和朗读中出现明显的语音错语，伴有不同程度的书写障碍。

（2）分水岭区失语综合征：病灶位于大脑中动脉与大脑后动脉分布交界区，或者大脑中动脉与大脑后动脉分布交界区。共同特点是复述功能相对较好。

①经皮质运动性失语：病灶位于优势半球 Broca 区的前部或上部。口语表达为非流利型，说话费劲，常以手势帮助说话；突出特点为自发性扩展言语发生明显障碍，可以简单地叙事，但不能详细叙述，即不能扩展；口语理解较好，一般能理解日常谈话内容；复述好为本型失语特点，与 Broca 失语的最大区别在于可以复述较长的句子。虽然自发语少，但构音失用也较少。

②经皮质感觉性失语：病灶位于优势半球颞、顶叶分水岭区。自发语言流畅，错语较多，听理解和命名严重障碍，复述相对好。不能理解对方的话，但却反复重复对方所说的语言。语言理解和文字理解都出现障碍；与 Wernicke 失语的最大区别在于复述保留；可以朗读但不理解其意思，听写能力差。

③经皮质混合性失语：病灶位于优势半球分水岭区，病灶较大。自发语言严重障碍，完全不能组织语句来表达自我意思。理解障碍也明显，文字理解和口语理解都有困难，书写也存在困难，但复述能力好。

（3）完全性失语：病灶位于优势半球外侧裂周围的语言区域，多伴有偏瘫、偏盲及偏身感觉障碍。完全性失语是一种严重的、获得性的所有语言功能均严重障碍，即听、说、读、写所有语言模式均受到严重损害的失语。临床表现为自发性语言极少，复述和命名、阅读和书写完全不能。听理解和文字理解严重障碍，但可学会非语言交流，对姿势、语调和表情敏感且能部分理解。

（4）命名性失语：病灶位于优势半球颞中回后部或颞枕交界区。在口语表达中主要表现为找词困难、缺乏实质性词，对人名也有严重的命名困难。空话连篇以致不能表达信息，常以描述物品性质和用途代替其名称；口语理解正常；复述好，阅读和书写可正常或有轻度障碍。预后大多数较好。

（5）皮质下失语：随着神经影像技术的发展，人们发现优势半球皮质下结构如丘脑和基底节受损也能引起失语。

①丘脑性失语：病灶位于主侧半球丘脑，表现为音量较小、语调低，可有语音性错语，找词困难，言语扩展能力差，呼名有障碍，复述保留相对较好。听理解和阅读理解有障碍，书写大多数有障碍。

②基底节性失语：病灶位于基底节特别是尾状核和壳核，多表现为自发性言语受限，语调低且慢，音量小，语言启动及语言生成障碍。语言流利性介于流畅性与非流畅性失语之间，被称为中间型。国内的研究表明，病灶靠前时，表现类似于非流畅性失语；病灶靠后时，表现类似于流畅性失语。听理解及阅读可正常，但对复杂内容理解障碍；可有不同程度的书写障碍。

（6）纯词聋：病变部位不清。患者听力正常，口语理解严重障碍，症状持久，简单的测试也会出现错误。患者虽然对词的辨认不能完成，但是可能在犹豫后完成简单的指令，这是此症的典型表现；口语表达正常或仅有轻度障碍；复述严重障碍；命名、朗读和抄写正常。

（7）纯词哑：可能病变部位为中央前回下部或其下的传出纤维。发病急，早期常表现为哑，或者仅有少量构音不清和低语调的口语，恢复后说话慢、费力，声调较低；说话时语句的文法结构仍然完整，用词正确；听理解正常。纯词哑是单纯的发音障碍。

（8）失读症：是指没有视觉障碍或智能障碍的患者，由于大脑病变导致对语言文字的阅读能力丧失或减退，即特指大脑解码文字过程所出现的阅读障碍，包括失读伴失写（病变部位在主侧半球角回）、失读不伴失写（病变部位在左侧枕叶距状区或外侧膝状体至距状区的视觉通路上，以及胼胝体压部或紧邻压部外侧的白质）、额叶失读症（病变累及额叶）、失语症失读四种。

（9）失写症：指脑损害所引起的原有书写功能受损或丧失。不同部位脑损害可导致不同形式的失写症，分为失语性失写、非失语性失写和过写症。

（三）评 定

主要通过使用标准化的量表（必要时还可以通过仪器对发音器官进行检查）来评定患者有无言语功能障碍，判断言语障碍的性质、类型、程度及可能原因，预测言语障碍恢复的可能性，确定是否需要给予言语治疗，并在治疗前后进行评定以了解治疗效果。对失语症和言语失用症的患者主要通过与患者交谈，让患者阅读、书写及采用标准化量表来评定。凡是脑组织损伤引起的已获得的语言功能丧失或受损的语言障碍综合征，以及与言语功能有关的高级神经功能的障碍，如轻中度痴呆、失算症、失认症等认知功能障碍均是评定的适应证。禁忌证：①病情尚不稳定，仍处在疾病进展期的患者；②有意识障碍者；③重度智能低下者；④拒绝评定或不配合者。

1. 失语症评定方法 目前国际上无统一标准。英语国家普遍应用的是波士顿诊断性失语症检查法和西方失语症成套检查法（为波士顿诊断性失语症检查法的缩简版），国内常用的是汉语失语检查法。汉语失语检查法包括6个方面：口语表达、听理解、阅读、书写、神经心理学、利手确定。另外，还有用于能够熟练运用两种或两种以上语言患者的双语和多语检查法。

（1）汉语失语症成套测验（aphasia battery of Chinese，ABC）：由北京大学医学部神经心理研究室参考西方失语症成套测验并结合我国国情编制而成。ABC 由会话、理解、复述、命名、阅读、书写、结构与视空间、运用、计算、失语症总共十大项目组成，于1988年开始应用于临床。此检查法按规范化要求制定统一指导语、统一评分标准、统一图片、统一文字卡片和失语症分类标准。

（2）汉语标准失语症检查：此检查是中国康复研究中心听力语言科以日本的标准失语症检查为基础，同时借鉴国外有影响力的失语评价量表的优点，按照汉语的语言特点和中国人的文化习惯所编制，亦称中国康复研究中心失语症检查法（Chinese rehabilitation research center standard aphasia examination，CRRCAE）。1990年，由李胜利等编制完成，经过近10年多家医院的临床应用，证实适合中国的失语症患者。同时经过研究证实，本检查方法适用于我国不同地区使用汉语的成人失语症患者。此检查包括两部分内容，第一部分是通过患者回答12个问题来了解其言语的一般情况，第二部分由30个分测验组成，分为九大项目，包括听理解、复述、说、出声读、阅读理解、抄写、描写、听写和计算。为不使检查时间太长，身体部位辨别和空间结构等高级皮层功能检查没有包括在内，必要时可另外进行。此检查只适合成人失语症患者。在大多数项目中采用了6等级评分标准，对患者的反应时间和提示方法都有比较严格的要求，除此之外，还设定了中止标准。本检查主要通过语言的不同模式来观察反应的差异，为避免检查太烦琐，在一些不同项目中使用了相同词语；同时为了尽量避免和减少患者因此对内容产生熟悉，在图的安排上有意设计了一些变化。检查前必须掌握正确的检查方法，应由参加过培训或熟悉检查内容的检查者来进行检查。

（3）检查方法：

1）谈话：言语功能的评定一般从谈话开始，在谈话中应注意患者说话语量多少，是否费力，语调和发音是否正常，有无语法错误和是否能表达意思。

2）复述：要求患者重复检查者所说的数、词和句子。若患者不能完全准确地重复检查者所说的内容，出现漏词、变音、变意则说明有复述困难。有些患者尽管自发谈话和口语理解有障碍，但复述功能正常；有些患者会重复检查者说的话，此现象被称为强迫模仿；有些患者不但可以复述而且还要不停地说下去，如检查者数"1、2、3"，患者会说"1、2、3、4、5……"，此现象被称为语言补完。

3）口语理解：给患者一个指令，观察其是否理解并且执行。理解障碍的患者仅能理解常用词和实义词，不能理解不常用的词和语法结构词，如介词、副词等，如检查者说"举高手"，患者可能只懂"手"这个词，只是张开手，而不能完成"举手"这个动作。口语理解障碍一般有4种表现。

①接受异常：听见声音但不了解其意义。

②感知异常：对声音、文字和图像均不能理解。

③词义理解异常：难以理解口语和文字，但能感受和感知听信号，因此可以准确复述，但是不理解其复述的内容。

④多个连续问题理解异常：对单一命令可以执行，但对2个及2个以上连续动作的命令不能执行，如患者能完成单一的"闭眼"或"伸舌"命令，但不能连续完成"闭眼、伸舌"命令。

4）命名不能：有3种情况。

①表达性命名不能：患者知道物品名称但不能正确说出，在接受提示后才能正确说出。

②选字性命名不能：患者知道物品的用途但不能说出正确的词，语音提示无帮助，但可以从检查者提供的名称中选出正确名称。

③词义性命名不能：患者既不能命名物品，又不能接受语音提示，也不能从检查者列举的名称中选出正确名称，失去了词的符号意义。

5）阅读：因大脑病变导致阅读能力受损称为失读症，表现为不能正确朗读和理解文字或者能够朗读但不理解朗读的内容。

6）书写：因脑损伤而导致书写能力受损称为失写症。书写比其他语言功能更复杂，它不仅涉及语言本身，还有视觉、听觉、运动觉、视空间功能和运动的参与，任何一方面有障碍均可影响书写能力。

①视空间性书写障碍：表现为笔画正确但笔画的位置不对。

②镜像书写：表现为笔画正确但是方向相反，如镜中映射的字。

③构字障碍：表现为笔画错误，看起来像汉字，但叫人认不出是何字。

2. 失语症严重程度的评定　目前，国际上多采用波士顿诊断性失语检查法（Boston diagnostic aphasia examination，BDAE）中的失语症严重程度分级（表5-4-1）进行评定。

表5-4-1　BDAE 失语症严重程度分级

分级	表现
0 级	无有意义的言语或听觉理解能力
1 级	言语交流中有不连续的言语表达，但大部分需要听者去推测、询问和猜测；可交流的信息范围有限，听者在言语交流中感到困难
2 级	在听者的帮助下，可进行熟悉话题的交谈；但对陌生话题常常不能表达出自己的思想，使患者与检查者都感到进行言语交流有困难
3 级	在仅需少量帮助下或无帮助下，患者可以讨论几乎所有的日常问题，但言语和/或理解能力的减弱，使某些谈话出现困难或不大可能实现
4 级	言语流利，可观察到有理解障碍，但思想和言语表达尚无明显限制
5 级	有极少的可分辨得出的言语障碍，患者主观上可能感到有点困难，但听者不一定能明显觉察到

（四）处理原则

处理原则为由易到难、由浅入深、由少到多、循序渐进，从基本能力的训练逐渐过渡到复杂行为的训练。首先应安排容易和早奏效的康复内容和项目，有利于建立和巩固患者的治疗信心，调动其积极性。训练过程中应遵循的原则有：

1.有针对性　治疗前应全面评定，确定患者是否存在失语、失语的类型及程度，并给予针对性治疗。

2.早期介入　病情稳定后尽早开始训练。

3.综合训练　注重口语，兼顾读、写训练。多种方法综合训练，对不同患者要灵活运用。

4.因人施治　根据患者的文化水平、兴趣爱好、工作性质、生活环境等选择适合患者的训练内容。对有多种语言障碍的患者，要分别进行治疗。有些患者的失语症同时合并构音障碍，在进行失语症训练的同时，也要注重构音障碍的康复训练。

5.循序渐进　训练内容应由易到难，由少到多，逐渐增加刺激量。

6.注重心理治疗　存在行为、情绪障碍者，应配合心理治疗；当患者取得进步时及时鼓励患者，坚定患者对治疗的信心。

7.调动患者的主动性　对失语症的治疗是一个医患交流的过程，需要患者主动参与。

8.注重家庭训练　家庭的支持对患者的康复非常重要，因为患者在医院的康复时间有限，若家庭能创造一个良好的语言环境，则有利于患者语言能力的巩固和应用。

（五）康复护理

1.常见的护理诊断/问题

（1）言语障碍　与脑血管意外、颅脑损伤、发音器官病损等有关。

（2）沟通障碍　与患者言语障碍有关。

（3）焦虑或抑郁　与言语障碍导致的交流困难有关。

（4）情景性自我贬低　与情绪抑郁、无价值感有关。

2.护理措施

（1）言语障碍的一般护理：

1）正确评估：首先应掌握言语障碍的分类和症状以便给予正确的指导。

2）环境要求：创造一个安静、舒适的环境，避免过多的视觉刺激，以免分散患者的注意力，加重自我紧张；安排舒适稳定的座椅及高度适当的桌子；同时室内应通风，光线和温湿度应适宜。

3）训练用具的准备：训练前应有充分时间安排训练计划和整理训练用具，包括录音机、镜子、秒表、纸、笔、字卡、图卡、短语和短文卡、动作画卡和情景画卡、与文字配套的实物等。尽量减少患者视野范围内不必要的物品，以免分散患者的注意力。

4）时间安排：言语训练时间宜安排在上午，每次30分钟以内，以免引起患者疲劳。超过30分钟可安排为上、下午各1次。短时间、高频率的训练比长时间、低频率的训练效果更好。训练要持续数月或1年，甚至更久。当患者训练时出现持续现象，即反复、机械地重复前一答案时，此为危险信号，训练项目宜暂时回到较容易的题目上来，待患者有成功感后及时终止训练。

5）康复治疗过程中的护理：

①尽可能去理解患者说的每一件事，并缓慢、清晰、简单、亲切地与其说话，必要时重复说。

②把护理重点放在患者现存的能力上，指导患者借助手势、交流手册等代偿方式与人进行日常生活交流，激发其交流欲望。

③要有耐心，给患者足够的时间去思考和回答医护人员所提出的问题。用他们熟悉的名称和术语交谈。

④进行训练时，不要让患者精疲力竭，也不要以高人一等的口吻对患者说话，要像对待正常人一样对待患者。

⑤鼓励患者主动训练，对患者出现的急躁情绪要理解，对其所取得的微小进步给予鼓励。

⑥正确判断和处理患者的要求。当听不懂患者所说的内容时，要耐心启发，不能表现出不耐烦或者取笑患者。

6）心理护理：主要是通过各种方式和途径包括主动运用心理学的理论和技巧，积极地影响患者的心理状态，以达到较理想的康复护理目的。大多数患者不仅存在言语障碍的问题，同时还有心理方面的问题，而后者往往是影响康复治疗效果的主要因素，因此，心理护理必须贯穿言语障碍康复治疗的全过程。患者多表现为依赖性增加，行为幼稚，要求别人关心自己；主观感觉异常，主观上认为自己还有其他脏器的病变，常有不适感；焦虑、恐惧、抑郁、害怕孤独；猜疑心加重，对医护人员或家人察言观色，怀疑自己的病情被隐瞒；自卑感加重等。因此，在临床护理过程中，要针对患者的具体情况采取相应的心理护理。具体包括：

①建立良好的护患关系，增强患者的安全感、信任感、亲切感等，从而有效地调动患者积极性，提高疗效。

②与言语治疗师共同设法消除患者不切实际的想法，使其面对现实，正视存在的障碍，认识到障碍在一定程度上有可恢复性，树立信心，积极主动配合治疗。

③注意患者的心理调适。随着病情的康复，有些遗留症状的预后不理想时，患者将要带着残疾回归家庭、社会，心理适应将是一个突出的问题。若心理不平衡，无法接受现状，则会使患者愤怒或者抑郁，甚至痛不欲生。康复护理人员应设法使患者勇于接受现实，正视未来生活，主动去做适合患者现状的工作或者运动，提高生存质量。

7）注意事项：

①考虑患者是否存在智力低下，使用患者易于理解的语言，缓慢而清晰地说给患者听。

②教会患者如何回答，使他们有说话的愿望。

③进行多方面交谈，设法使患者对谈话抱有信心。

④如不能理解患者的语言，不可轻易点头示意或表示同意，以免伤害患者自尊。

⑤掌握患者康复训练的全过程，遵循言语康复的总原则。

⑥若患者因不能满足自己的愿望而出现情绪反应，应设法了解具体情况，给予恰当的心理疏导。

⑦训练目标要适当。每次训练开始时从对患者容易的项目入手，每天训练结束前让患者完成若干估计其能正确反应的内容，使其获得成功感并激励其进一步坚持训练。一般来说，训练中选择的项目应设计在成功率为70%～90%的水平上；对于情绪不稳定，处于抑郁状态的患者应调整到较容易的项目上；对过分自信的患者可提供稍难的项目进行尝试，以加深其对障碍的认识。

（2）失语症的康复护理：失语症的康复治疗必须遵循"早期康复、因势利导、全方位治疗"的原则，康复的重点和目标放在对口语的训练上。

1）康复治疗目标：基本目标是提高患者语言的理解和表达能力与独立应用言语交流技巧的能力，恢复患者与他人的直接言语交流能力，并巩固所获得的疗效。不同程度的失语症治疗目标如下：

①轻度失语：改善或消除语言功能障碍，争取回归社会，恢复职业。

②中度失语：利用残存能力，改善功能障碍，争取日常生活自理，回归

家庭。

③重度失语：训练和利用残存功能，并使用代偿手段，争取能进行简单的日常交流。

2）康复治疗时机：语言训练的开始时间应是患者意识清楚2周左右，且病情稳定，能够接受集中训练30分钟左右。训练前应先进行语言评估。发病3～6个月是失语症恢复的高峰期，也是言语治疗的最佳时机。发病2～3年后的患者经过训练病情也会有不同程度的改善，但其恢复的速度明显较早期慢。

3）康复训练方法：

听理解训练：以Schuell刺激法为核心。Schuell刺激法是指对损害的语言符号系统应用强的、控制下的听觉刺激，最大限度地促进失语症患者的语言再建和恢复，主要原则见表5-4-2。

表5-4-2　失语症Schuell刺激疗法的主要原则

刺激原则	说明
利用强的听觉刺激	是刺激疗法的基础，因为听觉模式在语言过程中居于首位，而且听觉模式的障碍在失语症中也很突出
适当的语言刺激	采用的刺激必须能输入大脑，因此，要根据失语症的类型和程度，选用适当的控制下的刺激难度，要以使患者感到有一定难度但尚能完成为宜
多途径的语言刺激	多途径输入，如给予听刺激的同时给予视、触、嗅等刺激（如实物），可以起到相互促进的效果
反复利用感觉刺激	一次刺激得不到正确反应时，反复刺激可能可以提高其反应性
刺激应引出反应	一项刺激应引出一个反应，这是评价刺激是否恰当的唯一方法，它能提供重要的反馈信息而使治疗师据此调整下一步的刺激
正确反应要强化以及矫正刺激	当患者对刺激反应正确时，要鼓励和肯定（正强化）；得不到正确反应的原因多是刺激方式不当或不充分，此时要修正刺激

根据患者听理解障碍的严重程度选择合适的训练课题：

①语音辨识。让患者从事先录好的声音中分辨出词语音，每组包含一个或多个词语音，其余为社会自然音：狗叫、鼓掌声、汽车鸣笛声等，一般从2选1逐渐增加。

②听词指图。护理人员将若干张图片摆放在桌面上，说出一单词的名称，

令患者指出所听到单词对应的图片。其顺序为高频名词→低频名词→任意名词→高频动词→低频动词→任意动词→高频动宾词组→低频动宾词组→任意动宾词组。

③听语记忆广度扩展。运用与②相似的方法，护理人员说出卡片的内容，让患者按先后顺序指出听到的单词所对应的图片，或用情景画、扑克牌等进行。

④句篇听理解。以语句或短文叙述情景画的内容，令患者指出对应画面或让患者听一段故事后，再回答相关问题。

⑤文章、故事的听理解训练。用情景画进行，让患者听护理人员叙述画中的内容，然后让患者指出图中对应的事物；或让患者听一段小故事，根据故事内容提问，让其用"是"或"不是"回答。

⑥执行口头指令。先从简单的一步指令开始训练，让患者做相应的动作，如"张开嘴"，再逐渐增加到三步或更多指令。

口语表达训练：

①言语表达技能训练：首先要训练言语表达技能。方法是先逐个训练音素、字和词汇，最后结合成句子。先训练患者发元音"a""u"和容易观察的辅音"b""p""m"。可以用压舌板帮助患者使其准确发音，要求患者对着镜子练习，有利于调整发音。

②改善发音灵活度的训练：对于发音缓慢费力的患者，可以让其反复练习发音，如发"pa、pa、pa""ta、ta、ta""ka、ka、ka"，然后过渡到发"pa、ta、ka"，反复练习。

③命名训练：首先要进行听觉训练和图片与文字卡匹配作业，然后指定图片或实物让患者呼名。如有困难，可给予词头音、姿势语、选词等提示；亦可利用关联词如成语、谚语、诗词等引导。若患者不能命名"伞"，可以采用手势、口型、词头音或利用上下文的方式进行提示，如可以对他说"外面下雨，要带……"；经过几次提示，常可获得满意效果。

④扩大词汇的训练：通过单词复述、图片与单词匹配等作业扩大词汇训练范围，也可应用反义词、关联词、惯用语等鼓励患者进行口头表达，如男—女，冷—热，饭—菜，跑—跳等。

⑤复述训练：根据患者复述障碍的程度进行直接复述训练，一般按照单音单词→双音单词→短句→长句的顺序进行训练；看图或实物复述；延迟复

述；重复复述等。复述训练要求患者复述准确并注意纠正语音的清晰度。

⑥描述训练：给患者出示有简单情景的图片，让患者描述。

⑦日常生活能力交流训练：将训练的单词、句子应用于实际生活中。如提问"杯子里装着什么东西？""你口渴时，会怎样？"等，对重症患者进行交流能力训练时应运用代偿手段且必须训练患者正确使用，包括姿势语言如手势、点头、摇头和交流板等的应用。

阅读理解和朗读训练：根据患者的功能水平如视觉匹配水平、单词水平、语句及篇章水平，选择适当的阅读和朗读内容。阅读理解训练包括：

①单词的辨认与理解。护理人员每次出示3张常用名词或动词的图片，并将相应的文字卡片交给患者，让患者进行图文配对练习，逐渐增加卡片数量进行练习。

②句子、短文的理解。用句子或短文的卡片，让患者指出相应的情景画或事物。

③执行文字命令的训练：出示简单的文字命令卡片，让患者读后做相应的动作。朗读训练一般按照单词→短句→长句→短文→篇章的顺序反复进行练习，逐渐增加难度。

书写训练：对于失写患者，训练时要循序渐进，训练顺序为临摹→抄写→自发性书写（看图书写、听写、功能性书写等）。书写训练中，可根据患者情况，选择不同的书写训练内容，如数字或词语书写、命名书写、便条书写、信件书写、作文等。

①抄写训练：对于书写水平低的患者，可从抄写训练开始。

②听写训练：包括单词、句子、短文的听写，逐渐增加难度。

③描写训练：将图片放在患者的面前让患者用文字书写出来，书写时可给予偏旁部首的提示，随着患者书写水平的改善，逐渐减少提示，实现自我训练。

④自发书写训练：如写日记、写信等。

4）治疗课题的选择：失语症绝大多数涉及听、说、读、写四种语言模式的障碍和计算障碍，但这些障碍的程度都是不同的，应按语言模式和严重程度选择课题，原则上是对轻度和中度障碍患者以改善其功能和日常生活交流能力为目标，对重症者则重点放在活化其残存功能上，用其他方式进行代偿（表5-4-3）。

表5-4-3　不同语言模式和严重程度的训练课题

语言模式	程度	训练课题
听理解	重度	单词与画、文字匹配，做是或非反应
	中度	听短文做是或非反应，正误判断，口头命令
	轻度	在中度基础上，选用的句子或文章更长，内容更复杂（新闻理解等）
阅读	重度	画和文字匹配（日常物品，简单动作）
	中度	情景画、动作、句子、文章配合，执行简单书写命令，读短文回答问题
	轻度	执行较长文字命令，读长篇文章（故事等）并对其提问
口语	重度	复述（单音节、单词、系列语、问候语），称呼（日常用词、动词命名、读单音节词）
	中度	复述（短文），读短文，称呼，动作描述（动词的表现，情景画、漫画说明）
	轻度	事物描述，日常生活话题的交谈
书写	重度	姓名书写，听写（日常生活物品单词）
	中度	听写（单词、短文），书写说明
	轻度	听写（长文章），描述性书写，写日记
其他		计算练习、钱的计算、写字、绘画、写信、查字典、写作、进行趣味活动等

5）代偿方式的利用和训练：重度失语症患者言语功能严重受损，交流活动受到严重影响，他们不得不将非言语交流方式作为最主要的代偿方式。非言语交流方式包括：

①示意动作的训练，包括头和四肢的动作，如用点头、摇头表示是或不是，常用的手势动作如吃饭、喝水、梳头等。训练时，护理人员示范后让患者模仿，再进行实际的情景练习，使患者知道他们用什么动作会产生什么效果，以巩固强化示意动作的运用。

②绘画训练：重度言语障碍但保留了一定绘画能力的患者可用画图来表达意思。

③交流板或交流手册的训练：将日常生活中的用品和活动通过常用的字、图片或照片表示出来，适用于口语及书写交流都很困难，但有一定的认识文字和图画能力的患者。关键是要训练患者根据交流板的内容指出何时、去何地、做什么，应根据患者的需要和不同的环境设计不同的交流板或交流手册。

患者通过交流板或交流手册表明自己的意图，以达到与人交流的目的。

④电脑交流设备：包括发音器、电脑说话器、环境控制系统等。

6）中医康复护理：中医针刺采用舌针、头针配合体针治疗失语症，可疏通经络、调整阴阳、行气化痰、醒脑开窍，疗效显著。临床研究表明，舌针直接针刺舌体、舌底穴位（金津、玉液），间接针刺舌体穴位（廉泉等），可促进构音、吞咽和舌肌运动功能的恢复，从而改善语言功能；针刺头针治疗区可促进脑局部血液循环，改善脑电活动，激活脑言语功能。

7）其他训练：计算练习、查字典、唱歌、游戏等，均按患者失语的程度进行。

3. 健康教育

（1）家庭康复指导：先向患者及其家属说明言语治疗的目的、内容和方法，康复过程的持久性以及训练过程中的注意事项。在治疗期间，既要对患者的个别训练及自我训练进行指导，又要对家属进行家庭训练指导。

（2）训练指导：为提高患者训练的积极性，应减少干扰，使患者注意力集中，训练过程中禁止外人参与，并按康复训练的要求执行。了解患者康复进展情况，鼓励患者尽力配合。

（3）心理指导：了解患者的思想动态，向其说明训练的重要性和必要性，对患者的每一点进步都应给予肯定和鼓励。

（4）家庭支持：减少家庭或社会的压力，经常与家属或有关人员沟通，向其说明训练的积极意义及对患者生存质量的影响，争取他们的支持与配合。

二、构音障碍

（一）概　念

1. 概念　构音障碍（dysarthria）是指由发音器官神经肌肉的病变而引起发音器官的肌肉无力、肌张力异常以及运动不协调等，进而产生的发音、共鸣、韵律等言语运动控制障碍。患者通常听理解正常并能正确地选择词汇以及按语法排列词句，但不能很好地控制重音、音量和音调。凡能影响到发音器官正常发挥功能的疾病均能引起构音障碍，最常见的病因是脑血管疾病，其中脑卒中所致的构音障碍的发生率为30%～40%，构音障碍也可能是脑局部缺血首发及常见的临床表现之一。

构音是指自胸腔呼出的气流经过声带的振动，再经唇、舌、腭、咽等构音器官的摩擦或阻断等动作以发出语音的过程，由呼吸运动、发声运动和调音运动三部分共同协调完成。当发音器官的运动力量、运动协调性、运动方向等出现异常就可表现出构音障碍。

2.分类 构音障碍通常分为运动性构音障碍、器质性构音障碍、功能性构音障碍三大类，其中运动性构音障碍又分为痉挛型、迟缓型、运动失调型、运动过多型、运动过少型及混合型6种类型。脑卒中后最常见的是运动性构音障碍。

（二）临床表现

构音障碍常表现为发声困难、发音不准、咬字不清、音量音调及速度节律等异常和鼻音过重等言语听觉特征的改变。由于不同疾病的病变部位不同，所以会产生不同的症状。

1.运动性构音障碍

（1）痉挛型构音障碍（spastic dysarthria）：由上运动神经元损伤后构音肌群的肌张力增高及肌力减退所致，表现为说话缓慢费力，字音不清，鼻音较重，缺乏音量控制，音调低、单音调、音质嘶哑，常有用力挤压声，为声带过分紧张而振动不规则所致；舌交替运动减退，说话时舌、唇运动差，软腭抬高减退，可出现吸吮反射、下颌反射。若为双侧内囊血管病变、痉挛性脑瘫、运动神经元性疾病、多发性硬化等，则常伴有吞咽困难和强哭强笑等情绪控制失调表现。

（2）迟缓型构音障碍（flaccid dysarthria）：由下运动神经元损伤如颅神经核、颅神经、周围神经纤维病变，或肌病的构音肌群迟缓无力、软瘫、肌萎缩造成。临床表现为说话时鼻音过重，可闻气体自鼻孔溢出声及吸气声。呼气发音时因鼻腔漏气导致语句短促、低音调、音量减弱、字音不清，主要是咽肌软腭瘫痪，呼气压力不足，使辅音发音无力和舌下神经、面神经支配的舌、唇肌肉活动受损而导致不能正确地发出语音。伴发症状可有舌肌颤动与萎缩呈束状。舌肌与口唇动作缓慢及软腭上抬不全，并可见咽肌软腭瘫痪的代偿性鼻翼收缩和搞怪样面部动作。吞咽困难，进食易呛，食物常从鼻孔流出。唇闭合差，唇外展异常，流涎，舌抬高困难或不能抬高，舌在休息状态异常，两侧运动差。

（3）运动失调型构音障碍（ataxic dysarthria）：是因小脑或其脑干内传导束

病变所致，表现为构音肌群运动范围及运动方向的控制能力差。通常出现间歇性的发音障碍，表现为言语无节奏，音高和音量无规律，字音常突然发出；或是间歇停顿不当，声音延长，音节重音均等，字词之间的间歇延长，言语速度减慢。

（4）运动过多型构音障碍（hyperkinetic dysarthria）：由锥体外系病变所致，表现为发音高低、长短、快慢不一，可突然开始或中断，类似运动失调型构音障碍，实为构音肌不自主运动造成。嗓音嘶哑、紧张，音量变化过大，元音歪曲。因言语速度减慢，音调、音量变化降低，词之间的停顿延长以及不恰当的沉默而造成韵律异常。

（5）运动过少型构音障碍（hypokinetic dysarthria）：也是由锥体外系病变所致，如帕金森病。因构音肌群的不自主运动和肌张力改变，主要是构音肌群强直造成发音低平、单调，可有颤音及第一字音的重复，似口吃，语音语调差，言语速度加快，在有限范围内的快速言语运动，音量控制差，音量小，发声时间缩短，舌抬高差，说话时舌运动不恰当，流涎。有些学者将运动过多型与运动过少型构音障碍合称为运动障碍型构音障碍。

（6）混合型构音障碍（mixed dysarthria）：由上、下运动神经元病变，如肌萎缩性侧索硬化、多发性卒中造成，表现为舌抬高，舌交替运动减弱，低音调，声音嘶哑，用力挤压声，明显的鼻音，唇运动差，发声时间缩短，言语速度缓慢。由于病变部位不同，可出现不同类型的混合型构音障碍。

2. 器质性构音障碍　器质性构音障碍是由于构音器官的形态异常导致功能异常而出现的构音障碍，如先天性唇腭裂、先天性面裂、巨舌症外伤致构音器官形态及功能损伤，神经疾患致构音器官麻痹、先天性腭咽闭合不全等。主要表现为口语的发生和发展的迟缓，或一直无主动性语言，只能被动地用简单词语回答问题，同时多伴有智力方面的缺陷，这类语言障碍很难治疗。

3. 功能性构音障碍　构音器官无形态异常或运动功能异常，听力在正常水平，构音已固定化。原因可能与语音的听觉接受、辨别、认知因素，获得构音动作技能的运动因素以及语言发育的某些因素有关，大多数患者通过构音训练可以完全治愈。临床表现为错误构音呈固定状态，如在正常语言发育中见到的构音错误，呼出气流不是从口腔中部而是由侧方漏出；齿音的构音后移，成为腭化构音；声母、韵母的歪曲、省略；用舌背闭锁口腔，从鼻腔发出气流和声音。

（三）评　定

对有构音障碍的患者，除了观察患者发音器官的功能是否正常外，还可以通过仪器对构音器官进行检查，包括评定发音器官的神经反射、运动功能、言语功能等方面。①反射：通过观察患者的咳嗽反射、吞咽动作和流涎情况来判断。②发音器官：观察患者在静坐时的呼吸情况，能否用嘴呼吸，说话时有无气短。口唇在静止状态时的位置，鼓腮、发音和说话时口唇动作有无异常。颌、软腭、喉和舌在静止状态的位置和发音，以及说话时的动作有无异常。③言语：通过读字、读句、会话评定发音、语速和口腔动作有无异常。

常用的评定方法包括构音器官功能检查和实验室检查。

1. 构音器官功能检查

（1）听声音。听患者说话时的声音特征。

（2）观察运动及呼吸情况。观察患者的面部如唇、舌、颌、腭、咽、喉部在安静及说话时的运动情况以及呼吸状态。

（3）让患者做各种言语肌肉的随意运动以确定有无异常。常用的检查方法是英国布里斯托尔市弗朗蔡医院 Pamela 博士编写的评定方法，国内有河北省人民医院根据汉语特点改良的 Frenchay 构音障碍评定方法。

2. 实验室检查　包括嗓音频谱分析、肌电图检查、光纤腭咽喉内镜检查、电视荧光放射照相术等。其中，频谱分析是对言语的音频进行研究的方法，该方法提供了大量有关音频信号的特征，是较客观的检查方法。

（四）处理原则

1. 正确选择训练方法　应根据患者的病史、临床表现、临床诊断及构音障碍评定的结果选择适宜的训练方法。训练方法一定要正确，以免长时间错误训练的效果不佳影响到患者的自信心。

2. 尽早训练　训练应及早进行，以防止肌肉长期失用进而萎缩。

3. 合适的训练时机　训练应在患者意识清醒，情感和心理状态正常的情况下进行。

（五）康复护理

1. 常见的护理诊断/问题

（1）言语障碍　与脑血管意外、颅脑损伤、发音器官病损等有关。

（2）沟通障碍　与患者言语障碍有关。

（3）焦虑或抑郁　与言语障碍导致的交流困难有关。

（4）情景性自我贬低　与情绪抑郁、无价值感有关。

2. 护理措施

（1）言语障碍的一般护理同失语症。

（2）心理护理同失语症。

（3）康复训练的护理：

1）康复训练目标：①轻度构音障碍患者的治疗目标是在保持言语可懂度的同时训练最佳的交流效果和自然度。②中度构音障碍患者常能用言语作为交流方法，但不能被人完全理解，其治疗目标是建立最佳的言语可懂度。③重度构音障碍患者的言语可懂度降低到在通常情况下不能用言语进行交流，其治疗目标是建立交流的有效方式或采用代偿手段进行交流。

2）康复训练方法：言语的发生与神经和肌肉控制、身体姿势、肌张力、肌力和运动协调有密切的关系。这些方面的异常都会影响言语的质量。康复应从修正这些状态开始，以促进言语的改善。按评定结果选择治疗顺序，一般情况下，按呼吸、喉、腭、腭咽区、舌体、舌尖、唇、下颌运动逐个进行训练。首先要分析以上结构与言语产生的关系，然后决定康复先由哪一部分开始，根据构音器官和构音评定的结果决定康复顺序和方法。构音器官评定所发现的异常部位即构音训练的重点部位。应遵循由易到难的原则进行训练。

①松弛训练：痉挛型构音障碍的患者，往往存在咽喉肌群紧张和肢体肌张力增高的情况，通过松弛训练，先使全身放松，继而发音肌群也随之放松。训练时要求环境安静，护理人员言语轻柔，语速缓慢，语调平稳。为保持气氛的平静、舒缓，也可播放一些舒缓的轻音乐。患者取卧位或坐位，闭目，精神集中于放松的部位，听指令进行全身各部位的松弛训练。这些动作不必严格遵循固定的顺序，可根据患者的具体情况，重点进行某部位的松弛训练，鼓励患者通过对比身体各部位的紧张和放松，体验松弛感。

②呼吸训练：呼吸气流的量和呼吸气流的控制是正确发声的基础，让气流在声门下和口腔内形成一定的压力才能产生理想的发声和构音，因此呼吸训练十分重要。

姿势：训练时采用坐位或卧位。坐位时躯干要直（踝关节90°，膝关节90°，髋关节90°），双肩要平，头保持正中位。仰卧位时，双下肢屈曲，腹部放松。患者双臂上举时吸气，放松时呼气，以协调呼吸动作。

手法介入：护理人员站在患者身后，患者放松并平稳地呼吸，护理人员的手平放在患者的上腹部，在呼气末时，随着患者的呼气动作平稳地施加压力，通过横膈的上升运动延长呼气时间，增加呼气力量。注意手法要轻巧，老年人或伴有骨质疏松的患者不宜采用此法。

吹气训练：在一个标有刻度的透明玻璃杯里装上1/3的水，把吸管放入水中，让患者对着吸管吹气，主要指标是训练气泡到达的刻度以及吹泡持续的时间，用以增加患者的气流量。

生物反馈：生物反馈技术可以使患者通过视觉看到呼吸期间胸廓的周期性运动，从而调节呼吸运动，建立恰当水平的声门下气压。

③构音器官运动训练：根据构音障碍评价检查结果，可以发现几乎所有构音障碍的患者都存在构音器官运动的异常，这些异常包括运动的力量、范围、准确性、速度等。构音器官的运动对产生准确、清晰的发音十分重要。患者训练时要面对镜子，以利于患者进行模仿和纠正自己的动作。对于重症患者，可以用压舌板和手法协助完成。另外，可以用冰块摩擦面部、唇、舌、软腭等部位以促进运动。具体包括：

下颌关节运动训练：包括下颌的开闭、前伸以及向左右两边的移动训练，注意需要保持下颌关节的最大运动范围。

唇运动训练：包括缩唇、咂唇、唇外展、鼓腮等训练，注意唇运动的范围和唇的力量。

舌运动训练：包括伸舌、缩舌、卷舌，舌的抬高、左右摆动、环行运动训练，注意舌的灵活性。

软腭的抬高训练：软腭运动无力和运动的不协调会导致共鸣异常和鼻音过重。提高软腭运动能力的具体方法有轻叹气、重复发"a"音、重复发爆破音、用细毛刷或冰块直接刺激软腭等。

交替运动训练：交替进行张口和闭口、噘嘴和龇牙、伸舌和缩舌、舌的左右摆动等，要求尽快地重复进行。

④发音训练：患者先做无声的构音运动，最后轻声引出靶音。原则上先训练发元音，然后发辅音，辅音先从双唇音开始，待能发辅音后，将已掌握的辅音和元音相结合，也就是发无意义的音节，比较熟练后，再采取元音加辅音再加元音的形式，最后过渡到单词和句子的训练。发音训练由易到难，注意音量和音调的控制。

⑤克服鼻音化的训练：鼻音化形成的原因是软腭运动不充分，腭咽不能适当闭合，将鼻音以外的音发成鼻音。主要的治疗目的是加强软腭肌肉的强度，具体治疗方法有"推撑"疗法和引导气流法。"推撑"疗法具体做法是患者两手掌放在桌面上向下推，或两手掌相对推的同时发"a""ao"等音。随着一组肌肉的突然收缩，其他肌肉也趋向收缩，增加了腭肌的功能。另外，训练发舌后音如"g""k"等也可以加强软腭肌力。引导气流法是引导气流通过口腔，减少鼻漏气，如吹吸管、吹乒乓球、吹哨子、吹纸张，都可用来训练集中和引导气流。可制作一张中心有洞或靶心的纸，用手拿着接近患者的嘴唇，让患者通过发"u"的声音去吹洞或者靶心，当患者持续发音时，把纸慢慢移向远处，一方面可以引导气流，另一方面可以训练患者延长呼气。

⑥克服费力音的训练：费力音是由声带过分内收所致，听起来喉部充满力量，声音好似从里面挤出来似的。主要治疗目的是让患者掌握容易的发音方式，打哈欠是很有效的方法。让患者在打哈欠状态下发声，理论上打哈欠可以完全打开声带，防止声带过分内收。开始时，让患者打哈欠并随之呼气，继而在打哈欠的同时指导患者发出词和短句。

⑦克服气息音的训练：气息音的产生是由声门闭合不充分引起的，主要训练方法是让患者发声时关闭声门。"推撑"疗法可以促进声门闭合，另一种方法是利用发元音和双元音的方法来产生词、词组和句子。

⑧语速训练：减慢说话的速度，使患者有足够的时间可以完成每个音的发音动作，从而明显改善言语的清晰度。可以利用节拍器控制速度，节拍器的速度根据患者的具体情况决定。如果没有节拍器，也可让护理人员有节律地轻拍桌子，患者随着节律进行训练。

⑨语音语调训练：大部分构音障碍的患者表现为发音不清和音调异常，如单一音调、高音调、低音调。训练时，护理人员指导患者找准每个音的构音位置，患者可以通过镜子检查自己的口腔动作是否与护理人员做的口腔动作一致，必要时护理人员还可以画出口型图，告诉患者舌、唇、齿的位置以及气流的方向和大小以增加患者语音清晰度。音调问题则可以通过四声的训练以及配合乐器的音阶变化来训练。此外，唱歌训练也很有效。

⑩替代方法：重度构音障碍的患者由于言语功能严重受损，即使经过语言治疗也难以进行言语交流，为了使这部分患者能进行社会交流，可以根据患者的具体情况选择和设置一些替代言语交流的方法，并予以训练。具体方

法参考失语症代偿方式的利用和训练。

（4）康复训练过程中应注意：除按照言语障碍康复治疗过程中的护理进行外，护理上还应注意以下几点。

①患者的构音障碍一般是由言语肌肉无力或不协调所引起，多表现为发音不准，吐字不清，语调、速度、节奏等异常，常常发出单调缓慢的语音。护理人员应耐心琢磨其表达的意思，直到理解为止。

②为使患者早日康复，护理人员要利用与患者接触的一切机会给予训练性的指令，训练过程中不可使患者过度疲劳，以免影响其继续训练的信心。

③为改进患者的发音技巧，在交谈时，应有意进行对其谈话清晰度的训练，如缓慢地复述容易听懂的语言，或是借助手势、表情等非言语交流方式，鼓励患者说话。

（5）中医康复护理：传统医学疗法主要应用针灸和中药的治疗。其中针灸治疗采用颈针、舌针和体针的方法。常用的穴位有风池、廉泉、哑门、丰隆、三阴交、玉液、金津、大迎穴等。而中药治疗方面，研究表明利用解语丹、中药制剂如白附子、远志、石菖蒲、蝉蜕、僵蚕、干姜、姜黄等对脑卒中后构音障碍患者进行治疗，疗效显著。此外，还可以采用针药联合的方式进行治疗。

3.健康教育　同失语症。

第五节　卒中后抑郁的康复护理

一、概　述

（一）概　念

卒中后抑郁（post-stroke depression，PSD）是指发生于卒中后，表现为一系列以情绪低落、兴趣缺失为主要特征的情感障碍综合征，常伴有躯体症状。PSD 是卒中后常见且可治疗的并发症之一，如未及时发现和治疗，将影响卒中后患者神经功能的恢复和回归社会的能力。最近的流行病学资料显示，PSD 在卒中后 5 年内的综合发生率为 31%。PSD 可以发生在卒中后急性期（＜1 个月）、中期（1～6 个月）或恢复期（＞6 个月），发生率分别为 33%、33% 和

34%。大量研究发现，PSD 与卒中的不良预后密切相关，不仅可以导致住院时间延长，神经功能恢复障碍，独立生活能力丧失，甚至可以导致死亡率升高。早期识别、准确诊断和及时治疗具有十分重要的临床意义。

（二）发生原因与机制

抑郁症发病是遗传、体质、神经发育和社会心理因素共同作用的结果。家族史、婴幼儿期不良抚养方式、突发灾难和长期压力都可能成为抑郁症的促发因素。PSD 发生机制尚不清楚，目前研究的可能机制和学说主要包括如下几种：

1. **遗传机制**　临床观察发现，抑郁患者具有明显的家族遗传史。家系调查发现，抑郁症患者直系亲属的抑郁症发病率比一般人群高。研究显示，有抑郁个人和 / 或家族病史可能是 PSD 的危险因素之一。一项中国 PSD 患者的基因研究发现，5- 羟色胺（5-hydroxytryptamine，5-HT）受体 2C（serotonin receptor 2C，HTR2C）基因变异可能是中国人群 PSD 的致病机制之一。

2. **生物学机制**　研究认为 PSD 是一种器质性情感障碍，其神经生物学基础主要是 5-HT、去甲肾上腺素（norepinephrine，NE）和多巴胺（dopamine，DA）系统的失衡，在 PSD 患者的血清和脑脊液中也能发现 5-HT 明显减少。"胺类递质失衡"假说认为 PSD 的发生是因卒中后脑内某些与胺类递质相关的部位发生损伤所致，如来自于脑干，尤其是中脑的上行投射纤维遭到破坏后导致了生物胺类递质，如 5-HT、NE 和 DA 数量减少或生物活性降低，进而导致抑郁症状的发生。

3. **社会心理学说**　PSD 的致病机制中，生物—心理—社会模式被广泛接受。卒中的突然发生，使患者日常生活能力降低，神经功能缺损，社会和经济环境发生改变，导致患者心理应激障碍、心理平衡失调，可能诱导 PSD 的发生发展。研究表明，创伤后应激障碍在卒中患者中非常常见，与患者对卒中的主观感受相关，且伴随着抑郁或者焦虑样症状，其发生与 PSD 患者的神经递质，如 5-HT、NE 等改变有关。

4. **其他因素**　高龄和女性是卒中后抑郁的重要预测因素。当前多数研究从老年人独居、神经退行性病变引发的语言障碍、年龄相关并发症等角度解释年龄对 PSD 的影响。女性罹患 PSD 的概率为男性的两倍，男性 PSD 与社交功能和日常生活功能受损相关，而女性 PSD 与既往诊断为心理障碍和认知功能损害相关。

二、临床表现

PSD 的临床表现多种多样，一般分为核心症状和非核心症状。

（一）核心症状

核心症状主要包括心境抑郁或情绪低落、兴趣缺乏及乐趣丧失，这是抑郁的关键症状，诊断抑郁状态时至少应出现其中一个。心境低落表现为显著而持久的情绪低落、悲观情绪，典型病例最常见症状为昼重夜轻；兴趣缺乏表现为患者对以前热衷的各种活动丧失兴趣；乐趣丧失表现为患者无法从生活或工作学习中体验到乐趣、成就感以及愉悦感。患者表现为易疲劳或精力减退，每天大部分时间都感到生活枯燥、无意义，感到度日如年；经常想到活在世上没有什么意义，甚至生不如死；严重者有自杀的倾向。

（二）非核心症状

1. 心理症状群　可分为心理学伴随症状和精神运动性症状。

（1）心理学伴随症状：包括焦虑、自责自罪、精神病性症状（妄想或幻觉）、认知症状（注意力和记忆力下降）以及自杀观念或行为、自知力等。

（2）精神运动性症状：包括精神运动性迟滞或激越。运动性迟滞，表现为思维缓慢，反应迟钝，行动迟缓，工作效率下降；激越与之相反，表现为大脑反复回忆既往经历，处于紧张状态，行为焦躁不安等。

（3）其他：如犹豫不决、自我评价降低，无价值感。

2. 躯体症状群　主要包括睡眠障碍，如入睡难、易惊醒及早醒，食欲下降，体重减轻，性欲减退，周身不适，无精打采，胃肠功能紊乱，心慌气短，尿频、尿急等。

此外，PSD 还具有如下临床特点：①患者一般不主动叙述或掩饰自己情绪的不良体验，而多以失眠、疼痛、流泪、消化道症状、遗忘等躯体症状为主诉；②部分患者表现为依从性差，导致卒中症状加重或经久不愈；③由于PSD 患者常伴随一定的认知功能损害，所以可表现为执行功能减退、记忆力下降、注意力不集中等；④ PSD 患者的抑郁症状多为轻、中度抑郁，常伴发焦虑或者躯体化症状。

三、评 定

PSD 是卒中后常见症状，但往往被忽略，加之 PSD 的临床表现形式多样，不被关注，导致众多潜在的 PSD 患者未得到及时有效的识别、治疗。因此，对 PSD 患者进行筛查、评估和诊断显得尤为重要。应对所有卒中患者进行多时间点筛查 PSD，除询问卒中的病史外，还要着重询问患者的心境、愉快感、自卑和自责、轻生观念、迟滞、激越、注意、记忆、睡眠、食欲、体重、乏力等情况。如果患者有明显的抑郁症状风险存在，则需要花费更多的时间对患者的抑郁程度进行严格评估，必要时需对照诊断标准进一步明确诊断。但如果患者是重度 PSD，则建议请精神科医师会诊或者转诊。

（一）筛 查

PSD 可以发生在卒中急性期及康复期的任何阶段，常见于卒中后1年内，所有卒中后患者均应该考虑发生 PSD 的可能性。在筛查过程中，还应对 PSD 的风险因素进行评估，包括卒中后生存状态、功能依赖、认知损害、既往抑郁史、日常生活自理能力等，若有2个及以上的风险因素则容易发生 PSD。由于评估 PSD 的最佳时间尚未确定，故建议在卒中后的多个不同阶段都应进行 PSD 筛查，特别是在病情反复（如急性加重或经久不愈）或治疗地点变更（如从急性治疗地点转移到康复治疗地点或在回归社会前）的时候，重复筛查是十分必要的。由于目前国内卒中人群数量非常庞大，故推荐对卒中患者使用一些简便易行的问卷以筛选可能的抑郁患者，如采用90秒四问题提问法（表5-5-1）或者患者健康问卷9项（patient health questionnaire，PHQ-9）量表（表5-5-2）。若90秒四问题提问法的回答均为阳性，或 PHQ-9 量表的前两项回答为阳性，则需要使用抑郁症状评估量表进一步评估抑郁严重程度。在实际临床工作中，临床医护人员也可根据患者的具体情况和医生的经验，针对性地采用90秒四问题提问法进行询问。

表5-5-1　90秒四问题提问法

问题	阳性
过去几周（或几个月）是否感到无精打采、伤感，或对生活的乐趣减少了？	是
除了不开心之外，是否比平时更悲观或想哭？	是
经常早醒吗（事实上并不需要那么早醒来）？	是（每月超过1次以上为阳性）
近来是否经常想到活着没意思？	经常或"是"

注：如果回答均为阳性，则需要进一步的量表评估。

　　PHQ-9是一种抑郁症状自评量表，用于抑郁症状的快速筛查和症状评估。量表共包含9个项目，对应美国精神病学会制定的《精神障碍诊断和统计手册》的第4版（*Diagnostic and Statistical Manual of Mental Disorders-* Ⅳ，DSM-Ⅳ）中抑郁症的9项诊断标准。每项可选4种程度，每种程度分别对应得分0～3分，总分0～27分。结果：评分5～9分提示轻度抑郁；评分10～14分提示中度抑郁；评分15～19分提示中重度抑郁；评分20～27分提示重度抑郁。该量表的优点是简单易行，适用于各种临床环境，且具有较好的信度和效度。

表5-5-2　患者健康问卷9项（PHQ-9）

项目	频次与分值			
在过去的2周，您被下述问题困扰的频度是(请在0～3的选项中打"√")	从不（0分）	几天（1分）	天数过半（2分）	几乎每天（3分）
1. 做事时提不起劲或没有兴趣				
2. 感觉情绪低落、抑郁或绝望				
3. 入睡或保持睡眠困难，或睡太多				
4. 感觉疲倦或精力少				
5. 食欲差或暴饮暴食				
6. 自我感觉不良，或者认为自己是失败者，或让您或家人失望				
7. 无法集中精力做事，如读报或看电视				
8. 其他人已经注意到您行动或说话非常缓慢，或相反，十分烦躁或不安，比平时转动明显增多				
9. 想到您死了会更好，或以某种方式伤害自己				

（二）程度评估

对于以上筛查结果阳性的卒中患者，需进一步进行抑郁量表的评估，以判断抑郁症状的严重程度，指导临床诊断和治疗。抑郁症状评估量表分他评和自评，他评量表包括汉密尔顿抑郁评定量表（Hamilton's depression scale，HAMD）、蒙哥马利抑郁评定量表（Montgomery-Asberg depression rating scale，MADRS）等。自评量表包括Zung氏抑郁自评量表（Zung self-rating depression scale，SDS）、贝克抑郁自评问卷（Beck depression inventory，BDI）等

1. 汉密尔顿抑郁评定量表（HAMD） 是汉密顿于1960年在《神经科、神经外科和精神科杂志》上发表的，是最标准的抑郁量表之一。HAMD常用的测试内容有24个项目，大部分项目按无、轻度、中度、重度、很重5级分别评为0~4分；少部分项目按无、轻中度、重度3级分别评为0~2分（表5-5-3）。

表5-5-3　HAMD项目及分数

项目	分数	项目	分数
1. 抑郁情绪	0 1 2 3 4	13. 全身症状	0 1 2
2. 有罪感	0 1 2 3 4	14. 性症状	0 1 2
3. 自杀	0 1 2 3 4	15. 疑病	0 1 2 3 4
4. 入睡困难	0 1 2	16. 体重减轻	0 1 2
5. 睡眠不深	0 1 2	17. 自知力	0 1 2
6. 早睡	0 1 2	18. 日夜变化	0 1 2 0 1 2
7. 工作和兴趣	0 1 2 3 4	19 人格或现实解体	0 1 2 3 4
8. 迟缓	0 1 2 3 4	20. 偏执症状	0 1 2 3 4
9. 激越	0 1 2 3 4	21. 强迫症状态	0 1 2 3 4
10. 精神性焦虑	0 1 2 3 4	22. 能力减退感	0 1 2 3 4
11. 躯体性焦虑	0 1 2 3 4	23. 绝望感	0 1 2 3 4
12. 胃肠道症状	0 1 2	24. 自卑感	0 1 2 3 4

总分能较好地反映病情严重情况：总分<8分，没有抑郁症状；>20分，可能是轻或中度的抑郁；>35分，可能为严重抑郁。

注意事项：①此量表适用于具有抑郁症状的成年患者。②应由经过培训的两名评定者对患者进行HAMD联合检查。③一般采用交谈与观察的方式，

检查结束后，两名评定者分别独立评分。④量表中第8、9、11项，依据对患者的观察进行评定，其余各项则根据患者自己的口头叙述评分；第1项需两者兼顾；另外，第7、22项，需要向患者及其家属或病房工作人员收集资料；而第16项最好是根据体重记录，也可根据患者主诉及其家属或病房工作人员所提供的资料来评定。

2. 蒙哥马利抑郁评定量表（MADRS） MADRS是临床上应用广泛的抑郁症状他评量表之一。该量表虽评分相对简单，但对患者的症状变化较敏感，可以反映抗抑郁治疗的效果，监测患者的病情变化。量表共10项，总分60分，评分越高，抑郁的程度越高（表5-5-4）。MADRS＜12分提示无抑郁症状，12≤MADRS＜22提示轻度抑郁，22≤MADRS＜30提示中度抑郁，MADRS≥30提示重度抑郁。

表5-5-4 蒙哥马利抑郁评定量表

项目	评分标准
1. 观察到的抑郁	0＝无 1 2＝看起来是悲伤的，但能使之高兴一些 3 4＝突出的悲伤忧郁，但其情绪仍可受外界环境影响 5 6＝整天抑郁，极度严重
2. 抑郁主诉	0＝在日常心境中偶有抑郁 1 2＝有抑郁或情绪低沉，但可使之愉快些 3 4＝沉湎于抑郁沮丧心境，但环境仍可对心境有些影响 5 6＝持久不断的深度抑郁沮丧
3. 内心紧张	0＝平静，偶有瞬间的紧张 1 2＝偶有紧张不安及难以言明的不舒服感 3 4＝持久的内心紧张，或间歇呈现的恐惧状态，要花费相当努力方能克制 5 6＝持续的恐惧和苦恼，极度惊恐

项目	评分标准
4. 睡眠减少	0＝睡眠如常 1 2＝轻度入睡困难，或睡眠较浅，或时睡时醒 3 4＝睡眠减少或睡眠中断 2 小时以上 5 6＝每天睡眠总时间不超过 2 ～ 3 小时
5. 食欲减退	0＝食欲正常或增进 1 2＝轻度食欲减退 3 4＝没有食欲，食而无味 5 6＝不愿进食，需他人帮助
6. 注意力集中困难	0＝无 1 2＝偶有思想集中困难 3 4＝思想难以集中，以致干扰阅读或交谈 5 6＝完全不能集中思想，无法阅读
7. 乏力	0＝活动发动并无困难，动作不慢 1 2＝有始动困难 3 4＝即使简单的日常活动也难以发动，需花很大努力 5 6＝完全呈懒散状态，无人帮助什么也干不了
8. 无感受能力	0＝对周围的人和物的兴趣正常 1 2＝对日常趣事的享受减退 3 4＝对周围不感兴趣，对朋友和熟人缺乏感情 5 6＝呈情感麻木状态，不能体验愤怒、悲痛和愉快，对亲友全无感情

续表

项目	评分标准
9. 消极悲观	0 ＝无 1 2 ＝时有时无的失败、自责和自卑感 3 4 ＝持久的自责或肯定的但尚近情理的自罪，对前途悲观 5 6 ＝自我毁灭、自我悔恨或感罪恶深重的妄想，荒谬绝伦、难以动摇的自我谴责
10. 自杀意念	0 ＝无 1 2 ＝对生活厌倦，偶有瞬间即逝的自杀念头 3 4 ＝感到不如死了的好，常有自杀念头，认为自杀是一种可能的自我解决的方法，但尚无切实的自杀计划； 5 6 ＝已拟适合时机的自杀计划，并积极准备

3.Zung 抑郁自评量表（SDS） 是由美国医生 Zung 于 1965 年编制的。该量表能全面、准确、迅速地反映被试者的抑郁状态及有关症状的严重程度和变化。该量表的使用方法是受试者根据自身感受自行填表，然后由专业人员或受试者自己进行分数计算，评定所需时间一般为 10 分钟（表5-5-5）。

表5-5-5　Zung 抑郁自评量表（SDS）

项目	无或偶尔	有时	经常	持续
1. 我觉得闷闷不乐，情绪低沉	1	2	3	4
2. 我觉得一天之中早晨最好	4	3	2	1
3. 我一阵阵地哭出来或觉得想哭	1	2	3	4
4. 我晚上睡眠不好	1	2	3	4
5. 我吃的跟平常一样多	4	3	2	1
6. 我与异性亲密接触时和以往一样感觉愉快	4	3	2	1
7. 我发觉我的体重在下降	1	2	3	4

续表

项目	无或偶尔	有时	经常	持续
8. 我有便秘的苦恼	1	2	3	4
9. 我心跳比平时快	1	2	3	4
10. 我无缘无故地感到疲乏	1	2	3	4
11. 我的头脑跟平常一样清楚	4	3	2	1
12. 我觉得经常做的事情并没有困难	4	3	2	1
13. 我觉得不安而平静不下来	1	2	3	4
14. 我对将来抱有希望	4	3	2	1
15. 我比平常容易生气、激动	1	2	3	4
16. 我觉得做出决定是容易的	4	3	2	1
17. 我觉得自己是个有用的人，有人需要我	4	3	2	1
18. 我的生活过得很有意思	4	3	2	1
19. 我认为如果我死了别人会生活得好些	1	2	3	4
20. 平常感兴趣的事我照样感兴趣	4	3	2	1

结果：将 SDS 的各项得分相加得到粗分，用粗分乘以 1.25，取积的整数部分即得标准分。标准分的分界值为 50 分：标准分＜50 分为正常；50～59 分为轻度抑郁状态；60～69 分为中度抑郁状态；大于 70 分为重度抑郁状态。

注意事项：①量表由评定对象自行填写，在自评前要清楚填写方法及每条问题的含义，并做出独立的、不受任何影响的自我评定。②如果评定对象的文化程度低，不能理解或看不懂量表问题的内容，可由工作人员逐条读给评定者，让评定者独自做出评定。③量表中的每一个问题都需要填写答案，不可遗漏，以免影响评定结果的准确性。

4. 贝克抑郁自评问卷（BDI） 是国外临床心理学中用于评估正常大学生抑郁状况的最广泛的量表。BDI 仅限于心境测量，不能反映抑郁症的其他侧面，最好将 BDI 与其他诊断量表及观察量表结合使用。BDI 可用于临床和科研检测严重的抑郁症状或鉴别是否患有抑郁症（表 5-5-6）。

表5-5-6　贝克抑郁自评问卷（BDI）

项目	0分	1分	2分	3分
1	我不感到悲伤	我感到悲伤	我始终悲伤，不能自制	我太悲伤或不愉快，不堪忍受
2	我对将来并不失望	对未来我感到心灰意冷	我感到前景暗淡	我觉得将来毫无希望，无法改善
3	我没有感到失败	我觉得比一般人失败要多一些	回首往事，我能看到的是很多次失败	我觉得我是一个完全失败的人
4	我和以前一样，从各种事件中得到满足	我不象往常一样从各种事件中得到满足	我不再能从各种事件中得到真正的满足	我对一切事情都不满意或感到枯燥无味
5	我不感到罪过	我在相当部分的时间里感到罪过	我在大部分时间里觉得有罪	我在任何时候都觉得有罪
6	我没有觉得受到惩罚	我觉得可能受到惩罚	我预料将受到惩罚	我觉得正受到惩罚
7	我对自己并不失望	我对自己感到失望	我对自己感到讨厌	我恨我自己
8	我觉得我并不比其他人更不好	我对自己的弱点和错误要批判	我在所有的时间里都责备自己的过错	我责备自己把所有的事情都搞砸了
9	我没有任何想弄死自己的想法	我有自杀的想法，但我不会去做	我想自杀	如果有机会我就自杀
10	我哭泣和往常一样	我比往常哭得多	我现在一直要哭	我过去能哭，但现在要哭也哭不出来
11	和过去相比，我现在生气并不多	我现在比往常更容易生气发火	我觉得现在所有的时间都容易生气	过去使我生气的事，现在一点也不能使我生气了
12	我对其他人没有失去兴趣	和过去相比，我对别人的兴趣减少了	我对别人的兴趣大部分失去了	我对别人的兴趣已全部丧失了
13	我做决定和过去一样好	我推迟做出决定比过去多了	我做决定比以前困难大得多	我再也不能做出决定了

续表

项目	0分	1分	2分	3分
14	我觉得看上去我的外表并不比过去差	我担心看上去我显得老了，没有吸引力了	我觉得我的外貌有些固定的变化，使我难看了	我相信我看起来很丑陋
15	我工作和以前一样好	要着手做事，我现在要额外花些力气	无论做什么事我必须努力	我什么工作也不能做了，催促自己才行
16	我睡觉与往常一样好	我睡觉不如过去好	我比往常早醒1～2小时，难以再入睡	我比往常早醒几个小时，不能再入睡
17	我并不感到比往常更疲乏	我比过去更容易感到疲乏	几乎不管做什么，我都感到疲乏无力	我太疲乏无力了，不能做任何事情
18	我的食欲与往常一样	我的食欲不如过去好	我现在的食欲差得多了	我一点也没有食欲了
19	最近我的体重并无很大减轻	我的体重下降了5磅（约2.25 kg）以上	我的体重下降了10磅以上	我的体重下降了15磅以上
20	我对最近的健康状况并不比往常更担心	我担心身体上的问题，如疼痛、胃不适或便秘	我非常担心身体问题，想别的事情很难	我对身体问题如此担忧，以致不能想其他任何事情
21	我没有发现我对性的兴趣最近有什么变化	我对性的兴趣比过去降低了	现在我对性的兴趣减退了许多	我对性的兴趣已经完全丧失

结果：0～4分为无抑郁，5～7分为轻度抑郁，8～15分为中度抑郁，16分以上为重度抑郁。

注意事项：①同其他自评量表一样，一定要让被试者对评定方法了解清楚后，方可开始评定；②一定要强调评定的时间范围，本量表评定一周内（包括今天）的情绪或心情；③一般而言，本量表不适合文盲和低教育人群。

除了常规的抑郁评估量表，还有一些适合特殊人群的评估量表，如适用于老年患者的 Geriatric 抑郁评级量表（Geriatric depression screening scale），适用于失语患者包括中风失语症患者的抑郁调查表10（stroke aphasic depression questionnaire-10，SADQ-10），失语症抑郁量表等。

（三）诊　断

《卒中后抑郁临床实践的中国专家共识》推荐的 PSD 诊断标准为，同时满足以下条件的患者可诊断为 PSD：

（1）至少出现以下 3 项症状（同时必须符合第①项或第②项症状中的一项），且持续 1 周以上。

①经常发生的情绪低落（自我表达或者被观察到）；②对日常活动丧失兴趣，无愉快感；③精力明显减退，无原因的持续疲乏感；④精神运动性迟滞或激越；⑤自我评价过低，或自责，或有内疚感，可达妄想程度；⑥缺乏决断力，联想困难，或自觉思考能力显著下降；⑦反复出现想死的念头，或有自杀企图 / 行为；⑧失眠，或早醒，或睡眠过多；⑨食欲不振，或体重明显减轻。

（2）症状引起有临床意义的痛苦，或导致社交、职业或者其他重要功能方面的损害。

（3）既往有卒中病史，且多数发生在卒中后 1 年内。

（4）排除某种物质（如服药、吸毒、酗酒）或其他躯体疾病引起的精神障碍（如适应障碍伴抑郁心境，其应激源是一种严重的躯体疾病）。

（5）排除其他重大生活事件引起的精神障碍（如离丧）。

备注：如果第（1）项中，患者出现了 5 个以上的症状，且持续时间超过 2 周，可考虑为重度 PSD。

四、处理原则

PSD 既与卒中脑损害及伴随的认知损害、功能残疾、生活质量下降等有关，又与既往情感障碍病史、人格特征、应对方式、社会支持等社会心理因素有关，因此应综合运用心理治疗、药物治疗、康复训练等多种治疗手段，以期达到最佳的治疗效果。在参照循证医学证据的同时，充分遵循个体化治疗的原则并考虑风险因素及患者及其家属的意愿等，选择治疗手段及治疗药物。应注意监控和评估治疗的依从性、疗效、不良反应及症状复发的可能性。PSD 患者如出现以下情况之一，建议请精神科医师会诊或转诊精神科治疗：①重度 PSD；②伴有自杀风险（自杀想法和 / 或自杀行为）；③治疗效果不明显，如复发性抑郁、难治性抑郁或抑郁症状迁延难治等；④伴有精神病性症状。中国卒中后抑郁障碍规范化诊疗指南如图5-5-1所示。

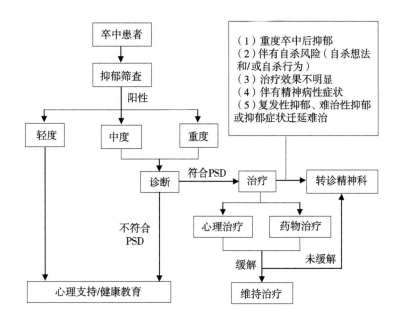

图5-5-1 中国卒中后抑郁障碍规范化诊疗指南

1.心理治疗 所有卒中患者都应获得个体化的心理支持、健康教育等。对于PSD症状较轻且不伴认知与交流障碍者，可考虑订单一心理治疗，而对于症状较重而严重影响卒中康复、日常生活及社会功能者以及心理治疗疗效不佳者，可考虑行药物治疗和／或联合心理治疗。认知行为治疗（cognitive-behavioral therapy，CBT）、动机性访谈和问题解决疗法（problem-solving psychotherapy，PST）可用于用药依从性差、药物应答不良或不宜使用药物治疗的PSD患者。心理治疗当属首选，此外，其他辅助治疗手段，如听音乐、放松训练、冥想、锻炼等也可尝试用于PSD患者。

2.药物治疗 药物治疗以缓解症状、提高生活质量和预防复发为目标。在个体化基础上，综合考虑风险因素（如癫痫、跌倒和谵妄）和药物的不良反应来选择抗抑郁药物。在治疗过程中，应监控和评估药物治疗的依从性、疗效、不良反应、症状的变化等。治疗剂量应个体化，初始剂量为最小推荐初始剂量的1/4～1/2，缓慢增减；药物治疗要足量、足疗程，抑郁症状缓解后应维持治疗4～6个月甚至6个月以上，以预防复发。药物正规治疗后4～6周抑郁症状无明显改善者，考虑请精神科医师会诊。

（1）选择性5-羟色胺再吸收抑制剂（selective serotonin reuptake inhibitor，SSRI）：此类药物能选择性抑制突触前5-HT能神经末梢对5-HT的再摄取而产生疗效，为目前一线抗抑郁药，临床代表性的药物包括舍曲林、艾司西酞普兰、西酞普兰、氟西汀、氟伏沙明、帕罗西汀。基于经典抑郁最新的循证医学证据显示，舍曲林和艾司西酞普兰的疗效和安全性均优于其他SSRI药物，且舍曲林在老年卒中患者中的配伍禁忌较少，故推荐为首选的SSRI类抗抑郁药。对于PSD，推荐舍曲林常规剂量为50～100 mg/d；艾司西酞普兰常规剂量为10 mg/d；西酞普兰常规剂量为10～20 mg；氟西汀常规剂量为20～40 mg/d；帕罗西汀常规剂量为20～40 mg/d；氟伏沙明常规剂量为100～200 mg/d。初始剂量建议为最小常规剂量的1/4～1/2，缓慢加量。SSRI的常见不良反应有恶心、呕吐、便秘或腹泻，但多数可耐受，且治疗数周后逐渐减轻或消失；少数患者会出现口干、食欲减退或食欲增加、失眠或嗜睡、出汗、头晕、性欲减退等。禁忌证：所有的SSRI过敏或正在服用单胺氧化酶抑制剂（monoamine oxidase inhibitors，MAOI）的患者。有癫痫症的患者和活动性颅内出血的患者慎用。

（2）5-羟色胺去甲肾上腺素再摄取抑制剂（serotonin-norepinephrine reuptake inhibitor，SNRI）：此类药物具有5-HT和NE双重再摄取抑制作用，代表药物有文拉法辛和度洛西汀。文拉法辛常规剂量为75～225 mg/d；度洛西汀常规剂量为60～120 mg/d。不良反应有消化道症状、口干、性欲减退、便秘、恶心、失眠、头晕、焦虑、多汗等。禁忌证：过敏或正在服用MAOI的患者。有癫痫症者慎用。

（3）去甲肾上腺素（norepinephrine，NE）及特异性5-HT能抗抑郁剂（noradrenergic and specific serotonergic antidepressant，NaSSA）：此类抗抑郁剂通过增强NE、5-HT递质并特异阻滞5-HT$_2$、5-HT$_3$受体，拮抗中枢NE能神经元突触前膜 α_2 受体及相关异质受体来发挥作用，代表药物为米氮平，常规剂量为15～45 mg/d。推荐初始剂量为7.5 mg/d，缓慢加量。常见不良反应：口干、镇静、食欲减退或食欲增加。

（4）三环类抗抑郁剂：三环类药物是紧接MAOI之后的另一类抗抑郁药。20世纪50年代以后，三环类抗抑郁剂（tricyclic antidepressant，TCA）已成为抑郁患者的首选治疗手段，取代MAOI，TCA药物疗效与SSRI相似，但其不良反应影响了三环类药物的临床应用。因其疗效好且价格低廉，同样也作为 PSD 的药物治疗选择之一。TCA 药物以阿米替林、丙咪嗪、氯米帕明、多塞平为代表药物，剂量应个体化，初始剂量为最小推荐剂量的 1/4～1/2，缓慢加量，剂量较大时，需分次服用。但 TCA 不良反应较其他新型抗抑郁药更为明显，使用时需注意以下不良反应：口干、视物模糊、便秘、体位性低血压、心动过速，以及嗜睡、体重增加、锥体外系症状、性功能减退、自主神经紊乱等。不良反应较重者，宜减量、停药或换用其他药物。

（5）其他：可用于 PSD 的药物曲唑酮具有 5-HT$_{2A}$ 受体拮抗和选择性 5-HT 和去甲肾上腺素再摄取抑制作用，此外还有相对较强的组胺 H$_1$、肾上腺素 α$_2$ 受体拮抗作用，常规剂量 50～100 mg/d。不良反应较三环类少，常见有嗜睡、头昏、头痛、视物模糊、口干、便秘、体位性低血压等。黛力新是氟哌噻吨美利曲辛复方制剂，常用于抑郁合并焦虑的治疗，常用剂量 1～2 片 / 天（每片含氟哌噻吨 0.5 mg 和美利曲辛 10 mg），常见不良反应为睡眠障碍、头晕、震颤和胃肠道不适。

（6）中药制剂：抗抑郁的中药制剂代表药物有乌灵胶囊和舒肝解郁胶囊。乌灵胶囊具有镇静、安神、抗焦虑抑郁作用，作用机制可能是使脑摄取谷氨酸和抑制性神经递质 γ- 氨基丁酸（γ-aminobutyric acid，GABA）的数量增加，使其合成增加，同时还能提高大脑皮质对 γ- 氨基丁酸受体的结合活性，明显增强中枢的镇静作用。乌灵胶囊单用或联合抗抑郁药治疗 PSD 均有效，轻度抑郁可以单用乌灵胶囊，中重度抑郁可以使用乌灵胶囊联合抗抑郁药（西酞普兰、舍曲林、帕罗西汀等）治疗。舒肝解郁胶囊是由贯叶金丝桃（也称圣约翰草）、刺五加组成的复方中药制剂，其抗抑郁机制可能为抑制中枢对多巴胺、5- 羟色胺、去甲肾上腺素等神经递质的再摄取，使突触间隙神经递质浓度升高及影响可溶性 N- 乙基顺丁烯二酰亚胺敏感融合蛋白（N-ethylmateimide-sensitive fusion protein，NSF）附着蛋白及其受体，促进囊泡转运和释放，增加突触间隙神经递质水平。舒肝解郁胶囊治疗轻中度 PSD 患者有较好疗效，且舒肝解郁胶囊不良反应较少。

3. **重复经颅磁刺激治疗**(repetitive transcranial magnetic stimulation，rTMS） 是抗抑郁治疗的一种新手段，具有非侵入性、无痛性和安全性的特点。对抗抑郁剂治疗无效的患者可尝试该治疗方法。

4. **电休克治疗** 随着无抽搐电休克治疗的出现与推广，这一疗法在临床上应用越来越广泛。具有严重自杀念头、对药物不能耐受和难治性 PSD 患者可选用电休克治疗，但电休克治疗常导致或加重认知功能障碍，故不作为卒中后抑郁的首选治疗。

5. **卒中后抑郁伴发其他精神疾病的治疗**　伴有严重焦虑的 PSD 患者，通常可联用 NaSSA 类抗抑郁药（如米氮平）或抗焦虑药物（如坦度螺酮）；伴有睡眠障碍的 PSD 患者，可适当增加镇静安眠药（如苯二氮䓬类或佐匹克隆等非苯二氮䓬类镇静安眠药）治疗；伴有严重精神病性症状的患者，可联用非典型抗精神病药物（如奥氮平、阿立哌唑、喹硫平等）；伴有躯体化症状的患者，可酌情考虑对症治疗。但临床医师应注意药物与药物间的相互作用。

五、康复护理

（一）常见护理诊断／问题

1. **有自伤的危险**　与严重抑郁、悲观情绪、无价值感有关。
2. **营养失调：低于机体需要量**　与失眠、乏力、食欲不振、卧床不动呈木僵状态有关。
3. **保持健康能力改变**　与个人应对无效和躯体症状有关。
4. **睡眠形态紊乱**　与入睡困难、醒后难以入睡有关。
5. **思维过程改变**　与抑郁情绪影响认知活动、思维能力和记忆力有关。
6. **社交孤立**　与严重抑郁悲观情绪，社会行为、价值不被接受有关。

（二）康复护理措施

1. **安全护理**　加强病房环境的安全管理，为防止暴力行为发生，设施应尽量简单。护理人员必须随时了解患者自杀意志的强度及可能采取的方法，谨慎地安排患者生活和居住的环境，使其远离自伤的工具。护理人员应与家属积极配合定期或不定期地检查患者的床铺、床头柜及患者身体各处有无危险药物或者其他危险物品，严格禁止刀、剪、针线、绳子、皮带、玻璃制品、打火机、陶瓷制品等危险物品留在患者身边，一旦查出应立即收回并妥善保管或交于家属处理，并向家属说明目的，以取得患者和家属的理解和配合。检查病房的所有门窗是否松动，病房内的电源、电路是否裸露。护理人员应该时刻保持高度警惕，严防患者利用任何可能的资源自杀。

2. 生活护理

（1）保证营养的供给：抑郁常导致食欲下降甚至丧失，自责自罪等症状可使患者拒食。因此，抑郁患者多有营养不良或严重缺乏的表现。护理人员应根据患者情况，制订出相应的护理措施，保证患者的营养摄入，如选择患者喜爱的食物、少食多餐、陪伴患者进食等。指导患者多食富含维生素 B、维生素 C、叶酸以及膳食纤维的食物，有助于调节情绪、缓解压力，必要时采取喂食、鼻饲、静脉输液等。

（2）改善睡眠状态：睡眠障碍是抑郁患者最常见的症状之一，以早醒最多见。由于抑郁有昼重夜轻的特点，早醒时恰为患者一天中抑郁情绪最重的时候，很多患者的意外事件，如自杀、自伤等，就发生在这种时候。护理人员应鼓励患者白天离床活动，减少白天睡眠时间，为患者制订良好的作息时间，保证安静的睡眠环境。向患者介绍促进睡眠的小方法，如入睡前不饱餐、不吸烟、不饮浓茶和咖啡、不看刺激性电视、不用脑过度；入睡时保持环境安静，温湿度适宜，体位舒适；用温水泡脚来缩短入睡时间，提高患者的睡眠质量。清晨加强护理巡视，对早醒的患者给予安抚，使其延长睡眠时间。

（3）拟定作息时间表：帮患者拟定一个简单的作息时间表。内容包括起居、梳理、洗漱、沐浴、运动锻炼（如慢跑、散步、打太极拳）、听广播、听音乐等，同时鼓励患者积极参加娱乐活动，如下棋、绘画、听音乐、听广播等。每天让患者自行完成作息时间表所规定的内容，充实患者的精神生活，激发患者对生活的热爱，使患者对生活重新燃起信心，从而淡化因抑郁情绪带来的心理和躯体痛苦。同时给予患者积极的鼓励和支持，使其逐步建立起生活的信心。

（4）环境护理：营造一个可以帮助患者减少痛苦情绪的环境。

（5）其他：长期卧床不动的严重抑郁患者应做好生活护理，需避免发生压疮，护理人员应协助翻身、训练患者进行被动运动、保证躯体卫生等。

3. 心理护理

（1）建立良好的护患关系：热情接待患者，为其介绍住院环境，了解患者的基本情况，消除患者的紧张、陌生和恐惧心理，提高患者对治疗、护理的依从性。给予患者积极的心理暗示和言语支持，帮助患者树立康复的信心。耐心倾听，鼓励患者说出自己的苦恼，关心、尊重、理解患者，取得患者的信任和配合。面对交流困难者，要以简单、中肯、缓慢的语言表达对患者的关心和支持。逐渐诱导并鼓励患者与外界接触，随时掌握其心理动态。对敏感多疑的患者，在解释病情、药物治疗及其不良反应时，护理人员要注意语言准确、适当，以防引起新的症状或使某一症状强化。针对不同的患者，对其致病的相关因素加强心理疏导，每天不少于2次，每次不少于10分钟。

（2）护理人员应尽量固定：尽可能固定一位护理人员照顾患者，以建立患者对护理人员的信任感，从一对一的人际关系开始，避免竞争性活动；为患者积极地营造、利用一切个人或团体的人际交往机会，改善患者以往被动、消极的交往模式，帮助患者建立正常的人际关系。

（3）增加正性思考：抑郁患者常常不自觉地对周围事物保持负性思考，认为"自己不如别人""生活没有希望"等，护理人员可以与患者共同回顾其优点和成就，给予肯定和表扬，使正性思考取代患者的负性思考。根据患者的兴趣爱好，鼓励其参加有益健康的活动，使其从负性情感中解脱出来。

4. 用药护理 要保证患者按时按量服药，让患者在家属或护理人员的视线内服药，严防患者以各种方式漏服、藏药，必要时让患者服药后在家属或护理人员的视线内活动30分钟，防止患者吐药或者积蓄药物一次顿服而自杀。对于出院患者，也要嘱其按医嘱服药，不能自行停药或减药。护理人员应向患者及其家属讲解用药的相关知识，以提高患者服药的依从性，包括抗抑郁药物不会成瘾；遵医嘱每天服药；症状明显缓解需要服药2～4周；即使自我感觉"病好了"，也不要自行停药；服药后通常会出现一过性的轻度不良反应，如果不良反应比较严重，请及时告知医生。

（三）健康教育

1. 知识介绍，解除顾虑 帮助患者和家属正确对待疾病，教会其认识疾病的病因、症状，解除患者顾虑，使其减轻焦虑，坦然接受治疗。

2. 安全用药，有效治疗 指导患者了解药物治疗的重要性，在医护人员的指导下合理用药，能识别药物的不良反应和掌握一些处理方法。

3. 定期复诊，防止复发 指导患者和家属及时识别疾病复发的早期征兆并了解反复发作的危害性，定期到医院复诊，出现异常情况时尽早到医院就诊。

第六节　日常生活活动能力障碍的康复护理

一、概　述

（一）概　念

日常生活活动（activities of daily living，ADL）是指人们为了维持生存以及适应生存环境而每天必须反复进行的、最基本的、最具有共同性的活动，即进行衣、食、住、行、个人卫生的一系列基本活动和进行独立的社区活动。

（二）分　类

1.**基本 ADL（basic or physical ADL，BADL/PADL）**　是指日常生活中最基本的、较粗大的、无须利用工具的活动，包括自理活动，如穿衣、进食、保持个人卫生等，以及功能性移动，如翻身、转移、行走、上下楼梯等。另外，性生活也是日常生活活动及生存质量的一个重要方面。

2.**工具性 ADL（instrumental ADL，IADL）**　是指为了在家庭和社区中独立生活所需的关键性的、较高级的技能，大多需借助工具，是较精细的活动，如使用电话、做饭、洗衣、打扫卫生、购物、交通工具的使用、处理个人事务，以及社会的交往沟通和休闲活动能力等。

二、临床表现

脑卒中患者的运动功能、言语功能、摄食和吞咽功能、感觉功能、认知功能等多种功能障碍并存，导致其日常生活活动能力严重障碍，表现为衣、食、住、行、个人卫生等的基本动作和技巧下降或丧失。

三、评　定

（一）评定方法

1.**直接观察法**　是指检查者直接观察患者进行日常生活活动的具体情况，

评估其实际活动能力，也可以在实验室中进行。该方法的优点是能够比较客观地反映患者的实际功能情况，但缺点是费时费力，有时患者不配合。

2. 间接评定法　有些不便完成或不易按指令完成的动作，可以通过询问的方式进行评定，即间接评定法。询问的对象可以是患者本人，也可以是家人或照顾者，询问内容包括患者的二便控制、个人卫生管理等。此方法简单、快捷，较适用于对患者的残疾状况进行筛选。如果进行 ADL 评价是为了制订治疗计划，则不宜使用间接评定法。

（二）常用量表

1.BADL 评定量表

（1）Barthel 指数：Barthel 指数属基础性 ADL 评定范畴，该量表是通过对进食、洗澡、修饰、穿衣、控制大便、控制小便、用厕、床椅转移、平地行走及上楼梯这 10 项日常活动的独立程度打分的方法来区分等级的，根据是否需要帮助及帮助程度分为 0 分、5 分、10 分、15 分四个功能等级。得分越高，独立性越强，依赖性越小。达到 100 分表示患者基础性 ADL 良好，不需他人照顾，能够生活自理，但并不意味着评定对象能够完全独立生活；0 分则表示没有独立能力，全部日常生活皆需帮助。Barthel 指数内容比较全面，记分简便、明确，信度和效度高，是临床应用最广的一种 ADL 评定方法，适于作为疗效观察及预后判断的手段（表 5-6-1）。

表 5-6-1　Barthel 指数评分标准

序号	项目	得分	评分标准
1	进食	10	能使用任何必要的装置，在适当的时间内独立进食
		5	需要帮助（如切割食物，搅拌食物）
2	洗澡	5	独立
3	修饰	5	独立地洗脸、梳头、刷牙、剃须（如需使用电动剃须刀者则应会用插头）
4	穿衣	10	独立地系鞋带、扣扣子、穿脱支具
		5	需要帮助，但在适当的时间内至少做完一半的工作
5	大便	10	不失禁，如果需要，能使用灌肠剂或栓剂
		5	偶尔失禁或需要器具帮助

续表

序号	项目	得分	评分标准
6	小便	10	不失禁，如果需要，能使用集尿器
		5	偶尔失禁或需要器具帮助
7	上厕所	10	独立用厕所或便盆，穿脱衣裤，擦净、冲洗或清洗便盆
		5	在穿脱衣裤或使用卫生纸时需要帮助
8	床椅转移	15	独立地从轮椅到床，再从床回到轮椅，包括从床上坐起，刹住轮椅，抬起脚踏板
		10	最小的帮助和监督
		5	能走，但需要最大的帮助才能转移
9	行走	15	能在水平路面独立行走45 m，可以用辅助装置，但不包括带轮的助行器
		10	在帮助下行走45 m
		5	如果不能行走，能使用轮椅行走45 m
10	上下楼梯	10	独立，可以用辅助装置
		5	需要帮助和监督

评分结果：总分＜20分为极严重功能缺陷，生活完全需要依赖；20～40分为生活需要很大帮助；40～60分为生活需要帮助；＞60分为生活基本自理。Barthel指数40分以上者康复治疗的效益最大。

（2）Katz指数评定：产生于20世纪60年代，Katz等人通过大量的临床观察发现，ADL能力的下降或丧失通常是按照一定顺序发生的，且这个顺序正好与儿童的个体功能发育顺序相反，复杂的功能最先受到影响。Katz指数共评定6个方面的独立能力：进餐、穿衣、大小便控制、如厕、洗澡和转移，并将功能状况分A～G共7级，其中A级为完全独立，G级为完全依赖。此方法分级简单有效，临床应用广泛（表5-6-2）。

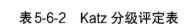

表 5-6-2　Katz 分级评定表

级别	评定标准
A 级	完全独立，即能够独立完成进餐、大小便控制、床椅转移、如厕、穿衣及洗澡 6 项日常生活活动
B 级	能够独立完成上述 6 项中的任何 5 项活动
C 级	能够独立完成上述 6 项中的 4 项活动，洗澡和其余任何 1 项不能独立完成
D 级	能够独立完成上述 6 项中的 3 项活动，洗澡、穿衣和其余任何 1 项不能独立完成
E 级	能够独立完成上述 6 项中的 2 项活动，洗澡、穿衣、如厕和其余任何 1 项不能独立完成
F 级	只能独立完成进餐或大小便控制中的 1 项活动，其余 5 项皆不能独立完成
G 级	完全不能独立，6 项活动皆不能独立完成

2. 常用的 IADL 评定量表

（1）快速残疾评定量表（rapid disability rating scale，RDRS）是 Linn 于 1967 年提出，并于 1982 年进行了修订。表中细项有 18 项，每项得分最高为 3 分，最低为 0 分，总分最高为 54 分，分数越高表示残疾越重，完全正常应为 0 分。此表可用于住院及社区生活的患者，对老年患者尤其合适，信度方面是 IADL 表中最可靠的，效度仅次于功能活动问卷，故值得推广应用（表 5-6-3）。

表 5-6-3　　快速残疾评定量表（RDRS）

内　　容	评分及其标准			
	0 分	1 分	2 分	3 分
Ⅰ 日常生活需要帮助的程度				
（1）进食	完全独立	需要一点帮助	需较多帮助	喂食或经静脉供给营养
（2）行走（可用拐杖或助行器）	完全独立	需要一点帮助	需较多帮助	不能走
（3）活动（外出可用轮椅）	完全独立	需要一点帮助	需较多帮助	不能离家外出
（4）洗澡（需要提供用品及监护）	完全独立	需要一点帮助	需较多帮助	由别人帮助洗
（5）穿着（包括帮助选择衣物）	完全独立	需要一点帮助	需较多帮助	由别人帮助穿
（6）用厕（穿脱衣裤、清洁、造瘘管护理）	完全独立	需要一点帮助	需较多帮助	只能用便盆、不能护理造瘘管

续表

内　　容	评分及其标准			
	0分	1分	2分	3分
（7）整洁修饰（剃胡子、梳头、修饰指/趾甲、刷牙）	完全独立	需要一点帮助	需较多帮助	由别人帮助梳洗修饰
（8）适应性项目（钱币或财产管理，使用电话，买报纸、卫生纸和点心）	完全独立	需要一点帮助	需较多帮助	自己无法处理
Ⅱ 残疾的程度				
（1）言语交流（自我表达）	正常	需要一点帮助	需较多帮助	不能交流
（2）听力（可用助听器）	正常	需要一点帮助	需较多帮助	听力丧失
（3）视力（可佩戴眼镜）	正常	需要一点帮助	需较多帮助	视力丧失
（4）饮食不正常	没有	轻	较重	需经静脉输入营养
（5）大小便失禁	没有	有时有	常常有	无法控制
（6）白天卧床（按医嘱或自行卧床）	没有	有，但在3小时内	较长时间	大部分或全部时间
（7）用药	没有	有时用	每日服药	每日注射或加口服
Ⅲ 特殊问题的严重程度				
（1）精神错乱	没有	轻	重	极重
（2）不合作，对医疗持敌对态度	没有	轻	重	极重
（3）抑郁	没有	轻	重	极重

（2）功能活动问卷（functional activities questionnaire，FAQ）：是 Pfeffer 于 1982年提出的，并于1984年进行了修订，主要用于研究社区老年人的独立性和轻度老年性痴呆。此表目前在 IADL 表中效度最高，且所有评定项目均为 IADL 内容，常作为评定 IADL 的首选量表。评分结果小于5分为正常，大于等于5分表示该患者在家庭和社会中不能独立（表5-6-4）。

表5-6-4　功能活动问卷（问患者家属）

项　　目	正常或从未做过，但能做（0分）	困难，但可单独完成或从未做过（1分）	需要帮助（2分）	完全依赖他人（3分）
1. 每月平衡收支的能力				
2. 患者的工作能力				
3. 能否到商店买衣服、杂货和家庭用品				
4. 有无爱好，会不会下棋和打扑克牌				
5. 会不会做简单的事，如点炉子、泡茶等				
6. 能否准备饭菜				
7. 能否了解最近发生的事件（时事）				
8. 能否参加讨论和了解电视、书和杂志的内容				
9. 能否记住约会时间、家庭节日和吃药时间				
10. 能否拜访邻居、自己乘坐公共汽车				

四、处理原则

日常生活能力的康复应尽早开始。所有的日常生活活动都应以避免发生联合反应的方式进行。日常生活活动要尽可能做得省力和正常，要鼓励正确的姿势，并在实际活动中反复应用。应兼顾局部和全身，进行局部训练的同时，应重视全身健康状况的改善，并配合其他治疗性锻炼活动，促进体能与运动的协调性，增强活动的技巧性。

五、康复护理

（一）常见护理诊断／问题

1. 躯体活动障碍　与脑卒中致肢体运动功能障碍有关。

2. 自理能力下降　与肢体运动功能障碍有关。

（二）康复护理措施

1.ADL 训练

（1）训练的环境与常用设备：患者在熟悉的日常场所中学习将会更容易，并在实际活动中促进以前的功能恢复。有条件的医疗机构可设计一间专门的ADL 训练室，室内模拟典型的家庭环境布置，配备床、椅、衣柜、个人卫生用品、坐便器、浴盆、厨房用具、卫生工具等日常生活常用设施和设备，同时结合本地区、本部门的发展水平与经济能力等因素，遵循因地制宜、就地取材的原则。

（2）穿脱衣、裤、鞋、袜的训练：

1）训练条件：①患者应具有坐位和控制平衡的能力；②患者健侧具备基本的活动能力，有一定协调性和准确性。

2）训练方法：①选择轻便、宽松的上衣和裤子；穿松紧口鞋或有尼龙搭扣的鞋；避免穿高帮鞋或靴子。②穿脱衣、裤、鞋、袜的训练（详见技术篇）。③必要时选用适应性辅助技术及设备：在接近衣领处做一个环或袢，用于挂住手指或衣钩，脱衣时，将环拉起协助将衣服上提过头；用衣钩将衣袖上提至肩部或在腋窝水平协助将袖子脱下；用尼龙搭扣替代扣子、拉链、鞋带等；在拉链上加拉环，便于手指对捏无力或不能者拉拉链；使用系扣器；胸罩在前面开口，开口处用尼龙搭扣；用系在裤子上的拉袢、杆状衣钩或拾物器将裤子拉到手可以抓住裤腰的地方；用吊裤带、袜吊替代穿裤、袜用的拉袢；使用长柄鞋拔、穿袜辅助具。

（3）个人卫生及入浴训练：

1）训练条件：①患者全身状况稳定，意识清楚；②患者具有坐位平衡和转移的能力（在轮椅上坐位能坚持30分钟以上）；③健侧肢体肌力恢复到可独立洗澡；④浴室的环境（温度、设施等）适用于患者，并有安全措施。

2）训练方法：

洗脸、洗手、刷牙、修剪指甲：①把脸盆放在患者前方中间，用健手洗脸、洗手。可将毛巾绕在水龙头上或将毛巾绕在患侧前臂上，用健手将其拧干。洗健手时，需将脸盆固定住，患手贴在脸盆边放置（或将毛巾固定在水池边缘），擦过香皂后健手及前臂在患手（或毛巾）上搓洗。②旋牙膏盖时，可借助身体将物体固定住的方法（如用两膝夹住）用健手将盖旋开。③剪指甲时可将指甲剪固定在木板上，再将木板固定在桌上，一端突出桌沿，剪柄处系上小绳并穿过木板，绳端系上一小环。一手伸入环中用力一拉即可剪去伸入指甲剪刀口内的指甲。

洗澡：①盆浴时，患者坐在浴盆外椅子上（最好是木制椅子，高度与浴盆边缘相等），先用健手把患腿置于盆内后，再用健手握住盆沿，健腿撑起身体前倾，患者移至盆内椅子上，再把健腿放于盆内。另一种方法是患者将臀部移向浴盆内横板上，先将盆外的健腿放入盆内，然后帮助患腿进入盆内。②淋浴时，患者可坐在椅子上或轮椅上，先开冷水管，再开热水管调节水温。洗澡的方法可用健手持毛巾擦洗或用长柄的海绵刷擦后背。如果患侧上肢肘关节以上有一定控制能力，可将毛巾一侧缝上布套，套在患臂上协助擦洗。拧干毛巾的方法是将其压在腿下或将毛巾绕在患侧前臂上或将毛巾夹在患侧腋下，再用健手拧干。③注意洗澡水温一般在38℃～42℃；出入浴室时应穿防滑的拖鞋，并要有人在旁保护；浴盆内的水不宜过满，患者洗澡的时间不宜过长。

必要时选用适应性辅助技术或设备：健手辅助患手进行梳头；将前臂置于较高的平面上以缩短上肢移动的距离；开瓶盖时，将容器夹在两腿之间；使用按压式肥皂液；可将毛巾绕在水龙头上，用健手拧干；使用带有吸盘的刷子或牙刷，将其固定在水池边，用于洗手、洗指甲和刷假牙；使用手柄加粗的牙刷、梳子；使用手柄加长或成角的牙刷、梳子；将大号指甲刀固定在木板上修剪健侧手指的指甲。

（4）进食训练：

1）训练条件：①患者全身状况稳定，意识清楚；②能保持稳定的进食体位；③能产生吞咽反射、咳嗽反射。

2）训练方法：①头中立位稍前屈，躯干直立，髋关节屈曲90°以利于吞咽。②改变食物的硬度或黏稠度。③适应或代偿方法：健侧上肢辅助患侧上肢送食品入口；将肘关节放置在较高的台面上以利于手到达嘴边从而利于将食物送入口中；用叉、勺代替筷子；将餐具（勺）绑或夹在手指间；用双手拿杯子；利用肌腱固定式抓握（腕关节背伸时手指屈肌紧张）拿起玻璃杯或棒状食品。④适应性辅助用具：抗重力的上肢支持设备，如用活动性前臂支持板、悬吊带辅助患者移动上肢将食物送到口中；假肢；腕关节背伸固定夹板，用于腕关节伸展及手指屈曲受限者；多功能固定带（万能袖带），用于握力减弱或丧失者；手柄加粗的勺、刀、叉，适合握力减弱者；手柄加长或成角的勺、刀、叉，适合肩肘关节活动受限者；筷子加弹簧，适合手指伸肌肌力低下者；手柄转动式勺、刀、叉，适合取食过程中食物易滑落者；使用防滑垫、吸盘等辅助用品固定碗或盘子；使用盘挡防止饭菜被推出盘外。⑤鼓励患者尽可能自己进食，必要时才给予帮助；观察患者的咀嚼和吞咽能力，防止食物误吸的发生。

（5）转移训练：包括床上的各种体位转换、从卧位到坐位、坐位到站立位以及在床与椅之间的转移等，详见技术篇。

2. 应用节省体能技术 节省体能技术（energy conservation technology）是指利用人体功效学原理，结合身体的功能状态，通过使用合适的姿势、正确的活动方法或辅助器具和辅助技术，以减少体能消耗和预防并发症的技术和方法。

（1）节省体能的原则：要想节省体能需要记住以下5项原则，并且在日常生活和工作中多加应用，养成良好的习惯。

①合理地安排活动：活动前做好充分的准备，包括物品、活动内容的先后顺序等。每办完一件事，都要适当休息，一般每工作1小时至少休息10分钟，最好躺下来休息。

②利用工具简化活动：利用现代化家居产品简化活动，如使用吸尘器、微波炉、自动洗衣机等。利用辅助器具简化活动，如使用特制的遥控器或长柄工具以减少弯腰、爬高、蹲下等活动；使用手推车搬运比较重的物品等。

③调整工作节奏：给自己充足的时间去完成工作，不要急躁。在感到疲乏前，应放慢工作速度或适时停止工作。

④采用省力的姿势：避免双手提举过高，肘不要放在高于肩膀的位置；尽量不要用单手工作，最好使用双手，工作时双臂紧贴躯干；将手、肘承托于桌面工作（如使用电脑），会使工作变得较轻松；避免拿或推重物；避免站立过久，避免蹲着或弯腰工作，尽量坐着工作；工作时要挺直腰背。

⑤活动时调整呼吸：控制呼吸节奏，用鼻轻吸气约2秒，然后用口慢慢将气呼出，持续时间为4~6秒。挺胸、扩胸时吸气，还原时呼气。活动时调整呼吸，用力前吸气，用力时呼气。

（2）节省体能技术的应用：

1）保持正确的工作姿势：①坐位工作时，所有物品应放在坐位所及范围内，上肢尽量在半径15 cm范围内的平面内完成工作。立位工作时，工作平面的高度，女性在95～105 cm之间，男性在100～105 cm之间。②坐位工作时，上臂应垂直放于体侧，肘屈曲不超过70°～90°，腕和手放松；需进行重复或持续性工作时，避免肘部在超过头部的位置维持过长时间；避免肘部过度屈曲；避免前臂持续旋前或旋后；避免腕部反复向尺侧或桡侧偏移；避免持续抓握或拧捏；避免立位工作。

2）日常生活中的应用：

进食：①进食时要注意坐姿，不宜弯腰或半卧。②将拿碗筷的手、肘承托于桌面上，菜碟尽量靠近自己。③使用加粗手柄的勺子、叉子和弹性筷子；使用防洒碗、碟；使用防滑垫。

梳洗：①最好坐下来完成。②如需要5分钟以上，应将肘部置于桌面上进行或将双肘支撑在洗漱池边缘支持双手进行。③洗脸时用轻便的小毛巾，而不要用手，因为用手要花费更多的力气；拧毛巾时配合正确的呼吸方法；擦脸时，不要将口鼻同时掩盖。④留短发可节省沐浴时间和活动量，洗发与沐浴同时进行。⑤选用电动牙刷、电动剃须刀、长柄或成角的梳子等，以减少上肢的活动。

穿脱衣、裤、鞋、袜：①将衣服放在随手可及的地方。②采取坐位（坐下来）穿脱衣裤、鞋袜。③穿衣时，先穿患侧，再穿健侧，脱衣时则相反。④避免穿紧身及纽扣或拉链在背后的衣裤；选择没有鞋带的鞋，以免需要弯腰系鞋带。⑤使用穿衣钩和长柄鞋拔。

如厕：①使用坐厕或坐便器；坐厕高度适宜，需要时加以改装或使用坐厕加高垫。②养成良好的排便习惯；大便时，分几次用力，保持呼吸均匀，避免过度喘气或憋气；平时多吃蔬菜、水果以防便秘。

沐浴：①在浴室墙壁安装扶手，在地上放置防滑垫。②选择身体及精神状况最佳时洗澡，提前准备好洗澡用品，放在靠近自己的地方。③坐位洗澡或使用浴缸洗澡；用水盆洗头时，可将水盆放高，避免弯腰或下蹲。④保持浴室空气流通，可使用抽气扇或打开窗；洗澡时蒸汽不要太多。⑤清洁身体时可用长柄海绵刷或长毛巾。⑥若洗澡中途需要休息，可用大毛巾包着身体保暖，如先洗上半身，围着毛巾休息后，再洗下半身。⑦洗澡完毕，用大毛巾包着身体，抹干水分，保持正确的呼吸并放松休息一会儿，然后穿好衣服。

烹饪：①要保持厨房空气流通，可使用抽油烟机或排风扇。②提前准备好所需材料及用具。③做饭时，不应心急或贪快而同时处理几项工序，如不要同时炒菜及蒸鱼，这样容易使人紧张。④尽量少用煎炸的烹饪方法，因为会造成烟熏，容易引起气喘。⑤在厨房放置椅子，以便中途休息；择菜、削皮、调味等工作可坐下来进行。⑥使用辅助器具，如用长汤匙打开锅盖，使用开瓶器或放一块布在瓶盖上将瓶盖打开等。

洗、熨衣服：①尽量使用洗衣机及干衣机。②坐下来洗、熨和折叠衣物，不要蹲在地上洗衣服。③如衣物太多，可分数次洗。④若要将衣物晾干，应先坐下，把衣物逐件挂在衣架上，再慢慢配合呼吸，将衣架挂起。如距离较远，晾衣服时可把衣服放在推车里运输。

清洁及打扫：①清扫活动分散进行，每日做一项清扫家务，如周一扫地，周三洗衣，避免过度劳累；粗重家务找他人帮助。②如室内多尘，可使用吸尘器并戴上口罩。③使用辅助器具，如使用长柄垃圾铲或拾物器从地上拾起物品，减少弯腰动作。④用小推车装清洁用具。

购物：①预先计划购物路线、所需时间及预估所到之处是否有斜坡或楼梯，对自己的体力要有正确的估计。②使用购物推车，避免使用手提袋。③若要购买重的物品，尽量使用送货服务，或找家人及朋友帮助购买，必须自己买时则分开每日买1件。

3）不同障碍者的应用：

运动障碍者：

①穿衣：用大纽扣代替小纽扣；用魔术贴代替纽扣；用弹性鞋带。

②卫生：提高坐厕高度；安装扶手；用长柄镜子检查身体皮肤状态。

③进食：使用加重的餐具以减少手抖；用单柄杯或双柄杯；把碗碟放在湿毛巾上防滑。

④家务：使用杠杆门锁；使用轻金属厨具以减少手腕用力；使用稍重的厨具防止手抖；使用张力剪刀；开关安装在正面以方便轮椅使用者操作；使用高度可调的桌子。

感觉障碍者：

①触觉障碍者：利用视觉代偿，戴手套保护手部以免受到伤害；食物、饮料或沐浴时用温度计测温；不使用尖锐的工具和物品。

②视觉障碍者：可以利用听觉或触觉替代视觉。放大物品，把物品放在中间或将物品靠近身体；增强光线，减少反光，形成强烈对比，如将浅色的

东西放在黑色背景中；将发光颜料涂在楼梯的边缘等，以提高警觉。

③听觉障碍者：对于听力障碍者，可用电子设备进行交流或利用计算机进行口语与书面语的转换；用地毯和窗帘减少噪声；家具应放置整齐；说话时注视对方，这样才能引起听者的注意；学习通过口形和肢体语言猜出说话者的意思，并反复询问来确认。

认知障碍者：①在患者房间内挂大的钟，大的日历，并利用卡片提醒患者要做的活动。②将每日经常要进行的活动，分步骤地写成清单或画成图画放在床边。③门上贴患者的家庭合影或患者本人的照片帮助他找到自己的房间。④让患者常带记事本，本中记有家庭地址、常用电话号码、生日等，并让他经常做记录和查阅。⑤使用闹钟提醒需要进行的活动。

言语障碍者；①放慢讲话速度，多进行重复。②用简短句子或只说关键词进行交流。③多使用手势语和表情交流。④利用文字或图画进行交流。

|第六章| 常见合并症及并发症的康复护理

脑卒中后除了会出现运动、感觉、言语、认知、情绪等功能障碍外，还会出现各种合并症及并发症，对预后产生很大影响。康复护理的首要问题是预防和处理各种合并症及并发症，护理人员不仅应认真细致观察病情，还要对出现的各种合并症及并发症及时给予相应的护理，以利于患者身心康复，降低致残率，提高生活质量。

第一节 压疮的康复护理

一、概 述

压疮曾被称为褥疮、溃疡、压力性损伤等。2014年，由欧洲压疮咨询小组（European Pressure Ulcer Advisory Panel，EPUAP）、美国国家压疮咨询小组（National Pressure Ulcer Advisory Panel，NPUAP）联合泛太平洋地区压力性损伤联合会（Pan Pacific Pressure Injury Alliance，PPPIA）三大世界压疮权威组织发布的《压疮预防和治疗：临床实践指南》(*Prevention and Treatment of Pressure Ulcers*：*Clinical Practice Guideline*，简称"指南"）将压疮定义为皮肤和 / 或皮下组织的局部损伤，通常位于骨隆突处，由压力或压力联合剪切力所致。压疮具有发病率高、病程发展快、难以治愈和治愈后易复发四大特点。压疮一旦发生，不仅会增加患者痛苦，加重经济负担，还会使患者的康复时间延长，甚至可引起脓毒血症而危及生命，同时会消耗巨额的医疗资源，大大增加护理人员的工作量。脑卒中患者由于患病年龄较大、感觉障碍、运动障碍、长期卧床、大小便失禁、病程较长等原因，而成为压疮的高发人群。因此，对于脑卒中患者，做好压疮的预防与护理显得尤为重要。

二、发生的原因与机制

（一）发生的原因

产生压疮的原因复杂多样，压疮是一系列影响因素共同作用的结果，其相关因素大体分为内源性因素、外源性因素和治疗相关性因素三类。

1. **外源性因素**　是指外界作用于皮肤和皮下组织的机械力，包括垂直压力、剪切力、摩擦力和潮湿。垂直压力是引起压疮最主要的因素；剪切力往往作用于深部组织，引起血管相对位移从而阻断深部组织的血液供应，加速皮肤损害过程，因此危害性更大；摩擦力是机械力作用于上皮组织产生的，易损害皮肤的角质层，如床面不平整、有渣屑或搬动时拖、拽、扯拉患者均会产生较大的摩擦力。潮湿易使皮肤浸润、变软，皮肤角质层的保护能力下降，使皮肤更容易为剪切力、摩擦力等压力所伤，且潮湿的皮肤有利于微生物的滋生。造成皮肤潮湿的因素有流汗、伤口引流液外渗、大小便失禁、局部透气不良等。

2. **内源性因素**　是指患者自身存在的使皮肤和皮下组织抵抗外界机械作用力减弱的一些特征，具体包括运动功能障碍、感觉障碍、组织灌注差、营养不良、高龄、皮肤状态不良（如皮肤水肿、过度干燥、多汗、大小便失禁等）、吸烟、自身疾病（如心血管疾病、糖尿病、呼吸系统疾病、深静脉血栓、贫血、感染性疾病、脑血管意外等）及其他因素（性别、受教育水平、既往压疮病史）。

3. **治疗相关性因素**　主要指治疗过程中可能增加患者外源性和/或内源性因素暴露的可能性因素，如使用某些医疗器械、服用镇静类或麻醉类药物等。多项研究提出，患者在使用气管插管及其固定支架、氧气面罩、鼻饲管、骨关节矫形用具等医疗器械时易发生压疮。

脑卒中偏瘫患者因肢体运动障碍，行走能力受限，需长期卧床休息，且多数患者合并有意识障碍、自主神经功能紊乱等，从而容易诱发压疮的发生。此外，高龄、糖尿病史或感染史、未定期翻身、营养不良、皮肤潮湿、大小便失禁等均是造成脑卒中偏瘫患者发生压疮的高危因素。

（二）发生机制

在诸多诱发或促进压疮发生的影响因素或混杂因素中，机械力是导致压疮发生的最主要因素。一般情况下，健康组织的毛细血管所能承受的最大压力范围是10～30 mmHg，当外界压力超过毛细血管所能承受的最大压力时，毛细血管就会出现闭合、萎缩，进而引起血液循环阻塞等病理变化。随着压迫时间延长，经过真皮乳头层毛细血管及小静脉充血、淋巴细胞浸润、血栓形成、出血等阶段，发展到表皮下大疱、表皮脱失，形成早期溃疡。动物实验表明，除作用力大小外，压迫时间长短也影响着组织受损程度，长时间的高压作用不可避免地导致压疮的发生，研究表明，9.3 kPa以上的受压强度持续2小时便可对组织造成不可逆的损伤。再灌注损伤学说是目前得到高度认可的压疮发生机制的学说之一，该学说认为，对于存在缺血缺氧的局部受压组织，可通过降低新陈代谢水平来代偿缺血及缺氧损伤以保护组织功能，而再灌注时，氧自由基释放则会引起炎症反应，加速细胞凋亡的进程。

三、临床表现与诊断

（一）临床表现

1. **分期** 1998年NPUAP的压疮分期标准将压疮分为4期。2007年，NPUAP将压疮分级更新为6期，即在原有的Ⅰ期、Ⅱ期、Ⅲ期、Ⅳ期基础上，增加了可疑的深部组织损伤和不明确分期。分期不同，临床表现也不一样。

（1）Ⅰ期压疮：局部皮肤完好的局限性指压不变白的红色区域，常位于骨隆突部。皮肤颜色较深者可能看不到发白的现象，但是此处皮肤与周围皮肤颜色不同，与邻近组织相比，这一区域可能会表现为疼痛、发硬、松软、发凉或发热。

（2）Ⅱ期压疮：部分皮层缺失，表现为浅表的开放性溃疡，创面呈粉红色，无腐肉；也可表现为完整的或开放、破损的浆液性水疱，外观呈透亮或干燥的浅表溃疡，无腐肉及瘀伤（瘀伤提示有深部组织损伤）。而皮肤撕裂、医用胶布所致损伤、会阴部皮炎、浸渍糜烂或表皮脱落不应使用Ⅱ期来描述。

（3）Ⅲ期压疮：全皮层缺失，可见皮下脂肪，但骨、肌腱、肌肉并未外露，有腐肉，但并未掩盖组织缺失的深度，可出现窦道。Ⅲ期压疮的深度依解剖学位置不同而不同，鼻梁、耳朵、枕骨部和踝部没有皮下组织，这些部位发生Ⅲ期压疮可呈浅表状，相反，脂肪多的区域可以发展成非常深的Ⅲ期压疮。

（4）Ⅳ期压疮：全层组织缺失，并带有骨骼、肌腱或肌肉的暴露。在创面基底某些区域可有腐肉和焦痂覆盖，通常会有窦道。Ⅳ期压疮的深度依解剖学位置不同而不同，鼻梁、耳朵、枕骨部和踝部没有皮下组织，这些部位发生的压疮仍可为浅表型。Ⅳ期压疮可扩展至肌肉和／或支撑结构如筋膜、肌腱、关节囊等，有时伴有骨髓炎。暴露的骨骼／肌腱肉眼可见或可直接触及。

（5）不可分期压疮：深度未知，全层组织缺失，创面基底部覆盖有腐肉（呈黄色、浅棕色、灰色、绿色或棕色）和／或焦痂（呈浅棕色、棕色或黑色）。除非去除足够多的腐肉或焦痂来暴露伤口基底部，否则无法判断实际深度，也无法分期。

（6）可疑深部组织损伤：深度未知，皮肤完整且褪色的局部区域呈紫色或栗色或形成充血的水疱，是压力和／或剪切力作用使皮下软组织受损所致。此部位与邻近组织相比，先出现痛感、发硬、糜烂、松软、发热或发凉，进一步发展可能会在深色创面上出现扁薄（细小）的水疱。该创面进一步演变，可覆盖一薄层焦痂。即便使用最佳的治疗方法，也会迅速出现深层组织的暴露。

2. 好发部位　压疮好发于缺乏脂肪组织保护、无肌肉包裹或肌层较薄的骨隆突处及受压部位。根据体位和受压点不同，好发部位也不同。

（1）仰卧位：压疮好发部位为枕骨粗隆、肩胛、肘部、脊椎体隆突处、骶尾部、外踝、足跟等。

（2）侧卧位：压疮好发部位为耳郭、肩峰、肘部、髋部、膝关节内外侧、内踝、外踝等。

（3）俯卧位：压疮好发部位为前额、面颊、耳郭、肩部、女性乳房、男性生殖器、髂嵴、膝部、足背脚趾等。

（4）坐位：压疮好发部位为坐骨结节处。

（二）诊　断

根据压疮的临床表现可确诊。受压迫部位皮肤发红、有压痛，如未做好预防又持续受压，可引起水疱、皮肤溃烂而形成无痛性溃疡，如全身情况不改善而继续受压、感染，会很快形成大范围的皮肤、皮下组织溃烂，最后甚至发生骨髓炎。

四、评 定

（一）压疮风险评估

压疮风险评估是预防压疮的第一步。国内外学者一致认为，对患者进行全面科学的压疮风险评估是降低压疮发生率的关键。压疮风险评估量表（pressure ulcer risk assessment scale，PURAS）是用于评估个体发生压疮危险性的工具，通过对压疮的主要危险因素进行定性、定量的综合分析，帮助临床工作者更准确地预测患者发生压疮的危险。目前，临床上使用的 PURAS 种类较多，其中 Braden 量表、Norton 量表和 Waterlow 量表在全球范围内广泛应用。

1.Braden 量表及其修订版量表 Braden 量表是目前国内外应用最为广泛的 PURAS，由 Braden 和 Bergstrom 于 1987 年研制，量表包括 6 个因素：活动性、运动能力、摩擦力和剪切力、感觉、湿度和营养情况，除摩擦力和剪切力为 1~3 分外，其余因素为 1~4 分，总分 23 分，分值越低压疮危险度越高（表 6-1-1）。评分结果：15~18 分为轻度危险；13~14 分为中度危险；10~12 分为高度危险；9 分以下为极度危险。Braden 评分修订版量表（表 6-1-2）是由香港彭美慈、汪国成为提高 Braden 量表的预测性和普适性，在 Braden 量表的基础上根据我国人口特点进行修订的，删去了原量表中的"营养状况"评估项目，增加了"体型 / 身高""皮肤类型" 2 项评分内容，总分 7~27 分，得分 ≤ 19 分，认为存在压疮发生的风险。有研究显示与 Braden 量表相比，修订版 Braden 量表对压疮风险预测准确性更高。

表 6-1-1 Braden 评分量表

因素	4	3	2	1
活动性	经常步行	偶尔步行	限于床上	卧床不起
运动能力（活动能力和控制体位能力）	不受限	轻度受限	严重受限	完全不能
摩擦力和剪切力		无明显问题	潜在问题	有问题
感觉能力	正常	轻度丧失	严重丧失	完全丧失
湿度（皮肤暴露于潮湿的程度）	很少潮湿	偶尔潮湿	非常潮湿	持久潮湿
营养（摄食状况）	良好	适当	不足	恶劣

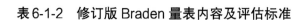

表6-1-2 修订版Braden量表内容及评估标准

评估内容	评估计分标准			
	1分	2分	3分	4分
感知能力：对压疮导致的不适的感觉能力	完全受限：①由于意识丧失或镇静作用，对疼痛刺激无任何反应（呻吟、退缩或抓握等反应）；②绝大部分体表无法感知到疼痛刺激	十分受限；①接收到疼痛刺激时，只有呻吟或抵抗的反应，但不能表达出不适。②两处以上的肢体感觉疼痛和不适的能力受限	轻度受限：①对口头语言有反应但不能表达出不适或要求移动翻身的意愿；②有轻微感觉受损；③两处肢体感觉疼痛或不适的能力受限	未受损害：对口头语言有反应，没有感觉受损，感受和表达疼痛与不适的能力正常
潮湿程度：皮肤暴露在潮湿环境的程度	持续潮湿：皮肤持续处于潮湿状态，每次给患者翻身时均可见皮肤潮湿	常常潮湿：皮肤经常潮湿，床单至少每班要更换一次	偶尔潮湿：皮肤偶尔潮湿，大约每天要更换一次床单	干燥：皮肤干燥，床单只需要按照正常更换
活动能力：身体活动的程度	卧床：活动范围限制在床上	依靠轮椅：无行走能力或行走能力严重受限，无法承受自己的体重，或需协助才能坐到椅子或轮椅上	偶尔步行：白天在协助或者没有协助下偶尔短距离步行。每次移动大都在床上或者椅子上	经常步行：白天在有或无协助下，户外步行至少一天2次，室内行走至少每2小时一次
移动能力：更换和控制体位的能力	完全受限：不能独立进行任何身体或者肢体微小的位置改变	非常受限：偶尔（＞2小时/次）能够轻微调整身体或肢体位置（无法实现更换体位，仅是水平或较小幅度改变身体位置）	轻微受限：能够经常（≤2小时/次）独立轻微调整身体或肢体位置（无法达到更换体位的要求，仅水平或较小幅度改变身体位置）	不受限：能够在没有协助的情况下频繁（≤2小时/次）更换体位
体型/身高	肥胖	消瘦	偏胖/偏瘦	标准

续表

评估内容	评估计分标准			
	1分	2分	3分	4分
摩擦力和剪切力	有问题：要中度或较大协助才能移动患者；移动患者时没有完全托起，皮肤与床单会产生摩擦力；患者坐在床上或椅子上时经常向下滑动；肌肉痉挛、强直性收缩或躁动不安时会产生持续存在的摩擦力	有潜在问题：移动较无力或需要较少的协助；在移动患者期间，皮肤可能在床单、椅子约束带或其他装置等滑动；在床上或椅子上大部分时间能保持良好的体位，但偶尔会向下滑动	无明显问题：在床上或椅子上能够独立移动；移动期间有足够的肌力完全抬举身体及肢体；在床上和椅子上的所有时间内都能保持良好的体位	
皮肤类型	浮肿/皮肤水肿：皮下有不正常的水分积聚	皮肤增厚变粗糙：表皮水分丢失增加且非正常角质增多	干燥：皮肤缺乏水分或油质，有明显的皱纹、皮屑、瘙痒	正常

2.Norton 量表　20世纪60年代 Norton 在一项针对老年患者的研究中设计了 Norton 量表，包括精神状况、身体状况、活动性、运动能力和二便失禁情况5个评估项目（表6-1-3），特别适用于评估老年患者。总分值范围为5～20分，诊断界值为16分。分值越低，压疮危险度越高。评分≤14分提示中度危险，评分≤12分提示高度危险，评分<18分提示发生压疮的可能性有50%。

表6-1-3　Norton 评分量表

因素	4	3	2	1
精神状况	清醒	淡漠	模糊	昏迷
身体状况	好	一般	差	极差
活动性	活动自如	扶助行走	依赖轮椅	卧床不起
运动能力	不受限	轻度受限	严重受限	完全不能
二便失禁	无	偶尔小便失禁	经常小便失禁	二便失禁

3.Waterlow 量表　Waterlow 量表是1984年由 Waterlow 通过对患者皮肤

情况的调查而建立的，是欧洲评估老年人压疮危险的主要工具，具有评分简便、预测效果好等特点。该量表包含了体型、皮肤类型、性别、年龄、营养不良、控便能力、运动能力、食欲、大手术/创伤、神经系统病变、药物治疗10个方面（表6-1-4）。累计分值，累计＜10分者为无危险，≥10分者为危险，其中，10~14分为轻度危险，15~19分为高度危险，20分以上为极度危险。分值越高，发生压疮的危险性越高。

表6-1-4 Waterlow 压疮评估量表

项目	等级	分值	项目	等级	分值
体型、体重与身高（参照亚洲人标准体重表）	中等	0	控便能力	完全控制	0
	超过中等	1		偶失禁	1
	肥胖	2		尿/大便失禁	2
	低于中等	3		大、小便失禁	3
皮肤类型和可见面积	健康	0		完全失禁	5
	薄如纸	1	运动能力	烦躁不安	1
	干燥	1		冷漠	2
	水肿	1		限制	3
	潮湿	1		卧床不起	4
	颜色差	1		固定	5
	裂开/红斑	1	食欲	中等	0
性别	男	1		差	1
	女	2		鼻饲	2
年龄/岁	14~49	1		流质	2
	50~64	2		禁食	3
	65~74	3		厌食	3
	75~80	4	神经系统缺陷	运动/感觉缺陷	4~6
	＞80	5		糖尿病/截瘫	4~6
特殊危险与组织营养不良	恶液质	8	大手术/创伤	骨/脊柱手术	5
	多器官衰竭	8		手术时间＞2 h	5
	单器官衰竭	5		手术时间＞6 h	8
	外周血管病	5	药物治疗	类固醇、细胞毒性药物、大剂量消炎药	4
	贫血	2			
	抽烟	1			

（二）局部情况评估

压疮的局部情况评估包括大小及有无潜行、分期、形状、部位、渗出液的性质及量、是否有感染、是否疼痛。

（三）营养筛查

研究发现，营养不良是压疮发生的危险因素。《压疮预防和治疗：临床实践指南》提出应对每个有压疮风险或有压疮的患者使用有效而可靠的筛查工具进行营养状态筛查。营养风险筛查工具（nutritional risk screening tool 2002，NRS-2002）是2002年欧洲肠内肠外营养学会（European Society of Parenteral and Enteral Nutrition，ESPEN）倡导采用并作为住院患者营养风险筛查的首选工具。NRS-2002筛查结果对压疮的预防有意义，营养风险筛查结果为有营养风险的患者是发生压疮的高危人群，提示应对其采取必要的预防措施。NRS-2002第一部分：首次营养监测（表6-1-5）其中任意一项回答"是"则直接进入最终筛查；如果所有的问题都回答"否"，则应每周重复调查。第二部分 NRS-2002最终筛查（表6-1-6）总评分为0～7分。分值越高，营养风险越大。总分值≥3分，提示患者处于营养风险，需要实施营养治疗；总分值＜3分，提示患者暂无营养风险，需定期（建议每周）复查。

表6-1-5　NRS-2002首次营养监测

序号	项目	结果	
		是	否
1	BMI＜20.5		
2	患者在过去3个月有体重下降吗？		
3	患者在过去的1周内有摄食减少吗？		
4	患者有严重疾病吗？		

表6-1-6　NRS-2002最终筛查

营养状态受损评分			疾病严重程度评分		
营养状态	程度	分值	疾病严重程度	程度	分值
正常营养状态	无	0分	正常营养状态	无	0
3个月内体重丢失＞5% 或食物摄入量比正常需要量低25%～50%	轻度	1分	需要量轻度提高：髋关节骨折、慢性疾病有急性并发症者、肝硬化、慢性阻塞性肺疾病（COPD）、血液透析、糖尿病、一般肿瘤患者	轻度	1分
一般正常需要情况差或2个月内体重丢失＞5%，或食物摄入比正常需要量低50%～75%	中度	2分	需要量中度增加：腹部大手术、卒中、重度肺炎、血液恶性肿瘤	中度	2分
BMI＜18.5且一般情况差或1个月内体重丢失＞5%（或3个月内体重下降15%），或前一周食物摄入比正常需要量低75%～100%	重度	3分	需要量明显增加：颅脑损伤、骨髓移植、ICU患者（APACHE评分大于10分）	重度	3分

总分（年龄超过70岁者总分加1即年龄调整后总分值）＝营养状态受损评分＋疾病严重程度评分＋年龄评分

注：急性生理学及慢性健康状况评分系统——APACHE Ⅱ（acute physiology and chronic health evaluation scoring system Ⅱ）是目前临床上重症监护病房应用最广泛、最具权威的危重病病情评价系统。

五、预防与康复治疗

（一）预　防

压疮是脑卒中患者易发生又极难治愈的并发症之一，积极有效的预防是防止压疮发生的唯一途径。

1.避免身体组织长时间受压　压疮形成的主要原因是长时间的压迫，因此间歇性解除压力是预防压疮的关键步骤。对于卧床患者，正确的翻身措施、借助减压工具缓解局部皮肤受压是预防压疮的有效手段。

（1）合理的翻身：长期以来，每2h定时翻身被认为是预防压疮行之有效的方法。但频繁地翻身尤其是在夜间会影响患者的休息、生活质量以及疾病的康复。有研究表明，如果采用有效方法保持受压部位皮肤的毛细血管压≤35.11 mmHg，持续4h也不会出现组织改变，即不会发生压疮。而采用30°侧卧位时，能使患者始终避开自身骨隆突部位，较好地分散压力，身体受压部位的体压不超过35.11 mmHg。对于脑卒中患者的压疮预防，若营养风险筛查≤3分，无低蛋白血症，全身皮肤完好，病情允许翻身，则翻身方法可采取每2.5h或每3.0h或每3.5h，左30°侧卧位和右30°侧卧位交替翻身，尤其是在睡眠中。若其间需要仰卧位，则保持仰卧位不得超过2h，且床头抬高不应超过30°，以5°～30°为宜，并且尽量减少抬高床头的时间，这样可以减轻剪切力造成的损伤。

（2）使用减压装置：目前，气垫床作为预防压疮的有效减压器具被广泛应用于临床。但应注意，气垫床并不能减少足跟、骶尾部等处的压力，因此局部必须使用合理的护具，以减少骨隆突处持续受压的时间和严重程度。目前，临床局部减压方法有脚手圈、足跟垫、海绵垫枕、医用多功能翻身护理枕等。国外有很多文献报道澳大利亚医用羊皮可用于压疮的预防，其主要优点是高密度的羊毛纤维可有效缓解分散压力；柔软，可减少与皮肤之间的摩擦；抗潮湿，可保持身体接触面的干燥，从而可预防压疮的发生。

2. 避免局部理化因素的刺激 使用pH值平衡的皮肤清洗剂保持皮肤清洁干燥，不可按摩或用力擦洗有压疮风险的皮肤，制订并实施个体化的失禁管理计划，使用隔离产品避免皮肤暴露在过度潮湿的环境中及考虑使用润肤剂使干燥皮肤保持湿润，以降低压疮的风险。由于脑卒中的患者常有感觉障碍、大小便失禁、多汗等，故应常常保持患者全身皮肤以及床单位的清洁、平整、干燥，应勤换洗。避免使用酒精按摩皮肤，因为酒精按摩可导致局部皮肤升温，酒精挥发导致皮肤干燥，同样会造成局部细胞代谢耗氧量增加而致使组织缺氧，皮肤过度干燥时可适当使用润肤露；不主张使用爽身粉等吸水粉末物质，因其易堵塞毛孔而对皮肤造成损害；在更换被服时不能拖、拉、扯、拽、推，以免产生摩擦而损伤皮肤；避免按摩，按摩无助于预防压疮。

3. 营养支持 基本的营养对组织健康、恢复和对感染的免疫是必需的。

加强脑卒中患者的营养摄取可减少卒中患者的压疮风险。丰富的蛋白质摄入可以预防压迫性损伤的发生,对全身营养差的患者,应给予高蛋白、高维生素、易消化食物。此外,维生素 A、维生素 C 及矿物质对伤口的愈合也有重要作用。患者应多吃新鲜蔬菜、水果,多喝水、饮料,如果汁、果浆、蜂蜜等,促进肠蠕动,避免大便干燥;多食植物油,如芝麻油、豆油、菜籽油等,有利于缓解便秘。鼓励患者多进食,必要时少食多餐,有利于消化吸收。不能自理者应按时喂水喂食,加强饮食护理,以增强抵抗力和组织修复能力;多食高热量食物;对进食困难者可通过鼻饲或静脉给予高营养液体,以维持其全身营养状况。

4.预防压疮敷料 预防压疮的关键在于减少压力、剪切力、摩擦力和避免潮湿。《压疮预防和治疗:临床实践指南》明确了在经常受摩擦力与剪切力的骨隆突处使用聚氨酯泡沫敷料可预防压疮,但强调使用预防性敷料时,必须继续使用其他压疮预防措施。每天更换敷料或至少每天评估皮肤,并证实目前的预防性敷料应用策略是合适的。若预防性敷料破损、错位、松动或过湿,应予以更换。

5.健康教育 使患者及其家属获得预防压疮的知识和技能,积极配合并参与自我护理。

6.其他 利用局麻药物可扩张末梢血管和局部浸润注射可直接作用于组织深部的优势来预防压疮;利用间歇性电刺激使肌肉收缩,从而引起压力重新分配,并且可以提高组织的氧合作用。考虑使用丝质面料而非棉质或混纺面料来降低剪切力与摩擦力。

(二)康复治疗

根据伤口评估情况制订伤口处理计划,内容包括:保持伤口清洁、渗液处理、引流通畅、敷料选择、换药间隔时间等,再根据伤口转归进行动态调整,直至愈合。大面积且久治不愈的压疮,在全身情况好转后可考虑行彻底清创手术,切除所有的骨髓炎组织或死骨,清除无生机的组织,利用邻近皮肤形成皮瓣以封闭伤口。

六、康复护理

（一）常见护理诊断／问题

1. 皮肤完整性受损 与局部受压过久、组织缺血、缺氧、坏死有关。

2. 有感染的危险 与皮肤屏障受损、局部血液循环障碍等有关。

3. 知识缺乏 缺乏压疮的预防及护理知识。

（二）康复护理措施

1. 早期发现压疮 指导患者及其家属于每日睡前或晨起时全面检查皮肤情况。在长期乘坐轮椅及穿脱支具前后均应认真检查，若发现皮肤压红或破溃需及时处理。护理人员为患者做皮肤检查后要认真记录并做好交接班，对皮肤出现异常者要做到床旁交班。

2. 心理护理 由于中枢神经系统的病变本身和疾病对日常生活会产生严重影响，脑卒中患者会产生不同程度的心理障碍，并发压疮后患者的情绪可能更为低落、消极。应评估患者心理状态，积极采取干预措施，使患者以积极、乐观的心态配合创面护理。

3. 积极处理压疮

（1）避免继续受压：加强翻身。翻身时动作要轻柔，不可在床上拖拉患者，防止剪切力作用造成皮肤损伤；使用减压装置等减轻局部皮肤的压力；避免将患者直接安置在医疗器械上；不要让患者坐在便盆上过久。近些年来，足跟压疮越来越引起重视，可使用足跟托起装置沿小腿分散整个腿部的重量或使用泡沫垫沿小腿全长将足跟抬起，以完全解除足跟部压力，但不可将压力作用在跟腱；膝关节应呈轻度（5°～10°）屈曲。

（2）促进局部血液循环：可进行日光浴、紫外线照射。每次翻身时，用热毛巾擦拭骨骼隆突受压部位。皮肤干燥者，可涂少量润滑剂，以免干裂出血；皮肤潮湿时，可用卫生纸吸干并尽可能减少摩擦。

（3）伤口清洗：采用生理盐水冲洗而非擦洗的方式清洁伤口。在不损害组织以及不使细菌进入伤口的情况下，可使用适当的压力冲洗伤口，使用注射器抽取生理盐水并进行脉冲式冲洗最有效。

（4）新型伤口敷料应用：应用以湿性疗法为指导的新型伤口敷料，是压疮伤口护理的中心内容。《指南》建议：应尽量使用能够避免引起疼痛的敷料和/或不需要经常更换的敷料（如水胶体敷料、水凝胶敷料、藻酸盐敷料、泡沫敷料等）。湿性愈合伤口敷料种类、功效如下：

①水胶体类：保护伤口、刺激肉芽组织生长，用于Ⅱ期压疮及未感染的浅表Ⅲ期压疮；对于深度溃疡，可考虑在水胶体敷料下面使用填充敷料，填补伤口内无效腔。

②水凝胶类：保湿、软化、自溶清创，用于浅表轻度渗出的压疮。

③藻酸盐类：吸收大量渗液、轻微止血消炎，用于中重度渗出的压疮。

④银离子类：抑菌抗感染、吸收渗液，用于高危感染的溃疡。

⑤泡沫类：吸收渗液，控制肉芽增殖，促进上皮化。

（5）药物外敷：国内文献报道中常见的药物有湿润烧伤膏、金黄膏、中药丹剂（祛腐生肌）、水蛭素＋藻酸钙（肌不易生）、细胞生长因子、胰岛素、维生素C、庆大霉素、甲硝唑、磺胺嘧啶银/锌、口腔溃疡散、康复新液等，临床上常联合用药。

（6）封闭式负压引流技术（vacuum sealing draining，VSD）：是一种将负压吸引装置与特殊创面敷料连接，间歇或持续地使创面保持在负压状态，是促进创面愈合的全新治疗方法。

（7）物理疗法：红外线照射的原理是利用红外线的热效应促进创面的愈合，适用于各期溃疡创面；用半导体激光治疗仪局部照射创口，可减少渗出；用氦氖激光照射对治疗皮肤溃疡及减少复发有一定的效果；用半导体激光加紫外线治疗Ⅲ期压疮总有效率达91.5%。

（8）局部氧疗：可用局部高浓度氧疗配合激光及新型敷料治疗难治性压疮，所用的氧流量为6～8 L/min，每日1次，每次20 min，疗效显著优于其他措施。

（9）饮食护理：压疮的发生与营养不良密切相关，对压疮患者应给予高营养、易消化饮食以促进组织修复。对于昏迷或有吞咽障碍的患者，可以考虑鼻饲或行完全肠外营养，给予患者合理充足的营养素，满足患者对营养的需求。

（10）中医疗法：艾灸利用艾条燃烧所释放出的热量使局部温度增高、血管扩张，可促进局部血液循环，减轻炎症水肿及组织缺氧，促进炎症的吸收和消散，促进创面的愈合。中药外敷可选用中医复方包括传统药方、中成药和自拟药方，甚至中药联合物理疗法。

（三）健康教育

1. 压疮防治常识的教育 介绍压疮形成的原因、危害、临床表现、预防和护理知识，使患者及其家属重视对压疮的预防，掌握防治压疮的基本方法，如用两面镜自查皮肤的方法、压疮的早期识别、简易的处理措施等。

2. 生活指导 增加营养供给，避免患者发生贫血、低蛋白血症；指导患者适当活动，不要静养不动；开导患者，使其保持乐观、开朗的情绪。

3. 合理使用防治用具 在易发生压疮的骨隆突部位垫上软枕、泡沫、海绵、气圈等或使用翻身床、气垫床等用具，注意充气用具不能充气过度以免引起反作用。

第二节 肩关节半脱位

一、概 述

肩关节半脱位（glenohumeral subluxation，GHS）又称不整齐肩（malaligned shoulder）是脑卒中患者最常见的并发症之一。近年来，研究报道脑卒中患者肩关节半脱位发生率在17%～81%，且超过20%的患者伴有肩痛、肩手综合征、失用肩等并发症，可合并臂丛神经损伤。因此，做好脑卒中早期肩关节半脱位的预防、康复治疗及护理对降低脑卒中致残率、提高患者的生活质量具有重要意义。

二、发生的原因与机制

肩关节是全身关节中活动范围最大、最灵活的关节。参与肩关节运动的关节包括肱盂关节、肩锁关节、胸锁关节及肩胸（肩胛骨与胸壁形成）关节，但以肱盂关节的活动最为重要。肱盂关节由肩胛骨的关节盂和肱骨头构成，关节盂浅而肱骨头大，关节囊和韧带薄弱松弛，使肩关节的稳定性下降。丧失的稳定性由周围肌组织、关节囊及韧带部分地给予补偿，主要包括肩胛下肌、冈上肌、冈下肌、小圆肌、三角肌、肱三头肌、盂肱韧带、喙肱韧带等。此外，在肩胛骨处于正常位置的情况下，关节盂向上倾斜，在预防肩关节向下脱位中起着重要的作用，因为肱骨头需要向侧方移动才能向下移动。当上肢处于内收位时，关节囊上部和喙肱韧带紧张，被动地防止了肱骨头向侧方移动而向下方脱位，这称为"肩关节的绞索机制"。

脑卒中偏瘫患者肩关节半脱位的原因尚不十分清楚，目前主要考虑如下几个方面：①以冈上肌、三角肌后部为主的肩关节周围肌肉功能下降。由于肩关节周围的肌群瘫痪、肌张力低下，在上肢自身重量的牵拉下导致了肩关节半脱位。②肩关节囊及韧带的松弛、破坏及长期牵拉所致的延长。③肩胛骨周围肌肉的瘫痪、痉挛及脊柱直立肌的影响使患侧上肢悬垂于体侧，失去了"肩关节的绞索机制"。

三、临床表现与诊断

（一）临床表现

1. 症状与体征　肩关节半脱位普遍发生于脑卒中的早期软瘫期，肩关节半脱位本身并无疼痛，多于病后几周患者开始采用坐位时患侧上肢在体侧悬垂时间过久才出现牵拉不适感或疼痛，当上肢被动上举或有所支撑时，上述症状可减轻或消失。随着时间的延长可出现较剧烈的肩痛。

肩部三角肌塌陷、关节囊松弛、肱骨头向下前移位，呈轻度方肩畸形。肩胛骨下移，关节盂向下倾斜，成为"翼状"肩胛骨。关节盂处空虚，肩峰与肱骨头之间可触到明显的凹陷，可容纳1/2～1横指。

随着肌张力的增高与运动功能提高，上述体征可逐渐减轻甚或消失，多数患者仅在托起上肢或精神紧张、活动、用力时出现。在患者采用坐位时，上肢无支撑而下悬垂于体侧时仍呈明显的半脱位表现。

早期被动活动肩胛骨及肩关节时可感到无明显的阻力，出现痉挛后，被动运动可感到阻力增加，部分患者出现肩痛和肩关节活动受限。因失去了肌肉的保护，若处理不当可因过度牵拉损伤臂丛神经而出现相应的表现。部分患者可见脊柱侧弯。

2. X 线检查　患者取坐位，双上肢自然垂于体侧，以45°倾斜投射角拍双侧肩关节 X 光片。测量肱骨头中心的水平延线与关节盂中心的水平延线间的垂直距离，以此判断脱位的程度。

（二）诊 断

对患者肩关节进行视、触诊，并通过 X 线片确诊。按中国康复医学诊疗规范中肩关节半脱位的标准进行评估，排除肩部外伤。具体方法为：患者取坐位，肩关节半脱位时肩峰下沉或可触及凹陷，肩胛骨下角位置低，呈翼状肩；肩关节正位片示病侧肩峰与肱骨头之间的间距（acromio-humeral interval，AHI）＞14 mm 或病侧上述间距比健侧宽 10 mm，将上肢下垂时患者可感到肩部不适或疼痛，若将上肢被动托起则疼痛或不适减轻，符合以上条件可诊断为肩关节半脱位。

X 线片确诊：两侧肩关节同时投照，测量肩峰与肱骨头之间的间隙，并对两侧进行比较。

有的研究也采用指诊检查法作为诊断标准：检查者以右手食指对患者的患侧肩关节肩峰与肱骨头之间进行触诊。

四、评 定

目前尚无统一的评定标准，主要按中国康复医学诊疗规范中肩关节半脱位的标准进行评估（表6-2-1）。此外，多数文献报道采用 Fugl-Meyer 上肢运动功能评分（Fugl-Meyer assessment，FMA）、视觉模拟疼痛评分法（VAS）等方法。

表6-2-1 肩关节半脱位的评定标准

分级	表现
Ⅰ 在坐位上肩峰下可触及回陷	
Ⅱ 在下述条件下投照 X 线平片	坐位
	X 线管中心的高度与锁骨外端的上缘一致
	X 线管中心的水平移位与肱骨头中线一致
	管球向足侧倾斜 15°
	距离为 1m
Ⅲ 结果有下列发现为阳性	病侧肩正位肩峰与肱骨头之间的间隙＞ 14 mm
	两侧肩正位片相比病侧上述间隙比健侧＞ 10 mm 或以上

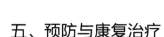

五、预防与康复治疗

（一）预　防

一旦出现肩关节半脱位则多难以恢复，故早期加以保护、进行预防是必要的。在治疗和护理过程中，应注意保护肩关节，防止其周围软组织损伤、破坏。预防肩关节半脱位应当从保护关节囊、纠正肩胛骨的位置和促进肩部肌肉力量恢复3个方面入手。

1. 体位摆放　在卧床期间按照良肢位进行摆放；坐位时采取正确坐位，即应把患侧上肢放在面前的桌子上或轮椅扶手上的支撑台上；床边坐位时，也要有所支撑或采取 Bobath 握手支撑（具体方法详见技术篇相关内容）；避免牵拉患侧上肢。目前对于肩吊带支撑尚存在争议。

2. 促进肩部肌肉力量恢复　肩部的肌肉是维持肩关节稳定性的关键结构，因此，在康复中应采用包括主动活动和被动活动在内的一切措施促进这些肌肉力量的恢复。进行活动时要注意活动的范围和程度要适当，过度的活动只会对肩关节造成进一步损伤，起到适得其反的作用。

（二）康复治疗

1. 纠正肩胛骨的位置　关键是抑制使肩胛骨内收、后缩和向下旋转的肌肉的肌张力。通过手法纠正肩胛骨的位置，使肩胛骨充分前屈、外展、上抬并向上旋转，坐位时患侧上肢伸展持重，卧位时向患侧滚动可降低肩关节周围肌肉的张力。

2. 刺激肩关节周围起稳定作用的肌肉　对三角肌、冈上肌进行按摩、拍打、功能性电刺激等，增加肩关节周围起稳定作用的肌肉的肌张力。

3. 维持无痛性全关节被动活动范围　进行关节被动运动和自助被动运动，防止出现肩痛和关节挛缩。在治疗中应注意避免牵拉损伤，以免引起肩痛和半脱位。

六、康复护理

（一）常见的护理诊断／问题

1. 疼痛　与肩关节半脱位引起损伤有关。

2. 自理能力下降　与关节活动度受限有关。

（二）康复护理措施

1. 心理护理　向患者及家属讲明所采取的治疗护理措施的目的及其意义、疾病的预后、功能恢复的程度，减轻患者及其家属的焦虑、抑郁等消极心理，充分调动患者的康复积极性，及时疏导患者的不良情绪。

2. 纠正肩胛骨的位置　指导患者配合纠正肩胛骨位置的治疗与护理，同时注意训练时，每次应持续尽可能长的时间，因为只有持续性的牵拉才能降低肌张力。

3. 刺激肩关节周围起稳定作用的肌肉　所有刺激患侧上肢功能恢复的方法，均可用于活化稳定患侧肩关节的肌肉。用冰块快速地按摩有关肌肉，可刺激肌肉的活动；立位、步行训练、健侧上肢的活动等可通过联合反应促进患肩肌肉的收缩与张力提高；对三角肌及冈上肌用功能性电刺激及肌电生物反馈进行治疗也是有效的方法。针灸，尤其是电针治疗也可能对提高肌张力起到一定作用。

4. 维持全关节活动度的无痛的被动运动　肩关节半脱位者易出现肩痛和关节活动受限，所以维持关节的活动范围是十分重要的。在不损伤肩关节及周围组织的情况下，可采用被动运动和自助被动运动来维持关节活动度。在治疗中，应注意避免牵拉损伤患侧上肢而引起肩痛和半脱位。在被动活动中一定要注意保护肩关节，每日一两次被动活动即可，不宜过多进行。自助被动运动往往不能达到充分的关节活动范围，不能保护肩关节，在使肘关节充分伸展时有可能过度牵拉肩关节，从而有引起肩痛和半脱位或使其加重的可能性，而且存在不能保持充分的关节活动度的可能，应予以注意。

5. 注意保护肩关节　对患者采取不适当的牵拉可使半脱位加重，且可引起肩痛，如翻身时牵拉其上肢、不正确地将患者从椅子中托起等。除了医护人员以外，还应对患者家属进行指导，使其能正确地转移患者或转换患者的体位。

6. **中医康复治疗** 针法和推拿疗法在治疗 GHS 方面应用广泛。常用的针法有针刺、电针疗法、穴位注射；推拿手法则常用拿法、点法和揉法。

7. **药物治疗** 服用非甾体药物和糖皮质激素类药物封闭治疗对肩关节半脱位的疼痛有一定疗效，虽然药物不能直接使脱位程度改变，但疼痛的缓解可帮助患者更好地参与康复训练。此外，也可以进行肩关节腔内注射、局部封闭治疗等。

（三）健康教育

向患者及其家属讲解体位摆放、肩关节的保护等康复护理内容，并进行说明和示范，使其建立正确的康复观念，避免发生继发损害，提高患者参与康复的自主性，促进功能恢复。

第三节　肩手综合征

一、概　述

肩手综合征（shoulder-hand syndrome，SHS）又称反射性交感神经营养不良（reflex sympathetic dystrophy，RSD）或复杂性局部疼痛综合征 I 型（complex regional pain syndrome type I，CRPS I），是指由脑卒中等疾病引起的患者肩关节疼痛、手指疼痛浮肿及关节活动受限的一种综合征。肩手综合征是脑卒中后常见并发症之一，发生率为12.5%～74.1%，好发于脑卒中后 1～3 个月，严重影响到瘫痪上肢功能的恢复，若不及时治疗，可引起肌肉萎缩、关节挛缩变形、手功能完全丧失，最终导致永久性致残。

二、发生的原因与机制

SHS 的病因和发生机制尚未完全明确，可能的有：

（一）交感神经功能紊乱

交感神经支配血管运动系统和皮肤腺体，当受到脑部发生病变、局部疼痛、皮肤病变等内外因素的刺激或影响时会出现血管运动系统和皮肤腺体功能紊乱。脑血管病急性发作致运动前区的皮质和皮质下结构或传导束受损，血管运动神经麻痹，引发患肢的交感神经兴奋性增高及血管痉挛反应，末梢血流增加，产生局部组织营养障碍，加之神经轴索变性等因素，从而出现肩手和手腕水肿、疼痛，而疼痛刺激又进一步经末梢感觉神经传至脊髓，引发脊髓中间神经的异常兴奋，形成血管运动性异常的恶性循环。

（二）腕关节持续屈曲受压

患者卧床或坐在轮椅上时，手长时间放在体侧且腕关节处于被动屈曲位而未曾被注意，拮抗肌的张力低下使上肢的重量压在腕关节上，加重了腕关节的被动屈曲。同时，患者偏瘫侧肩胛骨后缩、下垂及患侧上肢内收、内旋的肌张力又进一步加重了腕部的压力。尤其是当患者坐在轮椅上身体倾向患侧时，这种作用更加明显。临床观察表明，腕关节持续屈曲受压阻碍患手的静脉回流是偏瘫后引起肩手综合征最常见的原因。

（三）过度牵拉手关节

对手关节的过度牵拉可能引发炎症反应，引起水肿和疼痛。手关节的活动范围因人而异，过度地活动患者的患手，可能造成关节及其周围组织的损伤，如超出生理范围的腕背伸或作业活动时忽略腕关节的被动背屈等。

（四）输液时液体渗入手部组织内

患侧手的多次输液可能使液体渗漏，从而发生水肿。

（五）手的意外小损伤

如患侧摔倒时导致患手的损伤或因患手的感觉障碍致烫伤、刺伤等，这些都将导致手水肿。

（六）其　他

肩痛还可能与局部炎症损伤、关节挛缩等有关。此外，心理因素、瘫痪程度、年龄也可能与本综合征的发生有关。

三、临床表现与诊断

（一）临床表现

本综合征常突然发生，临床表现包括节段性疼痛、浮肿、血管运动障碍、关节活动度受限及活动后症状及体征加重。临床经过常分为三期：

1. 第Ⅰ期（早期）

（1）患手肿胀：患者的手突然出现肿胀。水肿以手的背部最显著，皮肤皱褶消失，特别是指节及近端和远端的指间关节，止于腕关节。手的颜色呈粉红色或淡紫色，尤其是患臂悬垂于体侧时更明显。患手皮温较健侧高，有时潮湿。患手指甲颜色较健侧白或更不透明。

（2）关节活动明显受限：

①因腕部疼痛而不能被动旋后，背伸受限。当试图增加被动活动范围时，可感到手背面疼痛。在治疗中，当患侧上肢伸展、手平放在治疗床上持重时，也可诱发疼痛。

②掌指关节屈曲明显受限，看不到掌指关节处的骨突起，多有明显压痛。

③手指外展严重受限，以致健手手指不能插入患手手指之间，以致患者双手交叉相握困难。

④近端指间关节僵硬膨胀，无法屈曲和伸展，若被动屈伸则可诱发疼痛。

⑤远端指间关节伸展，不能或几乎不能屈曲。这些关节已经固定于轻度屈曲位，任何被动屈伸均会引起疼痛。

（3）疼痛：被动运动易引起剧烈的疼痛为本综合征的一大特点。

（4）X线检查：本症X线检查多见手、肩的骨质改变（局部脱钙）。

此期可持续数周至6个月而治愈或转入第Ⅱ期。

2. 第Ⅱ期（后期）

疼痛加重，不能忍受任何对手和手指的压力；手指的关节活动受限越来越明显。皮肤温度降低，手部小肌肉明显萎缩，手掌筋膜肥厚。在腕骨背侧之间及与掌骨连接区出现坚硬的明显隆凸。X线检查可以发现典型的骨质疏松改变。

此期持续3～6个月，若不进行适当治疗则转入第Ⅲ期。

3. 第Ⅲ期（后遗症期）

手指完全挛缩形成一种典型的畸形，水肿和疼痛完全消失，但患手关节的活动性则永久性地丧失；腕关节掌屈并向尺侧偏屈，背屈受限；腕骨背侧隆突较硬且更明显；前臂旋后严重受限；手掌扁平，大小鱼际肌明显萎缩；掌指关节不能屈曲，可轻微外展；拇指和示指之间的指蹼缩短并失去弹性；近端和远端指间关节固定于轻度屈曲位，不能进一步屈曲。X线片可见患肢广泛骨质疏松。

（二）诊　断

诊断标准为神经系统疾病导致上肢瘫痪；患手肿、痛，皮肤潮湿、皮温高，伴肩、肘、腕关节活动受限；局部无外伤、感染及周围血管病。X线及其他相关检查排除肩周炎、关节肌肉病、类风湿性关节炎、肩关节活动受限等疾病。

四、评　定

根据临床表现、功能障碍程度及X线表现进行分期，还可采用Fugl-Meyer上肢运动功能评分（Fugl-Meyer Assessment，FMA）、Brunnstrom评定、视觉模拟疼痛评分法（visual analogue scale，VAS）、关节活动度评定、Barthel指数等方法。

五、预防与康复治疗

（一）预　防

肩手综合征绝大部分是可以预防的。预防的关键在于避免所有引起水肿的因素。帮助患者控制腕的运动，避免腕过度屈曲，一旦患者出现不适或疼痛，应立即调整患手的位置；卧位时将患肢抬高，坐位时将患侧上肢放于前面小桌上，并使之固定，避免腕部弯曲；坐轮椅时，注意正确的轮椅坐姿，防止手悬吊到轮椅外；禁止在偏瘫手上进行静脉输液；避免使用热水袋等。加强对患手的保护，避免手的小损伤，加强对患者及其家属的健康教育。

（二）康复治疗

在肩手综合征早期（I期）进行治疗可取得较好的效果，故应早诊断、早治疗。一旦出现水肿、疼痛或运动范围受限，就应开始治疗。治疗的主要目标是尽快地减轻水肿，其次是减轻疼痛和缓解僵硬。

1.正确体位摆放　正确体位能有效防止患者肩关节损伤，同时可利用夹板、石膏、弹力绷带等辅助器具将腕关节固定于适度背伸位，从而改善静脉回流及防止腕关节损伤。

2.冷疗　将患手置于9.4℃～11.1℃的冷水中，浸泡30分钟，有消肿、止痛、解痉作用。注意较长时间冷疗，因反射性的血管收缩后扩张，反而会使水肿加重。

3. **向心性缠绕压迫** 将患者的手指用一根粗1～2 mm的长线，从远端向近端缠绕，先缠绕拇指，再缠绕其余4指，最后缠绕手掌和手背，一直缠到腕关节以上，反复进行可改善血液循环，明显减轻水肿，促进功能恢复。

4. **主动和被动活动** 因为肌肉收缩可提供最好的减轻水肿的泵活动，故应鼓励患者主动活动患肢。被动活动可维持关节活动度，预防肩痛，并能促进静脉回流。

5. **交感神经阻滞** 星状交感神经节阻滞对早期肩手综合征多非常有效，但对后期患者效果欠佳，若三四次阻滞无效，则无须再用。有效者疼痛及手肿胀可减轻或消失。

6. **药物治疗** 类固醇制剂对肩痛有较好的效果，可减轻局部的炎症反应，通常采用口服或肩关节腔及腱鞘注射。消炎镇痛药物多无效。

7. **物理治疗** 短波、超短波治疗有消炎、消肿、止痛的作用。

8. **中医康复治疗** 传统医学在治疗脑卒中后SHS具有独特的优势，如用益气活血通络方、中药熏洗配合推拿治疗、针刺疗法等。

9. **手术** 采用掌指关节掌侧的腱鞘切开或切除术，可使患侧手指疼痛消失，肩关节疼痛也可减轻或消失。

10. **其他** 高压氧治疗既可加速病损区脑组织功能恢复，又可加速酸性代谢产物及致痛物质的排除，从而减少酸性物质对神经末梢的刺激，减轻疼痛；体外冲击波通过改善患处的化学环境，使组织产生并释放出抑制疼痛的化学物质，促进血管扩张，从而增加血液循环和促进组织再生以减轻患处疼痛。

六、康复护理

（一）常见的护理诊断／问题

1. **疼痛** 与脑卒中后引起局部血液循环障碍有关。

2. **自理能力下降** 与关节活动度受限有关。

（二）康复护理措施

1. **心理护理** 向患者及其家属说明病情发展和治疗过程，使其能充分认识病情和转归，对各种康复治疗手段及其预后有较好的了解，帮助患者消除焦虑、畏惧、抑郁等心理，使其树立信心配合治疗，从而促进功能恢复。

2. **体位摆放** 卧位时，患侧上肢可适当抬高；坐位时，把患侧上肢放在前面的小桌子上并使腕部轻度背屈，有利于静脉和淋巴回流。

3. **避免腕部屈曲** 为了改善静脉回流，每天24小时维持腕关节于背屈曲位很重要。可为患者制作一个小型腕上翘夹板支持腕关节。该夹板的特点是远端达手掌横纹以下，从第1至第5掌指关节适当地向下倾斜，以免限制掌指关节的屈曲，且拇指活动不受限。当用绷带把小夹板固定之后，应使腕关节处于背屈稍偏向桡侧的位置。除做皮肤检查、洗手或治疗时取下夹板外，患者须持续使用直到水肿和疼痛消失、手的颜色正常为止。患者在戴夹板期间应坚持自助活动，以维持肩关节的活动度并防止手部僵硬。

4. **向心性加压缠绕** 向心性缠绕手指或四肢被证明是一种简单、安全和有效的治疗周围性水肿的方法。具体方法是：用一根粗约1～2 mm 的长线，先做一个可以拉开的小线圈，套在指甲根部水平，然后用力紧密而快速地从远端向近端缠绕，依次是拇指、其他手指、手掌和手背，一直到腕关节上。随后立即拉开线圈的游离端除去绕线。本方法可暂时地减轻水肿，所以可以教患者家属进行该操作。

5. **冷疗** 有止痛、解痉及消肿的效果。将患者的手浸入冰水混合的桶里浸泡，时间根据患者的耐受情况而定，一般30分钟为宜。过长时间冷疗，因血管反射性地收缩后扩张，反而会使浮肿加重，故应避免。

6. **主动活动** 在可能的情况下，鼓励患者多做主动运动。在肩胛骨活动之后，可在上肢上举的情况下进行活动。刺激患侧上肢功能恢复的任何活动均可利用，尤其是那些需要抓握的活动，如抓住和松开毛巾或一根木棒。注意：在疼痛和肿胀消除之前，不可做需要伸展患侧上肢负重的活动和训练，因为这些活动可能是本综合征的促发因素，并常可导致疼痛长期存在。任何能诱发疼痛的活动或体位都应避免。

7. **被动运动**

（1）患侧上肢的被动运动：可防治肩痛，维持各个关节的活动度，但应小心轻柔地进行，以不产生疼痛为度。患者可在无痛范围内尽可能地做前臂旋后运动，患者主动配合该运动。患者也可取仰卧位将患侧上肢上举或在坐位时将上肢放在面前的桌子上进行上述运动，以利于静脉回流。在炎症的所有征象都消失之前，被动松动技术是禁忌的。

(2)被动和主动运动逐步松动神经系统：由于神经系统是一个统一体，颈、躯干、腿及对侧臂的运动常常能明显改善患手的整体情况。这种松动的优点是症状被明显缓解，而完全不用运动患侧疼痛肢体。

8. 支持性绷带包扎 已经证明此法有助于控制水肿，但应避免使用弹力手套。弹力手套可维持掌指关节和指间关节于伸直位，有利于减轻水肿，但可导致这些关节在非功能位的僵硬。

9. 药物治疗的护理 类固醇制剂口服或肩关节腔及腱鞘注射对肩痛有较好的效果，可减轻局部的炎症反应。护理人员应注意观察药物治疗的效果及不良反应等。

10. 中医康复护理 可根据患者的情况选用不同的方法。针刺穴位方法，可以疏通经络，缓解疼痛，预防肌肉萎缩；推拿按摩治疗可以舒筋活络，增加局部血液循环，改善局部新陈代谢，加速功能恢复；穴位注射疗法既有针刺作用，又有药物作用，对局部肌肉萎缩者可采用穴位注射活血药物和营养神经药物，从而解除血管痉挛，改善局部营养，起到疏筋止痛的作用。此外，还可采用中药内服、药物透入疗法、中药熏洗法等。

11. 手术及其他治疗的护理 手术及其他治疗者，应配合做好治疗前后的护理，促进患者的康复。

（三）健康教育

指导并鼓励患者及其家属认识肩手综合征发生的原因、预防措施及正确的康复护理方法，使他们在预防和治疗中积极参与，促进患者功能的恢复。

第四节　偏瘫肩痛

一、概　述

偏瘫肩痛（hemiplegia shoulder pain，HSP）是脑卒中常见并发症之一，发病率为5%～84%。偏瘫肩痛不仅会增加患者的痛苦，而且会延缓和阻碍上肢运动功能恢复，降低日常生活活动能力，延长住院时间，还可以影响睡眠，甚至导致患者抑郁，对脑卒中患者生命质量产生严重的负性影响。

二、发生的原因与机制

目前 HSP 的病因尚未明确，肩痛可能与许多因素有关。

（一）肩关节正常机制的破坏和处理不当

正常肩的活动机制：肩由7个关节组成，它们之间相互协调，同步运动，保证了肩能够完全无痛地运动。

①当上肢外展时，肱骨运动和肩胛骨外旋的角度比为2∶1，即当上肢外展90°时，盂肱关节外展60°，肩胛骨外旋30°；当上肢完全上举到180°时，盂肱关节发生120°的运动，肩胛骨外旋60°。

②要完全外展上肢，肱骨还必须能外旋。

③肱骨头在关节盂内向下滑动必须伴有肱骨的外旋。

在偏瘫时，异常的肌张力或活动干扰了上述一个或全部的正常肩的活动机制，患者就会出现肩痛或丧失肩关节正常的活动范围。

1. 肩胛骨肱骨节律的丧失　偏瘫患者上肢，屈曲痉挛模式占据优势，肩胛骨周围肌张力高于肩关节周围的肌张力，当患侧上肢从体侧外展时，肩胛骨的旋转落后于肱骨的外展，肩峰和肱骨头之间的结构受到两个坚硬骨质的机械性挤压，导致肩痛的发生。同样，当患肢被动抬起，而肩胛骨不能充分旋转，或是患者不正确地进行上肢自我辅助运动时，如肱骨前屈却没有充分的肩胛骨前伸和旋转时，也会发生同样的损伤导致肩痛。

2. 肱骨外旋不充分　由于有力的肩内旋肌痉挛和短缩，患侧上肢不能外旋。当患侧上肢被动运动时，可引起肩痛；当上肢被强行外展时，则会引起旋肌袖破裂致肩痛的发生。

3. 肱骨头在关节盂内向下滑行不充分　痉挛甚至粘连会阻碍肱骨头在关节盂内的正常向下运动，以致任何外展上肢的活动都会引起肩痛。

（二）常引起疼痛性创伤的活动

1. 不伴有肩胛骨必要的移动和肱骨外旋的被动运动　不正确地抬起上肢远端，则软组织受到挤压引起肩痛。

2. 帮助患者做床椅转移时，牵拉其上肢　帮助患者转移（翻身、扶持步行）时，牵拉其上肢，使肩关节被动外展，极易导致肩的损伤。

3. 不正确地抬起患者　当患者从轮椅中下滑时，帮助者往往站在患者身后，用双手置于患者腋下将其抬起，此举可引起肩关节被动外展而致损伤。同样，从浴盆里将患者抬起时，也会发生相同的损伤。

4. 护理活动中从远端抬起上肢　如测血压、洗腋窝、在床上帮助患者翻身、被动穿衣服等。

5. 应用滑轮进行自助被动运动患侧上肢　如患者将患手固定在一侧把手上，以健侧上肢反复拉患侧上肢做手臂外展上举运动，这种滑轮训练不能使肩胛骨充分旋转和肱骨外旋，易引起肩周结构的损伤。

6. 主动练习手臂上举时太剧烈　肩胛骨控制不充分的患者，反复练习主动抬举手臂，易导致骨平面之间的敏感结构受压，引起肩痛。

（三）肩手综合征

肩手综合征是脑卒中较常见的并发症，表现为患侧肩痛和手部疼痛、运动受限及肌肉肿胀和萎缩，直至挛缩畸形，最终导致上肢功能受限。

（四）肩关节半脱位

肩关节半脱位与偏瘫肩痛之间的关系目前仍存在争议。有研究认为，偏瘫肩痛与肩关节半脱位无关，肩关节半脱位本身并不疼痛，且半脱位程度也与肩痛无关。而另一些研究发现两者之间有相关性，研究发现肩关节半脱位与脑卒中后1～3个月的偏瘫肩痛显著相关，与脑卒中后6个月的偏瘫肩痛无相关性。脑卒中软瘫期，患者的运动控制受损，引起半脱位，半脱位进一步损害运动控制路径，增加软组织损伤和偏瘫肩痛的风险。研究发现，偏瘫肩痛在肩关节半脱位的患者中发生率较高。

（五）骨科疾患

肩锁关节炎、盂肱关节炎、肱二头肌肌腱炎、三角肌滑囊炎，尤其是旋肌袖撕裂和粘连性关节囊炎也可能与偏瘫肩痛有关。臂丛神经或肩胛上神经损伤也可能是创伤性肩痛的一种原因。

（六）其他原因

1. 痉挛　可能是肩痛产生的重要因素。有研究认为肩痛与肩关节运动丧失有关。

2. 其他可能的原因　感觉障碍、忽略症、偏瘫侧丘脑性疼痛、神经痛性肌萎缩、异位骨化、年龄、骨质疏松以及糖尿病都与 HSP 密切相关。研究发现，年长者发生 HSP 的比例明显高于年轻患者，骨质疏松所造成的反射性骨痛也是偏瘫患者肩痛的原因之一，糖尿病也与 HSP 的发生率呈正相关。

三、临床表现与诊断

肩痛通常在脑卒中后较早发生，61% 的患者偏瘫后发生肩痛，其中 2/3 在脑卒中后 4 周内出现肩痛，其余的在随后的 2 个月内发生。肩痛也可以很晚出现，甚至在数月后出现。

（一）临床表现

偏瘫肩痛一般呈现典型的进行性发展的疼痛，有一些肩痛是由于意外损伤引起，通常表现为在治疗或检查时被动运动患者手臂（做上肢上举或肩外展）时，在关节活动度的终末段可能出现剧烈疼痛。患者能准确指出疼痛部位。如果引起疼痛的因素未及时解除，疼痛可能在一段时间内加重或很快加重，且做任何上肢活动都会引起疼痛。这种在上肢活动时出现的剧痛，无论是立即停止活动还是把上肢再放于体侧都无法缓解。有些患者可能仅在上肢处于某一特定姿势下疼痛或是夜间卧床时感到疼痛。

随着病情的发展，患者主诉疼痛扩散，逐渐涉及整个肩关节、三角肌，整个上肢甚至手部，也可向颈部放射，患者越来越难以指出疼痛的确切位置。严重者不能忍受上肢任何被动活动，甚至昼夜疼痛。如未采取有效的治疗措施，最后肩关节可能挛缩固定。

（二）诊　断

目前，对 HSP 的诊断尚无统一标准，主要通过详细询问病史、体格检查和相关的辅助检查来对 HSP 及其病因进行诊断。体格检查主要包括观察外观是否对称、移位、畸形和皮肤红斑，触诊有无肌肉萎缩、异常肿块、感觉异常等，其中较为重要的为肩关节的活动度测量及相关的专科检查。辅助检查应首选 X 线，确定是否有肩部骨折，同时站立位的 X 线片还可鉴别肩关节是否存在半脱位。推荐利用神经电生理、交感神经阻滞术、各种专科检查、影像学检查等相关技术从神经和机械两方面对 HSP 的病因加以鉴别诊断。肌电图检查对周围神经损伤有极好的敏感性和特异性，尤其适用于臂丛神经损伤导致的肩痛。而对于肩关节周围软组织的损伤，磁共振成像是金标准。超声检查可应用于肩部软组织损伤的诊断。

四、评 定

临床上比较常用的有肩峰撞击诱发试验（acromion impingement test，即 Neer 征）、肩关节外展外旋动作中的手－后－颈（hand-behind-neck，HBN）动作等，对 HSP 的敏感性和阳性率高达 96.7%。肩峰撞击试验的具体检查方法：检查者立于患者背后，一手固定肩胛骨，另一手保持肩关节内旋位，使患者掌心向下，然后使患侧肩关节前屈外展做过顶动作，如诱发肩关节剧烈疼痛和外展抬举活动受限则为阳性。疼痛程度在临床上多采用视觉模拟评分法（visual analogue score，VAS）进行评定。还可采用 Fugl-Meyer 上肢运动功能评分（Fugl-Meyer assessment，FMA）评定、关节活动度评定、Barthel 指数等

五、预防与康复治疗

（一）预 防

肩痛不是脑卒中疾病的一部分或一个症状，发病时并不存在肩痛，而是由某些因素引起了肩痛。因此，若能早期有意识地避免肩痛的诱发因素，则肩痛是完全可以预防的。

1. **正确摆放体位** 尤其应注意患者卧床及坐轮椅的体位。正确地摆放肢体位置不但能使松弛的肩关节相对稳定，而且可以使肢体获得正确的本体刺激，从而调整患侧上肢肌肉张力的失衡，有利于患肢的功能恢复。

2. **松动肩胛骨** 在做所有的上肢被动运动之前，都应先进行肩胛骨的充分松动，具体方法是：患者取仰卧位，护理人员一只手放在患侧胸大肌部位，另一只手放在肩胛骨下角部位，然后双手夹紧，并上下左右活动肩胛骨；也可把一只手放在患侧肩前部，另一只手放在肩胛骨脊柱缘近下角部位，按住肩胛骨并用力向上、向侧方牵拉，使肩胛骨下降、内收、向下旋转。

3. **支持肩胛骨** 在运动上肢远端时，支持肩胛骨，使肩关节盂始终处于朝上、朝前的位置。避免牵拉患侧上肢来移动体位或进行搬动，防止肩关节过度被动外展。

4. **适宜的刺激** 对于偏瘫迟缓期的患者，可采用按摩、徒手叩击、拍打、

电针特定穴位、电脑中频脉冲电治疗等，给予冈上肌、肱二头肌、三角肌适宜的刺激以促进肌肉收缩。在痉挛期，患者患侧上肢常表现为肩胛骨回缩的屈曲痉挛模式，可通过上肢伸肌的主动活动和抗阻训练来降低屈肌的张力，减轻挛缩。

5. 预防和治疗其他肩部问题　通常肩痛是偏瘫后其他病症的产物，肩痛的病因较多。在考虑对肩痛实施有效护理的同时，更要考虑到对导致肩痛的病因实施护理。

6. 加强健康教育　应向患者及其家属说明预防肩痛的重要性，引起他们足够的重视。

（二）康复治疗

正确进行肩关节的被动和主动运动。疼痛严重者，可应用消炎镇痛药物、类固醇药物、抗痉挛药物口服和局部注射，局部可采用冰敷、热敷、功能性电刺激以及短波、超短波等理疗。对后遗症期伴有严重挛缩且肩胛骨固定的肩痛患者可行手术松解治疗。此外，还有针灸、按摩、中药、外用膏药等中医康复治疗方法。

六、康复护理

（一）常见的护理诊断／问题

1. 疼痛　与脑卒后神经功能受损等因素有关。

2. 自理能力下降　与关节活动度受限有关。

（二）康复护理措施

1. 早期处理

（1）消除早期的疼痛症状：一旦发现患者出现肩痛，就应尽早消除患者的疼痛症状，并保持关节无痛的全范围关节活动度。应注意在运动上肢之前，要进行松动肩胛骨及应用躯干旋转以抑制痉挛。

（2）鼓励患者保持上肢的运动：若患者因为肩痛而不愿意活动肩部，且用手把持住疼痛的肩，使肩部处于屈曲位，则会使屈肌张力增高，固定的肩胛骨更加强烈地下沉、后缩，肩关节内旋，形成恶性循环。因此，应鼓励并指导患者正确地完成上肢自助性锻炼，且不致引起疼痛。

（3）避免反复损伤：应特别注意协助患者翻身、穿衣及扶持步行时，要避免牵拉上肢；检查患者在床上的体位摆放是否正确，应尽可能以正确的姿势向偏瘫侧卧，同时肩部充分前伸。

2. 严重肩痛的处理

当患者肩关节僵硬、疼痛时，处理方法应有所不同。

（1）心理护理：恐惧会使肌张力增高，尤其是屈肌群的张力，包括使肩胛下沉、后缩及肱骨内旋的肌肉。因此，对严重肩痛患者首先应采取各种方法减轻其焦虑，必要时也可采用放松疗法，直到患者恢复了信任和自信心后方可进行上肢的治疗。有研究提示，运用暗示、转移、分散注意力、音乐等方法可减轻患者对肩痛的关注度，有利于肢体运动功能的恢复。此外，护士应主动与患者及其家属沟通，以提高患者康复训练的积极性。

（2）床上的体位摆放：肩关节僵硬并疼痛的患者在床上几乎都被置于仰卧位。为使肩胛骨能自由活动，患者很有必要侧卧，但是应循序渐进，刚开始让患者只转成1/4侧卧，保持15分钟或到出现疼痛为止，然后再转回去，逐渐延长侧卧时间，最后让患者达到完全侧卧，同时应保护好患侧上肢，以保持肩部无疼痛。

（3）肩关节以外的活动：肩关节僵硬并疼痛的患者也需要改善其他运动的方式，如平衡、步态，以达到能够不费力地运动。

（4）正确的肩部运动：肩部运动不应以上肢作为活动的杠杆。最好的活动方式是那些从近端部分活动肩胛骨和肩的运动，而不是从远端的手开始抬起上肢。

①治疗者坐于患侧，一只手放于患者腋下，让其重心向患侧转移，同时用手上抬患者肩胛带，有节奏地反复进行该运动，逐渐增加向患侧转移的运动幅度。这种运动训练可有效抑制阻碍患侧肩胛骨运动的痉挛的发生。如果患手平放在侧面，通过伸直的手臂负重，其效果可进一步增强，治疗师应帮助患者保持肘伸直。

②患者坐在椅上，双手交叉，可将肱骨外旋，同时将患手手指外展而缓解痉挛。治疗师跪在患者前面，让患者身体前倾，双手去触摸自己的脚，同时治疗师把手放在患者的肩胛骨（双侧）上，通过使肩胛骨前屈、外展并向上旋转来促进这个活动。当患者能够触到自己的脚趾时，即提示肩关节已经屈曲90°。

③患者坐位，双手交叉相握放在面前的一个大球上，身体前倾，把球向前推，然后再返回。这个运动实际上是在髋关节屈曲的同时患者的肩也进一步屈曲。因为双手有球支持，所以不会诱发疼痛，患者能控制运动的幅度。

④患者坐于光滑的桌子或治疗床前，双手交叉相握置于一块毛巾上，尽量将毛巾推向前方，通过躯干的运动再次使肩关节产生运动。

⑤从仰卧位向患侧翻身，可抑制躯干和上肢的痉挛。为了防止翻身时损伤肩关节，在翻身之前应双手交叉，上肢伸直，肩胛带前屈，肩关节前屈。对于独立翻身困难者，护理人员可一手协助患者患肩充分前伸，另一手帮助患者柔和、平稳地向患侧翻身，翻身的角度应逐渐加大，以免损伤肩关节。翻回仰卧位时，护理人员应协助患者将患侧上肢抬起，避免肩关节完全外展。随着患者向患侧翻身越来越容易，护理人员可把患侧上肢进一步抬高。做完上述活动，护理人员应随即在刚刚获得的关节活动范围内协助患者做被动运动，并让患者双手交叉相握做进一步的肩关节前屈运动。

⑥患者仰卧位，双腿屈曲，治疗者通过协助患者轻柔地、有节律地摆动双腿使躯干旋转，以缓解整个患侧的肌肉痉挛。此时，肩关节周围肌肉也随之放松，治疗者可在无不适情况下抬高患侧上肢，逐渐加大角度。该方法有利于改善患侧上肢上举的范围。

⑦患者仰卧位，双腿屈曲，治疗者帮助患者进行深呼吸。治疗者一手置于患者肋骨上，手指斜向肋骨的运动方向，在患者呼气时，向下及向中线方向挤压。另一手握住患侧上肢在无痛范围内做最大限度的外旋上举。该方法可抑制肩胛及肩周肌肉的痉挛，有利于患侧上肢做进一步上举的运动。

（5）增加肩关节被动活动范围：肩胛骨可以自由活动时，可进一步增加被动活动范围。在试图做上肢活动之前，须拉长偏瘫侧，并使肩胛前伸。患者仰卧位，双腿屈曲，保证骨盆向前朝向健侧，使整个患侧痉挛被充分抑制。治疗师把双手分别放在患者的患肩和患膝部，用力下压，通过使身体扭转来牵拉患侧，可有效抑制整个患侧的肌痉挛。治疗师用一物抬起患者的患侧上肢，维持肘关节伸展，肱骨内旋并轻微地牵拉，另一物放在肱骨头上，用手指防止肱骨头撞在邻近的骨突起上，同时也帮助肱骨头在关节盂内的下滑运动，以利于肩关节进行无痛性前屈运动。

（6）自助上肢运动：如果患者抬起患侧上肢时伴有肩胛骨后缩和肘关节屈曲，则将产生疼痛。在治疗师的帮助下，让患者学习双手交叉充分前伸双侧上肢，牵拉肩胛骨，然后伸展肘关节尽可能地抬高上肢。通过反复地、正确地重复上述动作，可逐渐增加关节活动度，使疼痛减轻乃至消失。

（7）药物疗法：局部注射麻醉药合用类固醇激素，对缓解剧烈肩痛有效。口服药物可应用普通止痛药如曲马多。对于肩痛伴有肌肉痉挛的患者，口服巴氯芬对中枢性肌痉挛有明显治疗作用，疼痛也会有所缓解。消炎镇痛类药物效果欠佳。

（8）物理疗法：如 Bobath 手法、Brunnstrom 手法、PNF 技术冰疗、热疗、功能性电刺激、神经肌肉电刺激、重复经颅磁刺激、痉挛电刺激、生物反馈疗法等。

（9）中医康复：如针灸、推拿、中药熏洗等在缓解疼痛方面效果显著。

（10）外科治疗：对于后遗症期伴有严重挛缩、肩胛骨固定、肱骨内收和内旋肌严重痉挛/挛缩以及肩部异位骨化影响肩关节活动的患者，可行手术治疗，松解挛缩固定，去除异位骨组织，恢复肩部的活动度。

（三）健康教育

应向患者及其家属说明预防的重要性，引起他们足够的重视。鼓励并督促患者坚持上肢自助性锻炼，纠正肩及肱骨头在肱盂窝的位置。教会照顾者如何协助患者进行患侧卧位的体位摆放、正确地穿脱衣、正确地体位转移等。肩痛也可能发生于出院后，应对家属进行护理技巧的培训，指导他们学会避免进行引起肩痛的不适当运动。

第五节　痉　挛

一、概　述

痉挛（spasticity）是一种感觉、运动控制障碍，由上运动神经元损伤所致，是以肌肉不自主收缩和速度依赖的紧张性牵张反射增强伴腱反射亢进为特征的运动障碍。脑卒中偏瘫患者中有80%～90%会出现某种程度的痉挛。虽然轻度的痉挛在脑卒中后偏瘫恢复中可以减缓肌肉萎缩，有助于部分患者的站立和转移功能的恢复或使部分患者的静脉回流增加，从而减轻水肿，但在脑卒中后的不同时期，肢体痉挛会对患者的神经运动功能产生严重影响，从而妨碍大多数患者的功能恢复。

二、发生的原因与机制

（一）发生原因

目前对脑卒中偏瘫患者痉挛的原因尚不十分清楚，目前主要考虑是因为中枢神经系统损伤后，调节运动的能力下降，运动神经元的兴奋性增高、再抑制的改变、突触前抑制的丧失以及肌肉等内在特性的变化，从而脑干和脊髓反射亢进，肌张力升高，最终形成痉挛。

很多因素都会加重痉挛的发生：①关节挛缩；②压疮等皮肤病变；③便秘、痔疮等肠道、肛门疾病；④泌尿系感染；⑤骨折、脱位、异位骨化等外伤或疾病；⑥外界气温剧烈变化；⑦不安、焦虑、精神过度紧张等不良心理状态；⑧膀胱、直肠充盈；⑨不良体位，衣服和鞋过紧；⑩深静脉血栓。应尽量避免这些诱发因素，在痉挛加重时考虑并消除这些因素，从而缓解痉挛。

（二）发生机制

目前对痉挛的发生机制尚不十分清楚，还需进一步探讨，目前主要考虑以下两种机制：

1. 牵张反射相关机制 正常的运动控制不仅包括节段上中枢所发放的下行冲动，还包括脊髓本身的综合环路。牵张反射有位相性的牵张反射和紧张性牵张反射两种形式。位相性的牵张反射，即腱反射，指快速的肌腱收缩反应，其感受器是肌梭，传入神经纤维为Ⅰa类粗纤维，腱反射是单突触反射。紧张性牵张反射，即肌肉受到持续牵拉时，产生缓慢、持久的紧张性收缩，以阻止被拉长，它是肌紧张产生的基础，适宜的肌紧张是一切活动和随意运动的基础，对维持姿势起重要作用，感受器也是肌梭，传入神经纤维有Ⅰa类和Ⅱ类纤维，是多突触反射。牵张反射主要出现在抗重力肌，即上肢屈肌、下肢伸肌。研究表明，由肌梭Ⅰa类纤维敏感度增加和支配肌梭的 γ 运动纤维活力增加所导致的牵张反射亢进，是痉挛病因的传统理论。对痉挛肌来说，位相性牵张反射和紧张性牵张反射都增强，临床表现为肌张力增高和腱反射亢进。

在牵张反射的控制系统中，中间神经元起着重要作用，它与高位中枢之间有着广泛的纤维联系，因此，高位中枢可以通过下行抑制系统和下行易化系统来控制牵张反射活动。中枢抑制系统和中枢易化系统的失衡与痉挛的形成有明确的关系。当高位中枢病变或损害累及它们与下位中枢的联系通路时，低位中枢的活动就从高位中枢抑制中释放出来，使脊髓节段机制的活动亢进，出现异常运动模式和原始反射。

2. 非反射介导的机制 肌张力除与牵张反射有关外，还与组织的内在特性，即肌肉、肌腱、关节的黏弹性等机械特性有关。研究表明，上运动神经元病变后，肌肉的内在特性会发生一定程度的变化，尤其是慢性患者，可继发肌肉融合、胶原和弹性组织纤维化等一系列结构改变，使肌张力增高，这也是痉挛性肌张力增高的原因之一。

三、临床表现与诊断

（一）临床表现

脑卒中偏瘫后3周内几乎90%的患者将发生痉挛。痉挛是上运动神经元病损后由于脊髓和脑干反射亢进而出现的肌张力异常增高的症候群，其特点是速度依赖的牵张反射增强以及由此引起的腱反射活跃。脑卒中后痉挛通常表现为上肢屈肌痉挛模式和下肢伸肌痉挛模式，即头部表现为头部旋转，向患侧屈曲，使面朝向健侧；肩胛骨回收，肩带下降，肩关节外展、外旋；前臂旋前，腕关节屈曲并向尺侧偏斜，手指屈曲，内收，拇指屈曲，内收；躯干表现为向患侧屈曲并后旋；下肢患侧骨盆旋后，髋关节伸展、外展、外旋；膝关节伸展；足跖屈，内翻；足趾屈曲，内收。上肢屈曲痉挛在抬手臂或用手臂或手触摸口角时最常见到。此外，还伴随有肌张力障碍、瘫痪，运动不能、共济失调、肌阵挛以及其他种类的非随意运动障碍。

检查者通过在关节活动范围内被动活动肢体时测试感受到的阻力来判断有无痉挛或肌张力增高。

（二）诊　断

患者首先有产生痉挛的病因，其次必须具备痉挛状态的基本特征：躯干与肢体的强直和痉挛，一般诊断不难。痉挛状态需与肌张力障碍、帕金森病、肌阵挛等鉴别。痉挛状态存在锥体束损伤，而后者则为锥体外系病变并具有典型临床特征，一般容易鉴别。

四、评 定

痉挛是肌张力增高的一种表现，在发现肢体肌张力增高时，需进一步对肢体痉挛进行定性和定量评定。可以通过对患者肢体痉挛情况进行观察和对被检查者肢体徒手操作情况进行判断，如触摸肌肉、被动活动肢体及伸展性检查等来进行简单的评定。常用改良 Ashworth 量表（modified Ashworth scale，MAS）、Ashworth 痉挛量表（Ashworth scale for spasticity，ASS）、临床痉挛指数量表（clinic spasticity index，CSI）、改良 Tardieu 量表（modified Tardieu scale，MTS）等对肢体痉挛进行评估。近年来，痉挛的客观性评估——生物力学检查法和电生理检查法越来越被重视，如与痉挛的 Ashworth 分级法相关性较强的钟摆试验、表面肌电图（surface electromyography，sEMG）。同时，需注意对功能进行评估，如 ADL 评定、步态分析等。

1. **改良的 Ashworth 分级法**　是临床上较常用的肌痉挛评定方法，常在仰卧位时进行检查。评定时需要考虑阻力出现的角度，并要求将被动运动的速度控制在1秒内通过全关节活动范围（表6-5-1）。

表6-5-1　MAS 分级法评定标准

级别	评定标准
0 级	肌张力不增加，肢体被动活动时无阻力
1 级	肌张力稍增加，患肢被动活动到关节活动范围终末端时有轻微阻力
1+ 级	肌张力稍增加，患肢在关节活动范围的前 50% 被动活动有轻微"卡住"感觉，在后 50% 均有轻微的阻力
2 级	肌张力轻度增加，患肢被动活动时在大部分关节活动范围内有阻力，但仍可活动
3 级	肌张力中度增加，患肢被动活动时在整个关节活动范围内有明显阻力，活动比较困难
4 级	肌张力高度增加，患肢僵硬呈屈曲或伸直状态，被动活动阻力很大，活动十分困难

2. **其他功能障碍评定方法**
（1）ADL 评定：评定 BADL 和 IADL，并标明其他所需的辅助技术和帮助。
（2）移乘能力：对日常生活中可能的所有移乘活动能力进行评定。

（3）休息位的评定：测定关节在坐位、站位和运动过程中的角度，以及在床、椅和轮椅上的适应位置。

（4）关节活动度：记录主动、被动的关节活动度。

（5）平衡能力测试：记录坐位、站立和行走时的身体平衡能力。

（6）耐力：对活动时的耐力进行评定。

（7）疼痛：对痉挛引起的疼痛进行评价并与其他原因引起的疼痛相鉴别。

（8）支具：评价现有的支具或夹板的贴附性、功能和关节位置。

（9）睡眠：评价痉挛对睡眠的影响，如每晚多少次被痉挛扰醒等。

（10）步态分析：判断步态类型、代偿能力和异常偏离。同时应评价上肢的位置和摆动对患者的步态、行走的影响。

五、预防与康复治疗

（一）预　防

相关研究提示，脑卒中后的早期干预可以减缓肌肉萎缩、关节挛缩变形，提高脑血管的适应性，增强突触的可塑性等。预防性干预可以采取的措施主要有消除诱发因素、抗痉挛体位的摆放以及在急性期介入适当康复治疗。

（二）康复治疗

康复治疗的目的是尽量减轻肢体痉挛对患者产生的不利影响以及预防并发症的发生。痉挛的表现在不同患者之间差异很大，带来的问题也是多方面的，痉挛的处理必须是：在综合评定的基础上，制订个性化的、综合的治疗和护理方案，包括预防伤害性刺激、早期的抗痉挛体位摆放、运动疗法、理疗、药物疗法、矫形器的使用、手术等，继续维持和改善关节活动范围；缓解肌张力、抑制异常运动模式、促进正常运动的发展；提高基本动作能力和日常生活活动能力等。

六、康复护理

（一）常见护理诊断 / 问题

1. 潜在并发症：废用综合征　与肢体痉挛性瘫痪有关。

2.有皮肤完整性受损的危险 与肢体活动受限、局部血液循环障碍等有关。

3.自理缺陷 与肢体活动受限有关。

（二）康复护理措施

1.心理护理 康复护理人员要经常关心并帮助患者，掌握患者的心理活动，耐心解答患者及其家属提出的问题，减轻患者及其家属的焦虑、抑郁心理状态，使患者保持心理平衡；为患者创造清洁、舒适的病室环境，适当安排一些娱乐活动，如听音乐、看电视等，分散患者的注意力，改善其心理状态，从而使患者勇敢地面对现实；鼓励患者进行康复训练，帮助患者树立信心和新的生活目标，积极主动配合康复治疗与护理工作。

2.预防伤害性刺激，预防或减轻痉挛的发生

（1）抗痉挛体位的摆放：可预防痉挛的发生或缓解已经发生的痉挛，包括正确的卧姿和坐姿摆放。脑卒中患者从急性期开始即应采取良肢位。详见技术篇相关项目。

（2）消除加重痉挛的危险因素：①消除或减轻加重患者痉挛的自身因素，如便秘、尿道感染、膀胱膨胀、骨折、甲沟炎、压疮、焦虑等各种原因引起的疼痛均可使痉挛加重。②消除外部环境的不良因素，保持患者心情舒畅，避免情绪激动，如营造安静舒适的环境，避免不良情绪、强声强光的刺激。

（3）慎用某些抗抑郁药：用于抗抑郁的某些药物可对痉挛产生不良影响，甚至加重痉挛，应慎用或不用。

3.物理治疗的护理 物理疗法主要通过神经肌肉促进技术、手法治疗、功能性活动训练和其他物理因子治疗等方法以保持软组织的伸展性，控制不必要的肌肉活动和避免不适当用力，使痉挛的发展得到有效的控制。

（1）神经肌肉促进技术：依据人体正常生理和发育的过程，利用多种感觉的刺激，运用诱导或抑制的方法，使得患者逐步学会如何控制肢体痉挛的状态，以一种正常的运动方式去完成日常生活活动。抗痉挛或抑制异常肌张力的方法，如 Bobath 技术中的控制关键点和反射性抑制，Brunnstrum 技术中的紧张性颈反射和紧张性迷路反射，PNF 技术中的上肢伸展模式、下肢屈曲模式，Rood 技术中的缓慢牵拉、关节负重、皮肤感觉刺激，均有较好的抗痉挛作用。这些技术的共同点是把治疗与功能活动特别是 ADL 结合起来，在治疗环境中学习动作，在实际环境中使用已经掌握的动作并进一步发展技巧性动作。通常将这些神经发育技术综合应用以提高疗效。

（2）手法疗法：具体操作如下所示。

1）肌肉牵伸技术：是防治痉挛最基本的的方法，不但可以暂缓痉挛及保持痉挛肌群肌纤维的长度，还可以维持关节的活动范围，防止关节挛缩变形，包括手法牵伸、姿势牵伸、夹板牵伸、石膏牵伸、矫形器牵伸等。手法牵伸具体方法是：由治疗师用力并控制牵伸方向、速度、强度和持续时间，持续数十秒至若干分钟，重复8～10次，一般用缓和、轻柔的低强度维持性牵伸。姿势牵伸是利用人体的各种姿势来牵伸各肌群，如站立时对髋关节、膝关节屈肌和踝关节屈肌进行牵伸；卧位时在两大腿之间放置分腿器或枕头等维持双髋关节外展位，对髋内收肌进行牵伸。利用夹板、石膏、矫形器可以对各关节进行牵伸。牵伸不得过度，防止僵硬的肌纤维撕裂从而出现血肿。

2）局部缓解痉挛的手法：常用手法有以下几种。

①肌腱挤压法：通过外力缓慢地、长时间地挤压肌腱，使痉挛的肌肉张力降低，肌肉松弛。肌腱的挤压可通过徒手或利用固定的平面（如桌面、床面、墙面）等方式来完成。

②轻刷法：是一种通过刺激拮抗肌的收缩，交互抑制主动肌痉挛的手法。临床上轻刷法的使用主要是通过徒手或借助毛刷、软棒等器械进行的。

③振动法：振动是一种快速的、连续性的刺激。该刺激一般作用于肌腹或肌腱的部位，引起拮抗肌的收缩，从而相应地缓解主动肌痉挛的程度。这种反应也被称为紧张性振动反射。

④脊柱两侧缓慢轻擦法：对脊柱两侧进行缓慢轻擦可刺激脊神经的神经末梢和自主神经系统内的副交感神经，引起全身松弛和缓解肌张力。

在临床应用中无论选择上述哪一种手法缓解痉挛，其作用多是暂时性的，必须及时对痉挛的肢体进行诱发主动运动及运动控制能力的训练，经过反复训练，患者才有可能最终通过自主运动控制痉挛。

（3）放松疗法：对于全身性痉挛的患者，放松是一种有效的治疗手段。让患者仰卧，屈髋屈膝，康复护理人员固定膝、踝并左右摇摆，在不同体位下使用巴氏球，多体位下被动旋转躯干等。

（4）功能性活动训练：训练患者掌握在控制痉挛的同时，自主地完成一些日常的生活动作，包括日常生活能力训练、平衡训练、步行训练、手功能训练等。还应进行痉挛肌的拮抗肌肌力训练以使其得到最大程度的肌力恢复。

（5）其他物理治疗：许多物理因子治疗均可使肌张力得到不同程度的暂时降低，从而缓解痉挛。

①电刺激疗法：各种类型的电刺激，特别是痉挛肌群和其拮抗肌群的交替电刺激、功能性电刺激、肌电生物反馈治疗等，对降低痉挛肌群的肌张力均能取得较好的疗效。

②冷疗法：是利用冰、冷水、氯乙烷等将低温作用于人体皮肤表面以缓解疼痛和肌痉挛的一种疗法，如冰敷、冰水浸泡，将屈曲痉挛的手放在冰水中浸泡5~10秒后取出，反复多次后手指便可比较容易地被动松开。

③温热疗法：各种传导热（沙、泥、盐、蜡），辐射热（红外线），内生热（微波、超短波）等，可降低骨骼肌、平滑肌和纤维结缔组织的张力，防止粘连加剧，缓解疼痛和痉挛。

④温水浴：患者在具有一定水温的游泳池或 Hubbard 槽中治疗，水的温度、压力、浮力和水中的化学成分（各种药物），以不同的方式作用于人体组织，以此达到治疗或训练的目的，可缓解痉挛，辅助运动。

4. 药物治疗的护理 抗痉挛药物虽然不能直接改善运动障碍，但可间接改善运动的灵活性。抗痉挛药物的使用，有助于康复治疗顺利进行，有助于提高康复治疗效果和预防继发性并发症的发生。抗痉挛药物尽管是目前治疗痉挛的首选方法，但对中度以上的痉挛，必须配合运动疗法。

（1）口服药：主要包括如下几种。

①巴氯芬（baclofen）：一种肌肉松弛剂，是脊髓内突触传递强有力的阻滞剂，可同时作用于单突触和多突触反射而达到缓解痉挛的目的。对脊髓性痉挛有效，对脑损伤痉挛效果欠佳。

②丹曲林（dantrolene）：肌肉松弛剂，是目前使用的唯一作用于骨骼肌而非脊髓的抗痉挛药。因其作用于外周，故合并使用中枢性用药，可用于各种痉挛的缓解。

③替扎尼定（tizanidine）：咪唑衍生物是相对选择性肾上腺素受体激动剂，有降低脊髓和脊髓上张力和抑制疼痛的作用，其临床疗效类似于巴氯芬和地西泮，但比巴氯芬较少出现肌无力，镇静作用不如地西泮，而耐受性更好。

④乙哌立松（eperisone）：属中枢性肌松弛剂，通过抑制大脑强直、抑制脊髓反射、减轻肌梭的灵敏度、抑制疼痛反应等作用，缓解脑卒中、脊髓病变、脑外伤等患者的肌痉挛。对中枢性肌痉挛早期用药效果较好。

⑤其他口服药：地西泮、复方氯唑沙宗、吩噻嗪类（氯丙嗪）等中枢神经抑制剂，也可降低过高的肌张力。

（2）局部注射药物：主要用于缓解靶肌肉或小肌群痉挛。这种方法使药物集中作用于关键肌肉，减少了全身的不良反应。

①肉毒毒素（botulinum toxin，BTX）：是目前国内外最常用的肌内注射药物。其中，A型肉毒毒素（botulinum toxin A，BTX-A）是一种较强的肌肉松弛剂，肌内注射后在局部肌肉内弥散，与神经肌肉接头的胆碱能受体结合，阻滞神经突触乙酰胆碱的释放，从而缓解肌痉挛。靶肌肉的选择应根据异常运动模式、收缩肌和拮抗肌的张力及其平衡对关节畸形的影响与对功能的影响等综合因素确定，必要时可实施诊断性神经阻滞术，这也是制订临床治疗方案的依据。一般注射后2～10天药物作用起效，药效可维持3～4个月或更长，以后根据需要再注射。

②巴氯芬鞘内注射：对常规口服药物反应不良或不能耐受的患者，或其他物理疗法如电刺激等不起作用的难治性痉挛，以及严重痉挛伴剧烈疼痛的患者，可考虑皮下植入巴氯芬泵予以有控制的鞘内注射，所需剂量仅为口服用药的1%。其主要不良反应是过量可致呼吸抑制。脊髓损伤后的严重痉挛应用此法效果良好。这种方法可逆、无破坏、可随时调整，非常适合既要控制痉挛，又要保留残留的运动或感觉功能的不完全性瘫痪的患者。

③酚与乙醇神经阻滞术：应用乙醇、酚或局麻药进行神经阻滞，方法简单，并发症少，影响持续时间长，且不影响认知功能。

5. 指导矫形器的应用　矫形器在肌肉痉挛情况下能在一定程度上通过对肌肉的持续牵伸及对骨骼与关节的固定，达到缓解痉挛和疼痛，预防和/或矫正畸形，防止关节挛缩，促进正常运动模式建立的作用。痉挛患者使用矫形器，首要目标是预防痉挛引起的关节僵硬和肌肉挛缩，次要目标是对痉挛已造成的挛缩和畸形进行适当的矫正或改善患者日常生活活动能力。对于抗痉挛矫形器，在使用过程中要特别注意其禁忌证，以防矫形器引起疼痛刺激痉挛肌反而加重痉挛，使身体姿势和行走步态变得更差。矫形器应用不当也会引起挛缩，因此佩戴时间不可无限延长，必须制订一个较理想的穿戴时间表，除了固定，每天要有一些间隙进行活动与放松。当通过物理治疗或相关的外科手术可达到更好的效果时，必须改进、更换或停止矫形器的使用。当矫形材料造成过敏症状、血液循环阻碍或压疮时，都应立即更换或调整矫形器。当畸形和挛缩已导致完全僵硬，通过矫形器治疗无望时，应手术治疗。

6. 中医康复护理

（1）推拿：具有疏通经络、行气活血、消瘀行滞、散肿止痛的功效。常用推、拿、揉、捏等手法使肌肉放松，缓解肌肉痉挛。被动运动及按摩时，嘱患者做痉挛肌等长收缩，然后主动放松，再做被动牵张，能显著减少牵张阻力。手法应娴熟、柔和，不宜过重或使用暴力，才能达到应有的效果；手法操作时间不宜过长，一般以30分钟为宜，视患者具体情况，一天可多次进行被动运动及按摩。

（2）针灸疗法：中医常用的治疗痉挛的方法。研究证实针刺夹脊穴与痉挛拮抗肌，配合康复训练治疗脑卒中后肢体痉挛疗效肯定，可有效缓解痉挛。

（3）中药疗法：中药内服、外敷、熏洗对缓解痉挛有一定疗效。

7. 手术治疗的护理

当痉挛不能用药物和其他方法缓解时，应考虑用手术治疗，通过破坏神经通路的某些部分达到缓解痉挛的目的，包括神经切断、高选择性脊神经根切断、脊髓部分切断、肌腱切断或肌腱延长。应根据患者所采用的手术方式做好解释工作及手术前后的护理。

（三）健康教育

1. 日常生活指导 指导患者在日常生活中注意合理使用痉挛部位，学会预防痉挛的方法等。必须强调患者主动参与治疗和护理的重要性。指导患者及其家属主动预防伤害性刺激，尽量避免可能诱发或加重痉挛的情形发生。

2. 坚持抗痉挛 向患者解释肌张力增高的利与弊；使患者掌握在日常生活中抑制或控制痉挛的技巧，学会利用伸肌或屈肌痉挛进行转移等日常生活动作；指导患者掌握并坚持正确的抗痉挛姿势，教会患者每日进行牵拉伸张活动，以减轻痉挛状态。

3. 坚持活动训练 尽量减少卧床不动的时间，鼓励患者早期下床活动和生活自理，进行有效的负重抗痉挛治疗，可减轻肌肉僵直。活动时用健全的肌肉或肢体辅助有病变的肌肉或肢体，减轻痉挛肢体的负荷，减少痉挛肌肉的收缩活动。活动时应适度用力，尽量不引起肌肉痉挛。注意劳逸结合，保持心情愉快，以免不良刺激诱发痉挛。

4. 正确使用辅助具指导 指导患者及其家属正确使用矫形器等辅助具，可减少痉挛肢体的异常活动，保持抗痉挛姿势。在使用辅助具时要注意安全。

第六节 挛 缩

一、概 述

因关节周围的皮肤、肌肉、肌腱、韧带等病变造成的关节活动受限称为挛缩（contracture），是脑卒中患者常见的失用表现之一。挛缩可明显地影响患者的功能和能力，不利于清洁与护理，还会引起疼痛不适等。严重的挛缩治疗困难，应从早期就开始预防。其病理变化主要是关节及其相关韧带处筋膜、肌肉的结缔组织缩短，由疏松状态向致密状态演变，从而使关节及其相关韧带、肌肉的结缔组织失去弹性而降低关节的伸缩性能。身体的可动部分有关节、韧带、肌腱及相关的肌肉和皮肤，在身体做适当的活动时，它们互相配合，在正常的范围内运动，任何一者的正常运动范围减少均可导致挛缩。

二、发生的原因与机制

（一）发生的原因

其发生原因不同，挛缩的类型亦不同。挛缩可分为先天性挛缩和后天性挛缩，后天性挛缩又可分为以下几种：

1.**痉挛性挛缩** 中枢神经系统疾患所致的痉挛性瘫痪，是由肌张力亢进造成的挛缩，常见于脑卒中、脑外伤、脑瘫患者。

2.**皮肤性挛缩** 因烧伤、创伤、炎症等造成皮肤瘢痕而出现的挛缩，多见于手部。

3.**结缔组织性挛缩** 因皮下组织、韧带、肌腱等收缩而出现的挛缩。

4.**肌性挛缩** 因关节长期固定、肌肉疾患、创伤等造成肌肉短缩、萎缩及瘢痕导致的挛缩。例如，卧床过久不动的患者会出现髋关节外翻，而踝关节也常会出现足下垂。

5.**神经性挛缩**

（1）反射性挛缩：为了减少疼痛，长时间地将肢体置于某一种被迫体位造成的挛缩，如因疼痛所取的被迫体位。

（2）弛缓性麻痹性挛缩：因末梢神经疾患所致的弛缓性瘫痪造成的挛缩，常见于小儿麻痹症患者。

总之，关节挛缩的主要原因是关节不活动或活动范围不充分，尤其以痉挛为其促发因素。

（二）发生机制

在关节周围既有致密而有弹性的韧带，又有疏松且富有弹性与运动性的疏松结缔组织。在关节固定制动的情况下，韧带常因未能受到牵拉而缩短且失去弹性；而疏松结缔组织，在关节固定制动、局部水肿、血液循环不良、创伤、炎症等情况下，则可出现增生性变化，胶原成分增多，密度增大而变成较致密的结缔组织，限制关节的活动，从而造成挛缩。在关节内无炎症及其他变化的情况下，固定关节数日，关节囊就开始收缩变厚、失去弹性；固定2～3周，关节则出现严重的运动障碍，特别是肩关节，这种结缔组织的变化容易引起挛缩。尽管这些变化通常是可逆的，但需要很长的时间才能恢复。

在肌痉挛、关节固定不动、局部循环不良等情况下，肌间结缔组织胶原纤维增多，弹性和活动性下降，限制肌肉的活动，使肌肉被动缩短或固定于痉挛性缩短位，伸展性下降，从而造成关节活动受限，即肌性挛缩。常见的足下垂畸形是小腿三头肌，尤其是腓肠肌在痉挛的基础上，结缔组织发生变化，处于缩短位，伸展性下降所致。

正常人在晚上8小时的睡眠中，如果蜷缩不动，到了早上起床时就会有晨起僵硬感；起床后做做运动，活动筋骨，即可改善此种现象，人也就轻松了许多。但若是2～3周卧床不动，挛缩就会更严重，此时，必须借助关节活动方能矫治。若为2～3个月不动所致的挛缩，则会严重到只有借助外科手术才能解决。

三、临床表现与诊断

（一）临床表现

脑卒中患者的关节挛缩发生较快，在病后1周内就开始出现，关节挛缩的好发部位和程度与痉挛模式有明显的关系。早期表现为在关节活动范围的最大值时出现明显的被动运动的阻力和／或疼痛。随着挛缩程度的加重，关节活动范围逐渐减小，肢体呈屈曲位的紧缩状态且进行性发展，表现为肩关节外展、外旋、屈曲，髋关节外展、伸展以及踝背屈活动受限，其中肩关节还多伴有不同程度的疼痛。挛缩可造成关节变形，如踝关节挛缩多表现为足下垂内翻畸形。年老体弱、意识障碍、痴呆等患者也常可见健侧肢体关节挛缩。

下肢挛缩畸形可明显地影响站立与行走。髋关节、膝关节的轻度屈曲挛缩可造成步态异常，踝关节在膝关节伸展时背屈不能达到0°，从而表现出严重的步行障碍。膝关节屈曲挛缩使站立位及步行的稳定性下降。膝关节屈曲20°以上的挛缩使步行耗氧量增加，步行速度减慢及步幅减小，平衡功能受损。髋或膝关节的屈曲挛缩需其他关节屈曲来代偿方能站立，而脑卒中偏瘫患者由股四头肌和臀大肌控制能力差、足下垂畸形等导致的代偿困难可使步行稳定性下降。

关节挛缩所致关节活动范围受限的程度可用关节活动范围来表示。

（二）诊　断

为准确地诊断关节挛缩，需要了解每个关节的活动范围及各种类型关节的特点。检查时要着重检查四肢的关节。中枢神经系统损伤患者多在痉挛的基础上合并挛缩，因此常常因痉挛的存在而忽视了挛缩。有时只有在给予地西泮抑制了痉挛以后，挛缩才能被诊断。部分患者甚至需要在麻醉之后才能正确地观察到其挛缩的程度，做出明确的诊断。

四、评　定

通过对患者全面的评估，评价可能导致患者发生挛缩的危险因素；对已发生挛缩的患者可通过评定其关节活动范围（详见第四章第五节），来判断挛缩是否存在及挛缩的程度。

五、预防与康复治疗

（一）预　防

关节挛缩一旦形成，将严重影响康复训练，若不及时矫正将严重影响患者的生活自理能力，故在康复护理中应当给予极大的重视，及时采取有效的护理措施。

挛缩的发生有时并不是关节自身的损伤，而是继发了关节周围组织的损害。例如，周围神经麻痹或偏瘫等中枢性运动麻痹，截肢后可发生收缩肌和拮抗肌不平衡，关节附近的皮肤、皮下组织和肌肉粘连或瘢痕化等。对挛缩的康复治疗及护理有许多种方法，但关键还在于预防挛缩的发生。因此，对所有的致病因素均应尽早开始采用一切方法预防，主要从防止关节周围软组织挛缩、神经性挛缩的发生、组织粘连的形成这三个方面进行训练。

1. 保持肢体良好的体位 患者肢体制动后，在短期内就可能引起关节的挛缩和变形。因此，在患者卧床期间，只要有发生关节挛缩的可能，就应早期置该关节于功能位，预防关节挛缩的发生。当关节处于活动范围的中间位置时，可以使肌肉萎缩和关节囊的挛缩粘连克服到最低限度，这样最容易使关节活动范围得到恢复。具体方法为通过将患者肢体置于各种功能位或用各种不同支具、矫形器等保持肢体的体位。例如，股骨颈骨折固定后，用枕头被服等维持患侧髋关节中立位，略外展20°～30°，无内、外旋，必要时用箱型足夹板或穿"丁"字鞋。

2. 体位转换 体位变换不仅对保持关节活动度、保持肢体的功能位和防止挛缩有利，而且对预防褥疮、呼吸道感染和神经受压以及改善循环等也很有利。因此，在保持良肢位的同时应结合进行体位变换，每隔2小时协助患者更换体位。无论患者是处于卧位还是处于坐位均要进行。体位变换应取得患者的主动配合，以鼓励其发挥残存的功能进行体位变换，康复护理人员可给予必要的协助和指导，同时应观察受压部位皮肤的情况；在体位变换过程中，避免用暴力拖、拉、拽等；体位变换之后，应保持患者肢体良好的体位及提高患者的舒适度，注意患者有无头晕、面色苍白、虚弱、脉速等低血压的表现。

3. 被动运动 适当的被动活动可保持肌肉的生理长度和张力，达到维持关节活动范围的目的。关节被动运动时应注意以下原则：①早期开始，一般在发病后的2～3天开始，患者取仰卧位；②活动之前应向患者及其家属做好解释工作，以取得患者及家属的配合；③关节的各个运动方向均要进行训练，随关节功能的改善逐渐加大活动度；④每次只针对一个关节，各方向进行3～5遍活动；⑤一般按从肢体近端到远端的顺序，活动某一关节时，近端关节须予以固定；⑥在运动某一关节时，应对该关节施加一定的牵引力，以减轻关节面之间的摩擦力，以达到保护关节，防止对关节面产生挤压的作用；

⑦动作应均匀、缓慢、有节奏；⑧一般在无痛状况下完成全关节活动范围的运动，对伴有疼痛的关节，训练前可进行热敷、熏蒸等理疗；⑨鼓励患者尽早做自助被动运动。

（二）康复治疗

对关节挛缩的治疗有运动疗法的手法矫正和外科手术两种。

1. 手法矫正　为了改善已发生的关节活动范围受限，由治疗师进行保守治疗，除利用患者自身体重、肢体位置和强制运动的活动范围手法矫正训练外，也可利用器具进行机械矫正。

2. 手术治疗　挛缩严重妨碍生活自理而保守治疗无效时，可采用外科手术治疗，常用的手术有肌腱切断术、肌腱延长术、关节囊松解术等。

六、康复护理

（一）常见护理诊断 / 问题

1. 躯体移动障碍　与肢体挛缩致关节活动受限有关。

2. 自理缺陷　与肢体挛缩致关节活动受限有关。

3. 自我形象紊乱　与肢体挛缩造成关节变形有关。

（二）康复护理措施

1. 心理护理　护理人员要经常关心并帮助患者，掌握患者的心理活动，做好心理护理，使者保持心理平衡；要为患者创造清洁、舒适的病室环境，适当地安排一些娱乐活动，如听音乐、看电视等，分散患者的注意力，从而使患者勇敢地面对现实，树立新的生活目标，积极主动配合康复治疗与护理。

2. 运动疗法　对于因皮肤、肌肉等关节周围软组织变化所致的运动限制，运动疗法是有效改善组织粘连挛缩的方法，常用的有伸张训练、摆动训练、自动滑轮；而对于肌痉挛所致的关节活动障碍，则可利用特殊的抑制 / 促进技术如 PNF 手法来治疗。以下根据患者关节情况及主动用力程度将运动疗法分为：

（1）被动活动：当患者主动活动有困难时，可利用人力或器械进行被动活动。常用的方法有：

①关节可动范围的活动：必须由经过专业培训的康复治疗人员或康复护

理人员完成被动运动。对关节的各个方向进行被动运动时，范围要尽可能大，动作缓慢，忌暴力，可维持关节现有的活动范围。为了维持正常的关节活动度，每天应活动关节一两次，每次让所有关节至少做3遍全范围运动。对于肢体已发生功能障碍者，操作动作应在达到现有的最大可能范围时再稍用力，力求略有超过，稍停留后还原再重复进行。每天必须坚持锻炼数遍，使训练效应得以积累，并逐步恢复关节活动范围。

②关节松动术：指治疗者使用较大振幅、低速度的手法作用于患者的某一关节，对其进行推动、牵拉、旋转等被动活动，从而缓解疼痛、松解粘连，改善功能。常用手法有牵引、挤压、旋转、滚动、滑动和快速推压。应用时，先让患者尽可能地放松，利用关节的生理运动，即小幅度振动持续约2分钟，然后将患者的肢体停留在关节受限的终末端，再利用关节的附属运动进行小幅度振动。

③关节牵引：又称牵拉，即应用力学原理，通过机械装置，使关节和软组织得到持续的牵伸，从而解除肌肉痉挛和改善关节挛缩。关节牵引的重量应根据病情加减，不可随意增减或放松，应保证牵引的有效性。牵引过程中应定期测量患肢的长度，避免牵引过度。轻、中度的挛缩，每次20~30分钟，每日2次；严重的挛缩，每次30分钟或更长，每日2次。

④持续性被动活动（continuous passive motion，CPM）：利用机械或电动活动装置，使肢体在术后能进行早期、持续性、无痛范围内的被动活动。与其他被动活动相比，CPM作用时间更长，运动较缓慢、稳定，更为安全舒适。

（2）助力活动：当患者肌力或疼痛好转时，可进行主动助力运动，以进一步改善关节活动范围。常用的方法有：

①人力引导：根据患者的具体情况，沿着关节活动的方向帮助患者活动。例如，在偏瘫患者的早期利用PNF技术中导引手的作用帮助患侧肢体进行对角线和螺旋形的方式运动，维持和改善关节活动度。

②器械训练：利用杠杆原理，以器械为助力，带动活动受限的关节进行活动，如体操棒、肩关节练习器、腕关节练习器、踝关节练习器等；又如利用体操棒进行侧方推举可扩大肩关节的活动范围。

③悬吊训练：利用挂钩、吊带和绳索及网架装置将拟活动的肢体悬吊起来，使其在无重力的前提下进行主动活动，如将上臂悬吊后可以进行肩关节水平方向上的伸张运动。

④滑轮训练：利用滑轮装置和绳索，通过健侧肢体拉动患侧肢体做超出关节活动受限范围的运动或是在受限部位加大牵引力以伸张患侧挛缩的组织，从而改善关节的活动范围。通过此种训练方法，患者较容易掌握其活动幅度，乐于接受。

⑤水中运动：严重无力的肌群可借助水的浮力，无须使用多大的力即可进行活动，而在一般情况下，如无支持和帮助是很难完成的；对有一定肌力的肌群则可以利用水的阻力进行抗阻运动。

（3）主动运动：在患者肌力进一步增强的情况下可鼓励其进行主动运动。常用方法为进行各种徒手体操训练，一般根据患者关节活动受限的方向和程度，设计一些有针对性、多种形式的动作。主动运动适应面广，不受场地限制，可充分发挥患者的主动性。

（4）抗阻运动：在肌力达到3级以上时，为增强患者的肌力，可以进行抗阻运动锻炼。利用PNF技术中的维持—放松技术和收缩—放松技术可有效地使关节活动度增大。首先，使患侧肢体活动至关节活动范围的终末端时，进行拮抗肌的等长抗阻收缩，维持6～10秒后，收缩已缩短的肌肉以防进一步运动，最后逐渐地放松。然后，进行主动肌收缩，移动肢体至比运动前更大的活动范围。抗阻运动对增强肌力和耐久力有显著的效果，但是必须在医师的正确指导下进行。抗阻运动有徒手抵抗和器械抵抗两种形式。

（5）注意事项：

①进行关节活动度训练时，应熟练掌握障碍关节的解剖结构、关节运动的方向、运动轴及正常的关节活动范围。

②关节活动度要从小到大，活动时间由短到长。多采用力量中等、较长时间、一日多次重复的方法。

③在训练中对障碍关节的近端关节加以适当固定，以保证最佳的疗效。

④训练动作应轻柔，不可过猛、过急，所加的各种助力均以引起轻度疼痛为度。若出现关节疼痛或肌肉肿胀并持续24小时，则说明用力过度。

⑤为了减轻疼痛，应事先进行温热疗法或理疗等。

⑥禁忌证：近期有骨折、牵拉中有骨性阻挡、急性炎症、血肿、肌肉紧张等。

3.热疗 包括传导热的水疗、蜡疗、泥疗，以及红外线疗法、高频电疗法、超声波疗法等。目的在于镇痛、放松紧张的肌肉，改善局部血液循环，减轻水肿。

4. 手术治疗 对严重的挛缩可通过手术治疗达到快速而可靠的疗效。常用的有瘢痕切除与植皮术、粘连松解术、肌腱延长术等。

5. 中医康复疗法 对挛缩常采用推拿疗法。推拿又称按摩，是我国传统康复疗法之一，具有通经络、行气血、消瘀行滞、散肿止痛的功效，并能增加局部营养，防止肌肉失用性萎缩，促进瘢痕变软及修复损伤。常用推、拿、揉、滚等手法使肌肉放松，也可用动、拨等手法缓解肌肉的痉挛，松解粘连和改善关节活动度。首先，使用推拿治疗之前必须明确诊断，病情允许方可采用；其次，手法应娴熟，柔中有刚，才能达到应有的效果；最后，手法不宜过重或使用暴力，操作时间不宜过长，一般以30分钟为宜。

（三）健康教育

指导患者在日常生活中应注意保护关节、合理使用关节，学会预防挛缩的方法等，必须强调患者主动参与治疗和护理的重要性。对挛缩关节的保护要点如下：

1. 保持正确的姿势 不论是休息还是工作时，都应注意采取正确的姿势，防止关节的劳累或损伤，如卧床时保持各关节于功能位；工作时应注意根据人体力学原理正确运用节力原则。

2. 早期活动 尽量减少卧床不动的时间，鼓励患者早期下床活动和实现生活自理。

3. 用力应适度 以不引起关节明显疼痛为度。尽量用大的肌肉或肌群，用健全的关节辅助有病变的关节，减轻挛缩关节的负荷。

4. 辅助具使用指导 正确使用辅助具是功能康复的一个重要方面，在使用辅助具时要注意安全。

5. 科学训练 注意劳逸结合。保持心情愉快，只有在心理康复的基础上，才能产生理想的康复效果。

第七节　骨质疏松症

一、概　述

骨质疏松症（osteoporosis，OP）是一种以骨量低下、骨微结构破坏、骨脆性增加和易发生骨折为特征的全身性骨病，多发生于绝经后女性和60岁以上的老年人，女性的发病率为男性的2倍以上。据统计，我国60～69岁老年女性的骨质疏松症发病率高达50%～70%，老年男性发病率为30%，其中80岁以上的老年人半数以上患有骨质疏松症。骨质疏松症可以分为原发性和继发性两类。原发性骨质疏松症包括绝经后骨质疏松症（Ⅰ型）、老年骨质疏松症（Ⅱ型）和特发性骨质疏松症（包括青少年型），绝经后骨质疏松症一般发生在女性绝经后5～10年内，主要与绝经后雌激素分泌不足有关；老年骨质疏松症一般指70岁以后发生的骨质疏松，主要与衰老改变有关；特发性骨质疏松症主要见于8～14岁青少年，病因不明，与遗传关系密切；继发性骨质疏松症是由某些疾病或药物病理性损害骨代谢所诱发的骨质疏松，如代谢性疾病、内分泌疾病、结缔组织疾病等，以及影响骨代谢的药物引起的骨质疏松，可由一种致病因素或多种致病因素引起。

脑卒中偏瘫所引起的失用性骨质疏松症（immobilization osteoporosis）属于继发性骨质疏松症的一种类型。研究发现，脑梗死2个月后，患者偏瘫肢体发生骨质疏松的概率约为6.7%，3月至半年时OP的患病率大约为46.9%。失用性骨质疏松症可引起疼痛、肾结石、异位骨化、病理性骨折等一系列的并发症，给患者带来更多的痛苦，造成生活质量的进一步下降，从而加重患者家庭和社会的负担。因此，及早诊断并积极采取有效措施预防和治疗脑卒中后偏瘫肢体骨质疏松能够预防和减少并发症的发生，改善患者的生存质量，减轻家庭和社会的负担。

二、发生的原因和机制

（一）发生的原因

骨质疏松症是一种受多重危险因素影响的复杂疾病，危险因素包括遗传因素、环境因素等多方面，主要包括种族、遗传、性别、年龄、激素水平、细胞因子、营养状况、生活方式、伴随疾病及服用药物等。危险因素可分为不可控因素与可控因素，前者主要有种族、老龄化、女性绝经、脆性骨折家族史；后者包括不健康生活方式、疾病、药物等。目前普遍认为骨质疏松症的病因有：

1.年龄、性别、遗传 据研究表明，骨质疏松症多见于女性绝经期后，男性65岁以后发病较多。遗传因素也是本病的重要危险因素之一。遗传因素决定个人的峰值骨量和骨骼大小，峰值骨量越高，骨骼越重，到老年发生骨质疏松的危险性就越小。一般认为，体形瘦小的人，峰值骨量低于正常人，发生骨质疏松症的危险性也明显高于其他体形的人；不同人种的发病率也不相同，骨质疏松症多见于白种人，其次为黄种人，黑人较少；家族中患本病较多者，本人患此病的危险性也明显增高。

2.内分泌影响 老年人由于性功能下降，抑制骨吸收和促进骨形成的性激素水平明显降低，尤其是绝经后的女性。

3.营养 老年人由于牙齿脱落及消化功能降低，进食少，多有营养缺乏，其蛋白质、钙、磷、维生素及微量元素常常摄入不足。

4.活动 老年人户外运动减少，缺少阳光照射，尤其是长期卧床的老年人，骨骼缺乏负重、活动等刺激，使成骨细胞缺乏足够机械应力刺激，活性降低，而破骨细胞的活性增高，导致骨质脱钙，造成失用性骨质疏松。

5.药物因素 长期使用类固醇激素、甲状腺素、肝素等，均可影响钙的吸收，导致尿钙排泄增加，促进骨量丢失。

脑卒中后偏瘫患者因长期卧床、肢体制动、身体失重等，运动量减少、甲状旁腺激素分泌增加、钙和维生素 D 等物质吸收障碍以及自主神经功能紊乱，进而导致骨细胞活性加强，吸收骨组织能力也明显增加，故容易发生继发性骨质疏松症。

（二）发生机制

在上述各种致病因素的作用下，人体内骨吸收和骨形成的平衡状态被打破，骨吸收明显增加，新骨形成却减少，骨形成和骨吸收失衡，骨重建呈现负平衡状态，骨量不断丢失造成机体骨矿含量减少，骨小梁变得细而稀疏，骨强度下降，从而导致失用性骨质疏松症的发生。

脑卒中继发骨质疏松症的机制主要有：

1. 运动减少　脑卒中患者肢体无力和瘫痪导致运动减少，伴随肌肉病理生理和肌腱伸拉功能的紊乱，最终导致骨密度明显降低。此外，脑卒中患者出现偏瘫时，由于骨组织失去了机械应力的作用，破骨细胞活性增强，骨组织被吸收，故易发生骨质疏松症。

2. 神经营养不良　急性脑卒中可并发反射性交感神经营养不良，功能受损可导致骨去矿化，还可引起小动脉血管痉挛，导致血液淤积在毛细血管和微血管内，从而降低血液的 pH 值，并引起骨矿物质的溶解。

3. 钙代谢紊乱和炎症因子表达异常　急性脑卒中时，细胞的能量代谢发生障碍，导致细胞排钙保镁的能力下降，使细胞内钙超载，加速细胞的损伤。血清钙是骨基质的重要组成成分，血清钙降低刺激了甲状旁腺激素的分泌，导致骨质溶解，从而发生骨质疏松。此外，在老年脑卒中后肢体瘫痪患者骨质疏松症发病过程中，骨吸收指标 IL-4、IL-6 水平增高，骨形成指标 IL-10 降低。

4. 维生素 D　脑卒中患者因运动减少，日照时间缩短，25- 羟维生素 D[25-hydroxyvitamin D，25（OH）D] 的合成降低，同时，胃肠道功能紊乱可致维生素 D 吸收障碍，从而易发生维生素 D 缺乏。当维生素 D 缺乏时，骨的矿化被破坏。

骨质疏松性骨折是骨质疏松症的严重后果，危害巨大，是老年患者致残和致死的主要原因之一。国内基于影像学的流行病学调查显示，50岁以上女性椎体骨折患病率约为15%，患病率随年龄增长而渐增，80岁以上女性椎体骨折患病率可高达36.6%。髋部骨折是最严重的骨质疏松性骨折，发生髋部骨折后1年之内，20%患者会死于各种并发症，约50%患者致残，生活质量明显下降。研究表明，卒中后第1年的骨折发生率最高，大约为正常人群的7倍，随后逐渐下降，但均高于基线水平。脑卒中后第1年骨折的发生率为3%～4%，髋关节骨折的相对危险度比一般人群高出4倍。

三、临床表现与诊断

（一）临床表现

1.疼痛 患者可有腰背酸痛或周身疼痛，负荷增加时疼痛加重或活动受限，严重时翻身、起立、坐及行走都有困难，其中腰背痛是骨质疏松症最常见的症状。初起时的腰部疼痛只在活动时出现，稍微休息即可缓解。随着时间的推移，骨质疏松程度加重，将出现持续的腰背部疼痛，虽经休息也不容易缓解，有时还伴有多处骨关节痛、软组织抽搐痛或神经放射痛。在腰背部疼痛的情况下，长时间保持某一种姿势不变（如久站、久坐等）可促使疼痛加重，用力或持重物亦可以使疼痛加重。若伴有骨折（无论有无明显外伤史），原有的持续疼痛症状均会有所加重。

2.骨折 骨质疏松性骨折又称脆性骨折，指受到轻微创伤在日常活动中发生的骨折。骨质疏松性骨折的常见部位是椎体、髋部、前臂远端、肱骨近端、骨盆等，其中最常见的是椎体骨折。髋部骨折以老年性骨质疏松症患者多见，通常于摔倒或挤压后发生；腰和胸椎压缩性骨折常导致胸廓畸形，后者可出现胸闷、气短、呼吸困难，甚至紫绀等表现，易并发肺部感染；脊柱压缩性骨折多见于绝经后骨质疏松症患者。

3.脊柱变形 骨质疏松严重者，可有身高缩短和驼背。这是骨质疏松症的又一主要症状，若驼背畸形继续发展则腰背疼痛症状会日益加重。

4.心理异常 骨质疏松症及其相关骨折对患者心理状态的危害常被忽略，主要的心理异常包括恐惧、焦虑、抑郁、自信心丧失等。

脑卒中合并骨质疏松症患者除脑卒中的神经系统表现，如运动、感觉障碍外，随着病情的发展会逐渐出现乏力、腰背酸痛和骨痛，特点为持续性钝痛，常见部位为腰背部、双侧肋部和髂骨区，晚期下肢痛较剧烈，改变体位也不能缓解，严重者甚至可在无外力作用下发生骨折。

（二）诊　断

WHO 将骨质疏松的诊断标准定为骨密度低于标准2.5个标准差以上。基于双能 X 线吸收法（dualenergy X-ray absorptiometry，DXA）测定：骨密度（bone mineral density，BMD）值低于同性别、同种族健康成人的骨峰值不足1个标准差属正常；降低1～2.5个标准差为骨量低下（骨量减少）；降低程度等于和大于2.5个标准差为骨质疏松；骨密度降低的程度符合骨质疏松的诊断标准，同时伴有一处或多处骨折时为严重骨质疏松。现在通常用 T 值（T-score）表示，即 T 值＞ –1.0 为正常；–2.5＜T 值＜ –1.0 为骨量减少；T 值≤ –2.5 为骨质疏松。常用的测量部位是腰椎1～4（L1～L4）和股骨颈，运用 DXA 测定骨密度要严格按照质量控制要求。DXA 是目前国际学术界公认的骨密度检查方法，以其测定值作为骨质疏松症的诊断金标准。

脑卒中后3个月即可出现骨质疏松的改变，同时伴随血清降钙素（calcitonic，CT）及甲状旁腺素（parathyroid hormone，PTH）的改变，血清学指标 CT、PTH 可作为早期骨质疏松的诊断指标，而血 Ca^{2+}、碱性磷酸酶（alkaline phosphatase，AKP 或 ALP）不能作为早期诊断骨质疏松的指标。此外，跟骨定量超声测量骨密度可能比双能 X 射线吸收法更能早期发现骨质疏松。

四、评　定

（一）骨质疏松症风险评估

骨质疏松症是受多因素影响的复杂疾病，对个体进行骨质疏松症风险评估，能为疾病的早期防治提供有益帮助。临床上评估骨质疏松风险的方法较多，这里推荐国际骨质疏松基金会（International Osteoporosis Foundation，IOF）提出的骨质疏松风险一分钟测试题和亚洲人骨质疏松自我筛查工具（osteoporosis self-assessment tool for Asians，OSTA）作为疾病风险的初筛工具。

1.IOF 骨质疏松风险一分钟测试题　根据患者简单病史，从中选择与骨质疏松相关的问题，由患者判断是与否，从而初步筛选出可能具有骨质疏松风险的患者。该测试题简单快速，易于操作，但仅能用于初步筛查疾病风险，不能用于骨质疏松症的诊断，具体测试题见表6-7-1。

表6-7-1 IOF骨质疏松症风险一分钟测试题

编号	问题	
	1 父母曾被诊断有骨质疏松或曾在轻摔后骨折？	是□否□
	2 父母中一人有驼背？	是□否□
	3 实际年龄超过40岁？	是□否□
	4 是否成年后因为轻摔后发生骨折？	是□否□
	5 是否经常摔倒（去年超过一次），或因为身体较虚弱而担心摔倒？	是□否□
	6 40岁后的身高是否减少超过3 cm以上？	是□否□
	7 是否体质量过轻？（BMI值少于19kg/m²）	是□否□
不可控因素	8 是否曾服用类固醇激素（如可的松、泼尼松）连续超过3个月？（可的松通常用于治疗哮喘、类风湿关节炎和某些炎性疾病）	是□否□
	9 是否患有类风湿关节炎？	是□否□
	10 是否被诊断出有甲状腺功能亢进或是甲状旁腺功能亢进、I型糖尿病、克罗恩病或乳糜泻等胃肠疾病或营养不良？	是□否□
	11 女士回答：是否在45岁或以前就停经？	是□否□
	12 女士回答：除了怀孕、绝经或子宫切除外,是否曾停经超过12个月？	是□否□
	13 女士回答：是否在50岁前切除卵巢又没有服用雌/孕激素补充剂？	是□否□
	14 男性回答：是否出现过阳痿、性欲减退或其他雄激素过低的相关症状？	是□否□
生活方式（可控因素）	15 是否经常大量饮酒（每天饮用超过两单位的乙醇，相当于啤酒1斤、葡萄酒3两或烈性酒1两）？	是□否□
	16 目前习惯吸烟，或曾经吸烟？	是□否□
	17 每天运动量少于30 min?（包括做家务、走路、跑步等）	是□否□
	18 是否不能食用乳制品，又没有服用钙片？	是□否□
	19 每天从事户外活动时间是否少于10 min，又没有服用维生素D?	是□否□
结果判断	上述问题，只要其中有一题回答结果为"是"，即为阳性，提示存在骨质疏松症的风险，并建议进行骨密度检查或FRAX®风险评估	

注：FRAX® 骨折风险预测工具（fracture risk assessment tool，FRAX®）为WHO推荐的骨折风险预测工具。

2.**亚洲人骨质疏松自我筛查工具** OSTA 基于亚洲8个国家和地区绝经后妇女的研究，收集多项骨质疏松危险因素，并进行骨密度测定，从中筛选出11项与骨密度显著相关的危险因素，再经多变量回归模型分析，得出能较好体现灵敏度和特异度的两项简易筛查指标，即年龄和体质量。计算方法是：OSTA 指数 =[体质量（kg）– 年龄（岁）×0.2，结果评定见表6-7-2，也可以通过简图根据年龄和体质量进行快速查对评估（图6-7-1）。OSTA 指数主要是根据年龄和体质量筛查骨质疏松症的风险，但需要指出，OSTA 所选用的指标过少，其特异度不高，需结合其他危险因素进行判断，且仅适用于绝经后妇女。

表6-7-2　OSTA 指数评价骨质疏松风险级别

风险级别	OSTA 指数
低	＞－1
中	－1～－4
高	＜－4

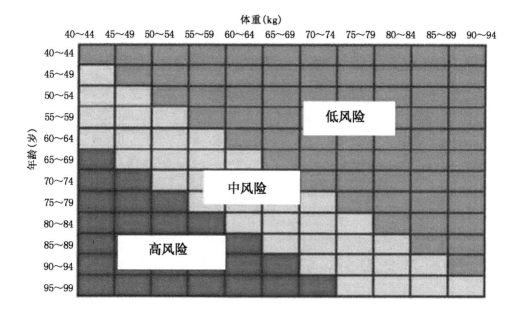

图6-7-1　年龄、体质量与骨质疏松症风险级别的关系（OSTA）

3.**骨质疏松性骨折的风险预测** WHO 推荐的骨折风险预测工具（fracture risk assessment tool，FRAX®）根据患者的临床危险因素及股骨颈骨密度建立模型，用于评估患者未来10年发生髋部骨折及主要骨质疏松性骨折（如椎体、前臂、肩部等部位骨折）的概率。FRAX®工具的计算参数主要包括部分临床危险因素和股骨颈骨密度（表6-7-3），但是不适合已接受有效抗骨质疏松药物治疗的人群。

表6-7-3　FRAX®计算依据的主要临床危险因素、骨密度值及结果判断

危险因素	解释
年龄	模型计算的年龄是40～90岁，低于或超过此年龄段，按照40岁或90岁计算
性别	选择男性或女性
体质量	填写单位是kg
身高	填写单位是cm
既往骨折史	指成年期自然发生或轻微外力下发生的骨折，选择是与否
父母髋部骨折史	选择是与否
吸烟	根据患者现在是否吸烟，选择是与否
糖皮质激素	如果患者正在接受糖皮质激素治疗或接受过相当于泼尼松＞5 mg/d超过3个月，选择是与否
类风湿关节炎	选择是与否
继发性骨质疏松	如果患者具有与骨质疏松症密切关联的疾病，选择是 这些疾病包括I型糖尿病、成骨不全症的成人患者、长期未治疗的甲状腺功能亢进症、性腺功能减退症或早绝经（＜45岁）、慢性营养不良或吸收不良、慢性肝病
过量饮酒	乙醇摄入量大于等于3单位/天为过量饮酒 一单位乙醇相当于8～10 g乙醇，相当于285 mL啤酒、120 mL葡萄酒或30 mL烈性酒
骨密度	先选择测量骨密度的仪器，然后填写股骨颈骨密度的实际测值（g/cm²），如果患者没有测量骨密度，可以不填此项，系统将根据临床危险因素进行计算
结果判断	FRAX®预测的髋部骨折概率≥3%或任何主要骨质疏松性骨折概率≥20%时，为骨质疏松性骨折高危患者，建议给予治疗；FRAX®预测的任何主要骨质疏松性骨折概率为10%～20%时，为骨质疏松性骨折中风险；FRAX®预测的任何主要骨质疏松性骨折概率＜10%，为骨质疏松性骨折低风险

此外，跌倒是骨质疏松性骨折的独立危险因素，跌倒的危险因素包括环境因素、自身因素等。

（二）评　定

1. 一般情况　进行病史询问，包括现病史、个人史、既往史、月经史、生育史、家族史等，既往史中包括既往药物使用情况，特别是降血压药物、治疗精神病药物、镇静剂、镇痛药、抗组胺药、利尿剂及类固醇药物。体格检查肌力、肌耐力、脊柱活动范围、疼痛范围、压痛点，脊柱有无侧弯、前后凸等。

2. 临床检查

（1）血清钙、磷和碱性磷酸酶：原发性骨质疏松症中，血清钙、磷以及碱性磷酸酶水平通常是正常的，骨折后数月碱性磷酸酶水平可增高。

（2）血甲状旁腺激素：甲状旁腺功能检查可排除继发性骨质疏松症，原发性骨质疏松症的血甲状旁腺激素水平可正常或升高。

（3）影像学检查：当骨组织减少30%～35%时，可从X线片上发现相应的改变，椎体的摄片应特别注意骨小梁的改变。定量计算机断层扫描（quantitative computed tomography，QCT）可以定量测定身体各部分的小梁骨和皮质骨的三维单位体积内骨矿含量，但其价格较昂贵，故患者选择放射线较多。

（4）特殊检查：骨密度（BMD）测量指应用仪器对骨骼中的矿物质进行测量和定量分析，以BMD代表骨量，对早期诊断骨质疏松症、预测骨折危险性及评估疗效均有着十分重要的意义。常用检测方法包括双能或单能X线吸收测定、X线成像吸收测定及定量等。

3. 功能评定

（1）疼痛评定：包括目测类比评分法及疼痛问卷。

（2）运动功能能力评定：包括肌力、肌张力、关节活动度、平衡协调功能评定及步行功能评定等。

（3）ADL及社会功能评定：评定患者的日常生活活动能力，评定骨质疏松症对该患者职业、社会交往、休闲娱乐的影响。由于骨质疏松症患者大多数是老年人，对职业的影响不大，所以重点应放在对生活质量的影响方面。

（4）心理评定：主要是对情绪的评定，判断受试者是否存在焦虑或抑郁情绪反应，可采用焦虑抑郁联合评定表。

五、预防与康复治疗

（一）预　防

必须强调骨质疏松症是可防、可治的。需加强对危险人群的早期筛查与识别，即便是已经发生过脆性骨折的患者，若给予适当的治疗和康复护理，也可有效降低再次发生骨折的风险。

1.强调三级预防　骨质疏松症给患者生活带来极大不便和痛苦，治疗收效慢，如果并发骨折又可危及生命，因此要特别强调落实三级预防。

（1）一级预防：未病先防，从儿童、青少年做起。注意合理膳食，营养均衡，多食用含钙、磷高的食品，适当补充钙剂，尽量摆脱"危险因子"。适当进行体育锻炼，养成健康的生活方式，对骨质疏松症的高危人群要重点随访。

（2）二级预防：早诊断、早治疗，尤其是妇女绝经后，骨丢失量快速增多，此时应每年进行一次骨密度检查，对骨量快速减少的人群，应及早采取防治对策。注意积极治疗与骨质疏松症有关的疾病，如糖尿病、类风湿关节炎、慢性肾炎、甲状旁腺功能亢进症、慢性肝炎、肝硬化、骨转移癌等。

（3）三级预防：对于已经发生骨质疏松症的患者，应积极进行药物治疗，使用雌激素、钙等促进骨形成，加强防摔、防碰、防跌倒等措施。对中老年骨折积极治疗，增强身体的整体素质和免疫能力。

2.具体预防措施

（1）评估：评估患骨质疏松症及相关骨折的风险。

（2）摄入足够的钙：50～70岁男性，摄入量为1000 mg/d；超过50岁女性及超过70岁的男性，摄入量为1200 mg/d。如果饮食中钙摄入不足则应使用钙补充剂。

（3）摄入足够的维生素 D：对于50岁及以上人群，NOF 推荐的维生素 D摄入量为800～1000 IU/d，同时也建议对高危患者监测血清25–羟维生素 D［25（OH）D］水平。NOF 建议维持25（OH）D 水平在约75 nmol/L（30 ng/mL）。

（4）运动训练：适度、规律的负重及肌肉强化运动可以改善身体的灵活性、力量、姿势及平衡，还可维持和改善骨强度，并能降低跌倒、骨折风险。

（5）防跌倒：评估跌倒风险以及提供合理的防跌倒措施，如居住环境的安全性评估、平衡训练、纠正维生素 D 不足、避免使用中枢神经系统抑制剂、谨慎使用降压药物以及必要时矫正视力。

（6）其他：避免吸烟和过量饮酒；每年测量身高等。

（二）康复治疗

WHO 明确提出骨质疏松症治疗的三大原则：补钙、运动疗法和饮食调节。

1. 基础治疗　①适当运动：可增加和保持骨量，运动的类型、方式和量应根据患者的具体情况而定。②补充钙剂：除增加饮食中钙的含量外，尚可补充碳酸钙、葡萄糖酸钙、枸橼酸钙等制剂。③补充维生素 D：在补充适量钙剂的同时补充维生素 D。近年来可直接补充维生素 D 及碳酸钙，每日口服 1～2 片即可满足钙和维生素 D 的需要。④其他辅助性治疗：多从事户外活动，戒除烟、酒等。

2. 对症治疗　①有疼痛者可用适量非甾体类镇痛药，如阿司匹林、吲哚美辛等；②有骨畸形者应做局部固定或矫形，以防止畸形加剧；③有骨折者应予以牵引、固定、复位或手术治疗，尽早辅以康复治疗，努力恢复运动功能，以减少制动或失用所致的骨质疏松症。

3. 特殊治疗　①雌激素和选择性雌激素受体调节剂：主要用于绝经后或其他原因导致的雌激素缺乏患者，用于预防与治疗骨质疏松症。②雄激素：雄激素能增加骨细胞的分化和增加骨量，用于男性骨质疏松症的治疗。③降钙素：降钙素为骨吸收的抑制剂，可抑制破骨细胞活性，提高骨的生物力学性能。④二膦酸盐：一类与钙有高度亲和力的人工合成化合物，可改变骨基质特性，抑制骨吸收，提高骨质量。

六、康复护理

（一）常见护理诊断／问题

1. 有受伤的危险　与骨质疏松导致骨骼脆性增加有关。

2. 疼痛：骨痛　与骨质疏松有关。

3. 躯体活动障碍　与骨骼变化引起活动范围受限有关。

4. **潜在并发症：骨折**　与骨质疏松导致骨骼脆性增加有关。

（二）康复护理措施

1. **休息与活动**　疼痛明显时，卧硬板床，取仰卧位或侧卧位，卧床休息数天到一周，可缓解疼痛。疼痛缓解后，鼓励患者进行适当的运动，避免做剧烈的运动。

2. **饮食护理**　给予高钙、低糖、低盐、低磷、适当蛋白质、富含维生素的食物；适度摄取蛋白质及脂肪；戒烟酒，少喝咖啡和浓茶。

3. **病情观察**　密切观察血钙变化，观察疼痛的部位、程度、性质。

4. **用药护理**　遵医嘱给药，告知患者药物的使用方法和注意事项。①服用钙剂时最好空腹服用，服药期间要增加饮水量，以增加尿量，减少泌尿系结石形成的机会。维生素 D 不可和绿叶蔬菜一起服用，以免形成钙螯合物而减少钙的吸收。②慎用性激素。雌激素必须在医师的指导下使用，剂量要准确，并与钙剂、维生素 D 同时服用。乳腺癌和原因不明的妇科出血的患者禁用雌激素，肝肾功能减退者慎用雌激素。使用雄激素应定期监测肝功能。③服用二膦酸盐时，护士应指导患者空腹服用，同时饮清水200～300 mL，至少在半小时内不能进食或喝饮料，取立坐或坐位，以减轻药物对食管的刺激，如果出现咽下困难、吞咽痛或胸骨后疼痛，警惕可能发生食管炎、食管溃疡和食管糜烂情况，应立即停止用药。④服用降钙素应注意观察不良反应，如食欲减退、恶心、颜面潮红等。

5. **心理护理**　患者由于疼痛与害怕骨折，常不敢运动而影响日常生活。当发生骨折时，需限制活动，因此护士要协助患者及家属适应其角色与责任，针对患者的心理状态进行心理干预。耐心做好安慰、解释工作，从心理上给予疏导和鼓励，尽量减少影响患者康复治疗的不良因素。

6. **预防跌倒**　跌倒是患者骨折及软组织创伤的主要因素。

（1）保证环境的安全，加强巡视，预防意外发生。室内灯光应明暗适宜，地面要保持干燥，无障碍物等。

（2）加强日常生活护理，尽量将日常所需物如茶杯、开水、呼叫器等放于床边，以利患者取用。

（3）指导患者维持良好姿势，且在改变姿势时动作应缓慢。必要时可建议患者使用手杖或助行器，以增加其活动时的稳定性。衣物穿着要合适，大小适中，且有利于活动。

（4）专人陪护能有效预防老年人摔倒，降低骨折的发生率。

7. 正确的姿势指导　骨质疏松症患者应有意识地保持良好的姿势。

（1）正确的下蹲拾物姿势：先靠近物体，健腿在后，健腿微曲身体重心下移，腰部保持直立，蹲下拾物。

（2）由地面提起重物：正确的动作应当像举重运动员提起杠铃时一样，先蹲下，腰部保持直立位，然后双手握紧重物后起立；转身时，以脚为轴，身体和物体一起转动，不可旋转腰部，移动双腿将重物搬运到指定地点，保持腰部直立，蹲下放物。

（3）站立时：有意识地把脊背挺直，收缩腹肌增加腹压，使臀大肌收缩，做吸气动作，使胸廓扩展，伸展背部肌肉；然后面向前方，收回下腭，双肩落下。

（4）其他：尽量做到读书或工作时不向前弯腰，尽可能避免持重物走路。

8. 运动疗法的护理　适当的运动锻炼可以增强机体的肌肉力量，这是骨密度增加的重要原因。应设计个人的运动处方。若患者正处于疼痛期，应先止痛及向医师咨询后，方可运动。运动要量力而行，循序渐进，持之以恒。鼓励患者多进行户外运动，增加日光照射，促进皮肤维生素 D 的合成和钙、磷的吸收。骨质疏松症患者进行运动的方法有多种，不恰当的运动不仅无法起到巩固治疗效果的作用，还会引起病情反复，所以在运动时要注意以下要点：①初期运动时，运动量不宜过大，循序渐进、持之以恒；②刚开始运动时，动作宜缓慢；③运动时若出现轻微不适，持续时间仅有数分钟，属正常情况，不必过分紧张；④运动过程中，应卧在铺毛毯或棉被的硬板上，可置一枕头。

9. 物理因子治疗的护理　物理因子治疗对骨质疏松症引起的疼痛、麻木和骨折有一定的疗效。

（1）消炎止痛功效的物理因子疗法：如低频及中频电疗法、电磁波及磁疗法、按摩疗法、无热剂量的超短波疗法、脉冲超短波及脉冲短波疗法、无热剂量微波疗法、分米波疗法等。

（2）促进骨折愈合的物理因子疗法：可采用温热疗法、光疗法、超声波疗法、离子导入疗法及磁疗法。

10. 中医康复护理

中医 "肾主骨" "脾主肌肉" "肝主筋" "肺主治节" "心主血脉" 的理论，系统全面地阐述了祖国医学对骨质疏松的认识。多种辨证配伍的中药，对改善骨质疏松症患者的临床症状显示出很好的效果。此外，临床观察及研究已证实练习太极拳，有助于改善平衡功能，减少摔倒，患者可根据自身体能情况练习全套或只练习几节基本动作。

11. 继发骨折的康复护理

（1）脊柱压缩性骨折：静卧期间可进行床上维持和强化肌力训练。主要进行背肌、臀肌、腹肌的等长运动训练，3～4周后逐渐进行坐位、站立位的上述肌肉肌力和耐力训练。应坚持早期以躯干肌等长训练为主的原则，禁止屈曲运动以免引起椎体压缩性骨折，从卧位坐起时应保持躯干在伸直位，经侧卧位坐起或戴腰围后坐起，避免因屈曲躯干而加重疼痛或加重椎体压缩。

（2）全髋关节置换术的康复护理：关节置换的康复护理应遵循早期介入、因人而异、全面训练、循序渐进的原则。术前的合理康复护理将为手术创造良好的条件，同时要鼓励患者主动参与并取得其家属的配合，康复护理应与日常生活和健康教育相结合。在术后的不同阶段采取相应的康复护理措施。

（三）健康教育

1. 用药指导 补钙及维生素 D 时，注意复查血钙和尿钙，以免产生高钙血症和高尿钙症，导致发生尿路结石，若尿钙＞300 mg/d 和尿钙/尿肌酐比值＞0.3，应暂停服用。对于长期雌激素替代治疗，要密切衡量其利弊，因可能增加乳癌及子宫内膜癌的发生率，须定期进行妇科及乳腺检查并应注意防止血栓栓塞症的发生，由于此疗法有上述的危险性，现已较少采用。二膦酸盐治疗期间应注意服药方法，防止药物损伤上消化道。避免长期应用某些诱发骨质疏松的药物，如利尿剂、激素、抗癌药、苯妥英钠、异烟肼、利福平等影响钙吸收的药物。

2. 饮食调理 骨质疏松症患者的饮食需均衡，适量进食蛋白质及含钙丰富的食物（如牛奶、鱼、豆制品）和含有丰富维生素 C 的水果（橙、柑、奇异果）、蔬菜，减少钠盐摄入及少吃腌制食物（如榨菜、腊味食品、罐头食品等），减少钙质流失。不吸烟、少饮酒，少喝咖啡、浓茶及碳酸饮料。

3. 保持正确姿势 保持良好的姿势，如正确的卧位和坐位姿势。卧位时用硬床垫和较低的枕头，尽量使背部肌肉保持挺直，站立时肩膀要向后伸展，挺直腰部并收腹；坐位时应双足触地，挺腰收颈，椅高及膝。站立时要有意识地把脊背挺直，收缩腹肌增加腹压，使臀大肌收缩，做吸气的动作，使胸廓扩展，伸展背部肌肉；面向前方，收回下腭，双肩落下。尽量做到读书或工作时不向前弯腰，尽可能避免持重物走路。

4.安全措施 注意家居安全，防止跌倒。家里应有充足的光线，地面要保持干燥，无障碍物；日常用品及助行器应放置在便于取放的地方；床的高度以老年人坐在床沿时脚能触及地面为宜，对卧床活动不便的人群，必要时安装防护栏；厕所、洗漱间、浴室地面应有防滑措施；患者的鞋需防滑，对站立不稳的患者，应配置合适的步行器。

5.定期做骨密度检查 老年人群，尤其是绝经后的妇女，应定期做骨密度检查，根据结果咨询医师，接受专科治疗。

6.其他 按时作息，保持规律的生活和乐观的态度，适当进行户外活动。

第八节　误用综合征

一、概　述

误用综合征（misuse syndrome）即在康复治疗中由于方法错误，引起医源性的继发性损害，对于脑卒中偏瘫患者，指在康复过程中，由于运动方法不适当使偏瘫肢体肌群运动不协调，从而不能实现有效活动功能的一组症状。在我国现代康复治疗技术尚未普及的情况下，误用综合征很常见，必须引起足够的重视。

二、发生的原因与机制

（一）发生原因

1.不适当的关节被动活动训练 关节被动活动是脑卒中偏瘫患者的早期康复措施之一，其原则是在其关节允许的范围内活动，并逐步扩大其范围。一旦超过范围，不仅会引起疼痛，还会导致韧带断裂、关节腔内出血。长期下去则可发展为慢性炎症，甚至造成关节囊肥厚、短缩以及关节挛缩。

2.错误的康复方法　中枢运动神经瘫痪时，正确的康复方法必须遵循 Brunnstrom 恢复原则，应用运动神经发育、生理及本体感觉神经肌肉促进法等进行康复治疗。当卒中患者患侧肢体的运动模式尚处于共同运动阶段时，上肢屈曲牵拉及下肢直腿抬高的训练均会增强异常运动模式，抑制分离运动及正常运动模式的出现。

3.不恰当的刺激　脑卒中患者恢复过程中的某个阶段会出现肌张力增高，此时，任何增强肌张力的刺激都是有害的。根据临床经验，在这一阶段如果不按照促进正常运动模式及反射、抑制异常运动模式及反射的原则进行康复护理，肌张力就会增强，影响肢体功能的进一步恢复。

4.用肌力训练来代替运动控制、协调、姿势反应的训练　中枢神经的运动功能障碍是一组肌群的复杂运动控制、协调、精细技巧等功能的丧失，而不是周围神经运动障碍的一两块肌肉的功能障碍。所以，若卒中患者只是训练患侧肢体的肌力，并不能从根本上促进肢体功能的恢复，还会促使原存的异常运动模式加重，阻碍运动控制能力、协调能力、姿势反应能力、精细技巧能力的恢复。

5.过早步行训练　中枢神经运动功能瘫痪可导致患者丧失步行能力，因此需要进行步行训练。而进行步行训练的前提是必须能够独立坐、独立站，做到重心在患侧下肢时的站立以及出现分离运动，即必须按照坐起→站立→行走这一顺序进行训练。不少的卒中患者及其家属都希望能早日恢复步行功能，常常在患者尚无独立站立能力时，就强行扶着患者练习"走路"。这样不但达不到目的，反而会出现膝关节过伸，加重划圈步态。

6.其他　卧床患者未能给予正确的良肢位摆放；协助患者翻身或进行其他操作时采用不适当的动作等。

（二）发生机制

脑卒中造成的中枢性瘫痪的本质是质变，而周围性瘫痪的本质是量变，两者具有本质的区别。对后者的康复训练重在增加肌力，而对前者的康复训练重在增加运动的协调性。在中枢性瘫痪的恢复早期，大脑的局部病灶使皮层高级中枢对低位中枢的抑制作用和对运动的控制力丧失，此时只存在脊髓中枢所支配的初级运动形式，如联合反应、共同运动等。在此阶段，处于对立关系的屈肌运动和伸肌运动，如仅有一方被强化，另一方便会受到抑制而减弱，从而使屈、伸肌群之间的不平衡进一步加剧，影响正常运动形式的恢复。脑卒中患者病情稳定后，运动疗法是促使偏瘫肢体功能康复的主要途径。根据 Brunnstrom 偏瘫恢复"六阶段"理论，若在恢复的早期（Ⅰ期、Ⅱ期、Ⅲ期）进行只适合周围性瘫痪的肌力增强训练，会过度强化屈曲型共同运动，使得伸直型共同运动的完成受到阻碍，以至于无法完成，进而使分离运动难以恢复；若在恢复的后期（Ⅳ期、Ⅴ期、Ⅵ期）进行这种训练，会使屈曲型共同运动过度强化，而影响分离运动的恢复。这种盲目进行的肌力增强训练，只能强化原始的、异常的运动形式，妨碍高级的、正常的运动形式的恢复。

三、临床表现

偏瘫时最常见的"误用综合征"是"上肢练屈，下肢练伸"，肢体伸、屈肌群肌力发展不平衡，常出现肌痉挛，导致关节肌肉损伤、骨折、肩部和髋部疼痛、痉挛加重，出现异常痉挛模式和异常步态，以及足下垂、内翻等畸形，从而严重影响患者的日常生活活动能力。

四、预防与康复治疗

预防的关键是重视康复各个阶段的治疗，早期应重视良好肢位摆放，关节被动活动时手法应轻柔，注意训练量及强度，强调正常运动模式的恢复，避免片面追求肌力治疗。对中枢性瘫痪一般不宜采用肌力增强训练，应着重于促进正确运动形式、姿势和控制力的恢复，而不应单纯追求运动力量和速度的提高。运动训练时应让患者全身放松，将注意力集中在保持正确运动形式上，并尽力避免或抑制错误的运动形式。这种训练在康复医学中称为促进技术。促进技术是以 Brunnstrom 法、Bobath 法为代表的多种方法的总称，它是根据生理学和神经发育学原理及中枢性瘫痪恢复过程的发展规律，对中枢性瘫痪进行康复运动的训练技术。康复医疗人员应紧密结合偏瘫运动功能障碍的实际情况，综合性地采用该技术训练患者，以预防和减少误用综合征的发生。在各个阶段均应遵循全面评定、个性化治疗、循序渐进等原则，鼓励患者主动参与力所能及的日常训练，将康复治疗与日常训练紧密结合。

五、评 定

在对患者进行全面评估的基础上，着重对偏瘫患者的运动功能进行评定，包括运动模式、肌张力、肌肉协调能力等。目前，运动模式多采用 Brunnstrom 六阶段评估法、简化 Fugl-Meyer 法等。同时需注意对患者进行 ADL 评定、心理评定等。

六、康复护理

（一）常见护理诊断/问题

1. 潜在并发症：误用综合征 与训练方法不当等有关。

2. 知识缺乏 缺乏脑卒中偏瘫肢体运动康复训练的知识。

3. 自理缺陷 与康复训练不当导致出现异常运动模式有关。

（二）康复护理措施

1. 正确的体位摆放 指导患者完成患侧肢体正确的良肢位摆放。注意对患侧肩关节的保护，避免肩关节半脱位等并发症的发生。

2. 正确进行关节被动活动 在做关节被动活动时必须做到手法轻柔，注意训练量和强度。一般各关节每次活动3～5次，每日重复两三次，即可达到康复的目的，切忌多次、粗暴地进行关节被动活动。

3. 避免错误康复训练方法 指导患者掌握正确康复方法，遵循 Brunnstrom 恢复原则，应用运动神经发育、生理及本体感觉神经肌肉促进法等进行康复治疗。

（1）肌张力增高时避免不适当的刺激：患者肌张力增高时，任何可促使肌张力增高的刺激都是有害的。

（2）避免用肌力训练来代替运动控制、协调、姿势反应的训练：中枢神经受损引起的运动功能障碍是一组肌群的复杂运动控制、协调、精细技巧等的障碍，因此，肌力训练不适合中枢神经受损引起的运动功能障碍。

（3）不宜过早步行训练：当中枢神经受损引起运动功能障碍而影响步行能力时，必须在坐及站立能力达到一定水平后方可进行步行训练。在患者尚无坐、站能力时就进行步行训练是违反神经发育原则的，不但无益，反而有害，可导致患侧下肢反张及伸展协同运动，异常模式加重。因此，应避免在患者没有坐、站立能力的情况下，由他人扶着强行"步行"，这不但达不到行走目的，反而会加重下肢反张及划圈步态。

4. 指导患者及家属遵循正确的康复训练方法　指导患者及其家属采用正确的康复训练及护理方法。家属在日常生活中应监督并及时纠正不正确的方法。

（三）健康教育

向患者及家属介绍偏瘫运动训练的康复知识，强调康复训练应循序渐进，科学地安排患者每日的训练量，遵循少量多次训练的康复原则。

第九节　废用综合征

一、概　述

废用综合征（disuse syndrome，DS）指长期卧床不活动或活动量不足、制动及各种刺激减少而引起的以生理功能衰退为主要特征的症候群。废用综合征是脑卒中最常见的继发并发症，它不仅与脑卒中疾病本身有关，也与心理因素、社会因素等有关，严重影响患者的生活质量。它不仅在脑血管病急性期易产生，在恢复期也可以产生，一旦出现废用综合征，治疗便很困难，且对脑血管病的预后不利，甚至可导致病情恶化。因此，正确地认识、预防和治疗废用综合征有着重大意义。

二、发生的原因与机制

引起废用综合征的原因是多方面的，它不仅与脑卒中疾病本身有关，也与心理因素、年龄、家庭及社会因素有关。具体原因：①外伤或原发病导致的运动障碍；②为了治疗需要长期保持安静和卧床状态；③有严重感觉障碍者，特别是深感觉障碍，因缺少刺激而活动减少；④因疼痛限制躯体活动；⑤出现抑郁等精神症状，导致不动或活动减少；⑥老年人日常生活习惯所致活动减少；⑦骨关节疾病所致活动受限；⑧长期使用支具、石膏、夹板固定，限制肢体活动。

废用综合征与来自运动、重力、感觉、精神及环境的刺激有关，确切的发病机制尚不清楚。

三、临床表现与诊断

（一）临床表现

脑卒中患者的废用综合征是多种多样的，我国最常见的脑卒中后废用综合征为关节挛缩、失用性肌萎缩和直立性低血压。

1.运动系统

（1）关节挛缩：指身体的骨关节在主动或被动运动状态下失去正常的运动范围。

（2）失用性肌萎缩：脑卒中所引起的肌萎缩可分为局部性失用性肌萎缩和全身性失用性肌萎缩。局部性失用性肌萎缩是指由患侧肢体长时间不动导致瘫痪肢体肌肉萎缩。研究表明，脑卒中患者肌萎缩及肌张力下降，不仅局限于瘫痪肢体，同样，健侧肢体也可以发生失用性肌萎缩、肌张力下降。

（3）失用性肌无力：完全不运动的肢体，肌力下降速率为每天下降0.7%～1.5%，每周下降10%～15%，3～5周内肌力可下降20%～50%。

（4）骨质疏松：长期卧床或制动使骨吸收和骨形成的平衡发生紊乱，骨吸收增加，骨形成减少，骨吸收大于骨形成，导致骨钙丢失，骨量减少，从而发生骨质疏松。骨代谢主要依赖于施加在骨上的应力刺激，应力刺激越多，骨丢失越少。

（5）退行性关节病变：长期制动可产生严重的关节退变。主要原因是制动引起关节面软骨营养障碍，从而发生退行性改变。动物实验证明，制动30日即产生严重的关节变性，关节面软骨增厚且破坏，关节囊收缩。关节囊的缩短和关节制动在一定的位置上，使接触处的关节面软骨受压减少，水分、透明质酸盐和硫酸软骨素也有所减少，继而变性。慢性关节挛缩时，关节囊内和关节周围结缔组织重组，关节面软骨变薄，血管充血，骨小梁吸收，引起关节疼痛，活动能力下降。长期卧床后关节呈典型改变是髋关节和膝关节呈屈曲挛缩畸形，踝关节呈跖屈畸形。上肢挛缩畸形较少见。

2. 心血管系统

（1）直立性低血压：由卧位转换为直立位时出现的血压显著下降（收缩压下降超过20 mmHg），表现为头晕、心动过速、恶心、呕吐，甚至晕厥。卧床休息数天即可发生直立性低血压。直立性低血压的发生可能与以下因素有关：交感肾上腺系统反应不良，静脉扩张，在站立或坐起时儿茶酚胺、皮质醇、醛固酮等释放不足或过缓，致血压不能及时随体位的改变而调整。长期卧床或制动对心血管系统的影响主要是心率加快、血容量减少、血栓形成、直立性低血压和心功能减退。

（2）心率加快：长期卧床者，基础心率增加。卧床开始的2个月内，基础心率每天增加0.5次/分钟，绝对卧床10日者，基础心率可增加12~23次/分钟。基础心率是否稳定，直接影响到冠状动脉的血流量。因为冠状动脉的灌注主要在心脏搏动的舒张期，基础心率加快，舒张期缩短，冠状动脉灌注减少，可能导致心动过速加重和出现心绞痛。长期卧床引起的心率加快主要与血容量和每搏输出量减少、自主神经功能失调（迷走神经张力下降或交感神经张力增强）有关。

（3）心功能减退：长期卧床可使心每搏输出量、每分输出量减少，左室功能减退。心功能减退在体力活动时表现尤为明显。例如，卧床3周后，在10°的斜坡上以6 km/h的速度步行30分钟，心率较不卧床者快35~45次/分钟，心功能下降约25%。心功能减退还表现在直立反应，正常人由卧位转换为直立位时，心率增加5~25次/分钟，血压不变，脑供血正常，而长期卧床者心率增加60次/分钟，血压下降，脑供血减少。心功能减退还可表现为最大摄氧量下降，最大摄氧量值与卧床时间密切相关，卧床10日后最大摄氧量减少5.2%，卧床26日后减少19.5%。最大摄氧量下降，导致机体的有氧能力下降，肌肉力量和耐力也随之下降。

（4）血容量减少：正常人从直立位转换为卧位时有500~700 mL的血液从下肢转移到胸腔，使中心血容量增加导致右心负荷增大，心脏压力感受器传入冲动增多。传入冲动通过神经体液调节引起抗利尿激素释放受到抑制，利尿作用加强，尿量增加，血容量减少。研究表明：卧床24小时后血容量减少5%，卧床14天后减少20%。

（5）静脉血栓形成：长期卧床后血容量减少，但血液中有形成分并不减少，血细胞比容增高，血液黏滞度增大；卧床时肌肉泵作用降低，静脉血管容量增加，血流速度减慢；血小板活性和血纤维蛋白原水平增高，这些都是诱发血栓形成的危险因素。卧床时间越久，静脉血栓发生率越高。长期卧床最常引起深静脉血栓、血栓性脉管炎和肺栓塞。

3. 呼吸系统

（1）肺通气功能减弱：长期卧床导致肺潮气量、每分通气量及肺活量减少，呼吸变浅，呼吸频率增加，最大呼吸能力减弱。同时，长期卧床致全身肌力减弱，呼吸肌肌力也下降，加之卧位时呼吸阻力增大，不利于胸廓扩张，因此，呼吸运动受限制，肺通气功能下降。

（2）坠积性肺炎：长期卧床，支气管纤毛的功能下降，加上咳嗽肌无力和卧位不便咳嗽，使得呼吸道分泌物不易排出，黏附于支气管壁，容易形成坠积性肺炎。

4. 消化系统

长期卧床，交感肾上腺素占优势，消化腺分泌减少、胃肠蠕动减慢，造成食欲下降和营养物质吸收减缓，尤其是蛋白质丰富的食物摄入减少，导致低蛋白血症。低蛋白血症加上括约肌痉挛，食物残渣在肠道内停留时间过长，水分吸收过多可使大便变得干结，引起便秘。

5. 泌尿系统

（1）尿潴留：卧位时不易产生腹压，不利于膀胱排空；腹肌无力和膈肌活动受限、盆底肌松弛、括约肌与逼尿肌活动不协调等都是引起尿潴留的原因。

（2）尿路感染：尿潴留使产生尿素酶的细菌高度繁殖，分解尿液产生的氨，使尿液 pH 升高，促进钙和磷的析出和沉淀，为结石的形成提供了条件。结石形成以后，尿路感染的机会大大增加。结石的形成还降低了抗菌药物的治疗作用，使得尿路感染反复发作。如此便形成了感染→结石→感染的恶性循环。

（3）尿路结石：尿液排出的钙磷增加、尿潴留、尿路感染是尿路结石形成的三大因素。尿路结石主要有两大类，另一类为草酸结石，另一类为磷酸镁铵结石，高钙尿症和高磷尿症为两类结石的形成提供了物质基础。

6. 皮肤

长期卧床对皮肤组织的影响主要是产生压疮。压疮形成的主要原因是局部组织长时间受压，血液循环障碍，局部持续缺血、缺氧、营养不良而导致软组织溃烂和坏死。此外，卫生不良可导致皮肤发生细菌或真菌感染。

7. 代谢与内分泌

长期卧床往往伴有代谢和内分泌的改变，其出现较晚，恢复也较迟。一般在心血管功能开始恢复时，代谢和内分泌的变化才表现出来。

（1）负氮平衡：长期卧床，抗利尿激素分泌减少，尿量增多，尿氮排出量明显增加。尿氮排出量的增加开始于卧床的第4～5天，在第2周达到高峰，并一直持续下去。另外，卧床期间患者食欲减退，蛋白质摄入减少，出现低蛋白血症，也是导致负氮平衡的一个原因。

（2）水、电解质变化：血清钠、钾、镁、钙、磷酸盐、硫酸盐、胆固醇增高，高密度脂蛋白降低；高钙血症是卧床后常见的水电解质紊乱，早期症状包括食欲减退、腹痛、便秘、恶心和呕吐，进行性神经体征为无力、低张力、情绪不稳、反应迟钝等，严重时可发生昏迷。

（3）内分泌变化：抗利尿激素分泌减少，尿量增多，血容量减少；肾上腺皮质激素分泌增多（可达正常水平的3倍），雄激素和醛固酮分泌减少；糖耐量异常，胰岛素峰值水平逐步降低，最终导致高血糖；血清甲状腺素和甲状旁腺素水平增高或不稳定，引起高钙血症；去甲肾上腺素分泌增多，以调节血容量。

8. 神经系统

（1）感觉异常：感觉输入减少，可以导致感觉异常和痛阈下降。

（2）情感障碍：缺乏感觉输入和与社会隔离，或原发疾病和外伤，可引起焦虑、依赖、抑郁、情绪不稳和神经质，也可能引起感情淡漠、退缩、易怒和攻击行为，严重者有异样的触觉、运动觉、幻视与幻听。

（3）认知障碍：躯体不活动而又与社会隔离的患者可能会出现认知障碍，定向力、判断力、记忆力、学习能力、分析问题和解决问题的能力等出现障碍。

总之，废用综合征是一组由同一原因引起的不同症状所组成的症候群，其中任何一个系统最先受累，都可能渐次影响到其他系统，从而形成一个病理、生理的恶性循环。

（二）诊　断

目前，国际上尚没有关于废用综合征的明确诊断标准。可根据不同的分类系统进行诊断，如根据病因分类（上田敏，1991年）、根据系统分类（Vallbona，1982年）及根据残疾水平分类（池田信明，1990年）。

四、评 定

根据不同的系统选择不同的评定方式。

五、预防与康复治疗

（一）预 防

大多数废用综合征是可以预防的。

1. **良肢位摆放** 良肢位摆放在脑卒中偏瘫患者早期康复护理中尤为重要。护理人员应指导患者家属协助进行体位摆放。

2. **早期运动** 不管是主动、助力还是被动运动，身体各部分的活动是必不可少的。应鼓励患者早期活动，对完全没有活动能力的患者，陪护人员应被动活动其四肢关节，按摩其四肢肌肉。

3. **变换体位** 定时变换体位，叩击震动患者肺部，协助其咳嗽。

4. **早期进行坐位训练** 主要遵循"能坐不要躺、能站不要坐"的原则。

5. **其他** 鼓励患者多饮水；积极进行合理的康复训练。

（二）康复治疗

1. **早期康复治疗是关键** 脑卒中康复治疗的时机要根据病情来决定，一般来说，只要神志清楚，生命体征平稳，神经功能缺损等病情不再发展，即可开始脑卒中的早期康复。脑卒中患者发病后的半年之内，尤其是前3个月内，是功能恢复的最佳时期，切不可忽视，要运用合理的方法，尽早进行康复治疗。

2. **科学合理的康复治疗** 在脑卒中后的各个阶段均应遵循全面评定、个性化治疗、循序渐进等原则，鼓励患者主动参与力所能及的日常训练，将康复治疗与日常训练紧密结合。

3. **其他** 应减少卧床时间，尽早下床。

六、康复护理

（一）常见护理诊断／问题

1. **废用综合征** 与脑卒中后运动减少或康复治疗不及时有关。

2.知识缺乏 缺乏脑卒中偏瘫肢体运动康复训练的知识。

（二）康复护理措施

对脑卒中患者在发病早期采取积极有效的康复治疗与护理，可以有效控制和改善脑卒中患者并发的废用综合征。

1.做好心理护理 对待患者应态度亲切，关心患者，树立患者康复的信心，鼓励其积极配合康复治疗与护理。

2.对患者及其家属做好健康教育 指导患者及其家属掌握有关废用综合征的防护知识，嘱家属多关心患者，多与患者沟通交流，保持心情愉快。

3.治疗原发病 积极治疗原发病，予以营养神经、改善循环等对症治疗。

4.防治各种并发症 早期即应对患者进行改变体位、正确摆放肢位及活动关节的护理与训练。密切观察，根据不同的并发症积极采取有效的康复治疗护理措施。

5.饮食指导 做好饮食指导，保证营养，促进患者早期康复。

（三）健康教育

1.调动家属的主动性和积极性 在患者的康复过程中，不仅要强调充分发挥患者的主观能动性，同时也要提倡最大限度地调动家属的主动性和积极性，促使家庭成员参与脑卒中患者的整个康复过程。

2.发挥患者的主观能动性 对患者及其家属进行康复知识和技能的指导和宣教，发挥患者的主观能动性，使其积极投入康复训练中，进而促进脑组织功能的重组、强化残余功能和增强代偿能力，以取得良好的康复效果。

第三篇

脑卒中康复护理技术

|第七章| 常用康复护理操作技术

注：本篇技术操作以左侧偏瘫患者为例，以患者病员服的白色一侧为患侧，蓝色一侧为健侧。

技术一　床上正确体位摆放

（一）目　的

（1）根据治疗、护理以及康复的要求，通过肢体位置的正确摆放来预防或减轻痉挛姿势的出现或加重，使头部、躯干和肢体保持功能状态。

（2）通过良肢位摆放，促进血液循环，预防关节挛缩、畸形、肩关节半脱位、垂足、压疮等并发症的发生。

（二）用物准备

各种大小不同的枕头；必要时备毛巾。

（三）操作步骤

1. 患侧卧位　患侧肢体在下方，健侧肢体在上方的侧卧位。该体位有利于伸展患侧躯体，减轻或缓解痉挛，患侧关节韧带受到一定压力，促进了本体感觉输入，有利于功能康复，同时有利于活动健侧肢体，是较提倡的一种体位，对偏瘫患者的康复来说，是最重要的体位。

（1）在患者头、颈下给予合适高度软枕，使头部、颈上段稍向健侧屈曲，使头部略高于躯干中线或前正中线，纠正患者头屈向患侧的异常模式；躯干稍向前，使患者的背与床面大于90°。

（2）协助患者将患侧肩胛带拉出并充分前伸，患侧肩关节前屈，肘关节伸直，前臂旋后，手自然地呈背屈位，手指伸展，掌心向上。将健侧上肢自然摆放于体上或身前的枕头上，以免引起伸肌张力增高，且这样更有利于放松（图7-1-1）。

（3）患侧髋关节伸展，膝关节略屈曲，踝关节屈曲90°，预防足下垂的发生。健侧下肢呈迈步位，充分屈膝屈髋置于枕头上（图7-1-2）。

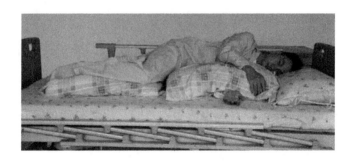

图7-1-1　患侧卧位（正面观）

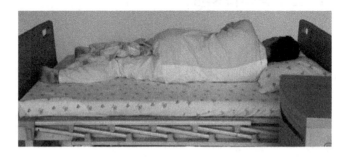

图7-1-2　患侧卧位（背面观）

2. **健侧卧位**　健侧肢体在下方，患侧肢体在上方的侧卧位。健侧卧位有对抗偏瘫上肢屈肌痉挛和下肢伸肌痉挛的作用，避免了患侧肩关节的直接受压，但是限制了健侧肢体的主动活动。

（1）在患者头、颈下给予合适高度的软枕，使其与躯干中线呈一直线，避免头部侧屈及颈部悬空。躯干与床面大致呈90°。

（2）患侧肩关节充分前伸，肩前屈90°，肘关节伸展，前臂旋前，手腕关节保持背伸，手指伸展（当手出现痉挛时可握毛巾卷），上肢置于枕上。健侧上肢自然摆放（图7-1-3）。

（3）患侧下肢髋、膝关节屈曲呈迈步态，踝关节屈曲90°放置于体前的枕头上，避免足悬空在枕头边缘（图7-1-3）。健侧下肢轻度屈髋、屈膝置于床上（图7-1-4）。

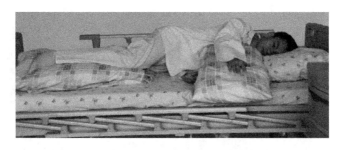

图7-1-3 健侧卧位（正面观）

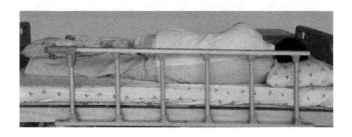

图7-1-4 健侧卧位（背面观）

3.仰卧位 面朝上的卧位。仰卧位时，受紧张性迷路反射和紧张性颈反射的影响易出现异常反射活动，应尽量减少仰卧位的时间。

（1）患者平卧，在头、颈下给予合适高度的软枕，呈中立位，避免头部过屈、侧屈及颈部悬空。

（2）将患肩垫起，防止肩后缩。患侧上肢稍外展，前臂旋后，手腕关节保持背伸，手指伸直并分开，患侧上肢置于身旁枕头上，略高于心脏水平，可促进静脉回流，预防或减轻肢体水肿。

（3）在患侧臀至大腿外侧下方放置一长枕，防止髋关节外旋，膝关节下用小枕垫起保持微屈并向内，防止膝关节的伸肌痉挛。支撑患侧下肢的枕头不可放在膝关节以下部位，以免引起膝过伸。肌张力高的患者可在两腿之间放置一长枕。踝关节呈90°，足尖向上，在足底外侧放置小枕，防止足下垂和足内翻。注意足部不受压。

（4）健侧上肢、下肢自然摆放（图7-1-5）。

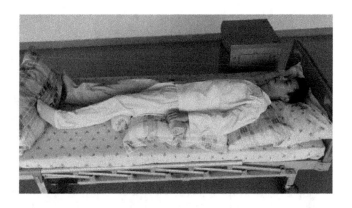

图 7-1-5　仰卧位

（四）注意事项

（1）床应放平，不得抬高。任何时候都应避免半卧位，以防增加不必要的躯干屈曲伴下肢伸直。

（2）禁止直接牵拉患侧上肢，以免引起肩袖损伤和肩关节半脱位。

（3）软瘫期患侧手中不应放置任何东西，尤其是坚硬物体，以免诱发抓握反射而强化患侧手的屈曲痉挛。当患侧手指出现屈曲内收时，可手握一毛巾卷以对抗手指屈肌痉挛。

（4）不应在足底放置任何物体，尤其是坚硬物体，避免增加不必要的伸肌模式的反射活动。应避免被褥过重或过紧。

技术二　正确的坐位指导

（一）目　的

（1）根据治疗、护理以及康复的要求，指导患者采取正确的坐位姿势来预防或减轻痉挛姿势的出现或加重。

（2）通过正确的坐位指导，预防关节挛缩、畸形，肩关节半脱位和垂足，压疮等并发症发生，为后续的康复训练做好准备。

（二）用物准备

枕头、床上桌、偏瘫轮椅、有靠背的椅子；必要时备护肩带、毛巾。

（三）操作步骤

1. 床上及床边坐位

（1）床上坐位：

①采取床上坐位时，在患者后背垫枕，使脊柱伸展，头颈保持直立，整个脊柱垂直于骨盆，使上身的重量平分在臀两侧，髋关节屈曲90°，在膝关节下垫一小枕，使膝关节保持微屈。

②患侧上肢稍抬高，放在身体前面的小桌上，必要时在肘及前臂下垫软枕（图7-2-1）。

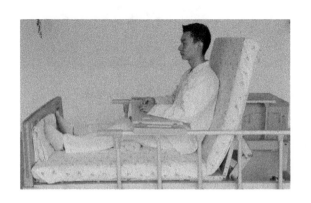

图 7-2-1　正确的床上坐位

（2）床边坐位：

①床上坐位能够保持稳定后，可根据患者的情况逐步过渡到床边端坐位，伸腰挺胸，头颈保持直立，整个脊柱垂直于骨盆，使上身的重量平分在臀两侧。

②双上肢自然放于身体两侧、大腿上或身前桌板上，尽量保持髋、膝、踝关节屈曲90°，为下一步的轮椅坐位做好准备（图7-2-2）。

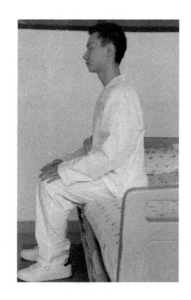

图 7-2-2　床边坐位

2. 轮椅及椅坐位

（1）轮椅坐位：

①首先应根据患者身材选择并调整轮椅。患者应保持躯干直立，两肩同高。

②将患侧上肢置于枕上或轮椅配置的桌板上，肘关节屈曲90°，手腕关节保持背伸，手指伸直并分开或手握毛巾卷。

③将双足置于轮椅踏板上。

④健侧上肢自然放置即可。注意避免患肩下沉、躯干向患侧屈曲以及患侧髋关节外展与外旋（图7-2-3）。

（2）椅坐位：

①选择有靠背的椅子，患者腰部紧贴靠背，保持躯干直立，两肩同高，双足着地。

②髋、膝、踝关节保持屈曲90°，避免髋关节的外展、外旋（图7-2-4）。

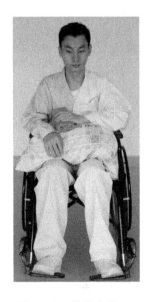

图 7-2-3　轮椅坐位

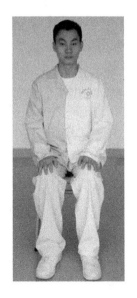

图 7-2-4　椅坐位

（四）注意事项

1. 床上及床边坐位

（1）患者在没有良好支持的情况下，如果不能保持直立的床上坐位，应避免使用这种体位。若患者长时间采取髋关节屈曲小于90°的坐姿，则会造成脊柱屈曲，骨盆后倾，下肢伸肌痉挛加重。

（2）每天坐起的次数和持续时间，以患者可以耐受为宜。病情允许的情况下可鼓励患者每天在坐位下完成洗脸、刷牙、进餐等日常生活活动。

（3）协助患者坐位时，可先抬高床尾，再抬高床头。循序渐进地改变体位，可从30°～45°开始，约每5分钟增加5°，防止体位变换过快导致体位性低血压的发生。体位变换后要观察患者有无头晕、面色苍白、视物模糊等体位性低血压症状出现，随时调整床头角度。

（4）尽量避免半坐卧位，以免强化下肢伸肌优势，导致下肢伸直的症状加重和增加骶尾部压疮发生的风险。

2. 轮椅及椅坐位

（1）患者取坐位，重心落在坐骨结节上方或前方即为前倾坐位。前倾坐位的稳定性和平衡性更好，但要注意避免骨盆倾斜和脊柱侧弯。不建议后倾坐位，因其易诱发伸肌痉挛。

（2）注意系好安全带，保证安全。

（3）长时间乘坐轮椅者，应特别注意预防压疮。应保持轮椅座面的清洁、干燥、平整，定时对受压部位进行减压，如针对臀部压疮的预防，可每30分钟抬臀1次，每次维持10秒。

技术三　床上翻身法

（一）目　的

（1）根据治疗、护理以及康复的要求，协助患者或指导患者独立完成床上翻身，促进康复。

（2）通过定时床上翻身来促进血液循环，预防因静止卧床而引起的坠积性肺炎、压疮、肌肉萎缩、关节挛缩、深静脉血栓等并发症，最大限度地保持各关节活动范围。

（二）用物准备

必要时备体操垫、枕头、毛巾。

（三）操作步骤

1. 被动翻身法　适用于处于昏迷状态或体力较差不能配合的患者。

（1）二人协助翻身法：患者仰卧，双手置于腹部，两名康复护理人员站立在床的同一侧（根据患者的情况），一人托住患者颈肩部和腰部，另一人托住患者臀部和腘窝部，两人动作一致地同时抬起患者并轻拉患者，使其转成侧卧位（图7-3-1）。

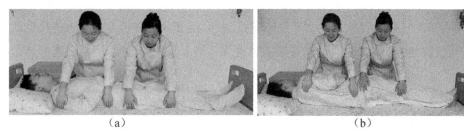

（a）　　　　　　　　　　　　（b）

图 7-3-1　二人协助患者翻身法

（2）一人协助翻身法：从仰卧位到侧卧位。

①患者仰卧，两手放于腹部或 Bobath 握手，肩上举约90°。脑卒中患者

变换体位或者做训练时，握手的方法应用Bobath握手，即双手手指交叉相握，患手大拇指置于健侧拇指之上（图7-3-2）。

②协助翻身时，康复护理人员将一只手扶于患者肩部，另一只手放在患侧膝关节后方，轻轻拉患者转向近侧（图7-3-3）。

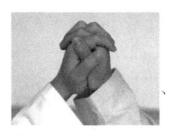

图 7-3-2　Bobath 握手

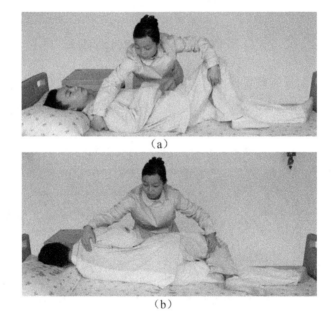

（a）

（b）

图 7-3-3　一人协助患者从仰卧位到侧卧位

2. 独立翻身法　适用于意识清楚或能主动配合的患者。

（1）主动向患侧翻身训练：患者仰卧位，健侧下肢屈曲，髋内旋，健足平放于床面上。双上肢 Bobath 握手、伸肘，肩上举约90°，先以健侧上肢带动患侧上肢摆向健侧，再反方向摆向患侧，借助摆动的惯性使双上肢和躯干一起翻向患侧（图7-3-4）。

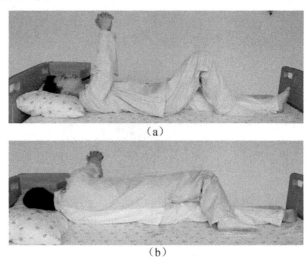

（a）

（b）

图7-3-4　主动向患侧翻身训练

（2）主动向健侧翻身训练：患者仰卧位，健足从患腿腘窝处插入患足下方（图7-3-5），双手 Bobath 握手并上举约90°，然后向左、右两侧摆动，利用躯干的旋转和上肢摆动的惯性向健侧翻身（图7-3-6）。

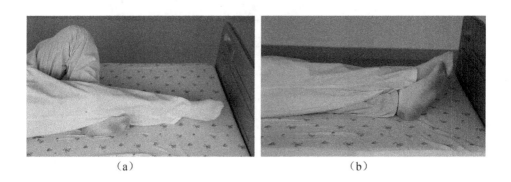

（a）　　　　　　　　　　　　　　　　　（b）

图7-3-5　健足插入患足下方

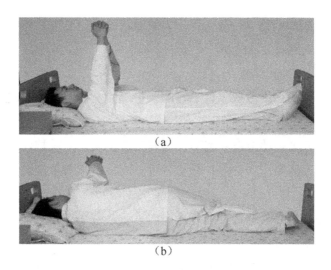

（a）

（b）

图 7-3-6　主动向健侧翻身训练

（四）注意事项

（1）确认床边留有足够的空间给患者翻身，以确保翻身后的安全性和舒适性。

（2）在转移过程中，注意观察患者的生命征情况。

（3）协助翻身过程中，应做到动作协调轻稳，不可拖拉，随着患者功能的恢复，提供的帮助应逐渐减少，最终实现患者独立主动翻身。

（4）独立翻身时，不管是要转向患侧还是健侧，整个活动都应先转头和颈，然后正确地连续转肩和上肢躯干、腰、骨盆及下肢。

技术四　床上转移法

（一）目　的

（1）根据治疗、护理以及康复的要求，协助患者或指导患者独立完成床上移动，促进康复。

（2）通过定时床上移动，保持床上舒适卧位。

（二）用物准备

无。

（三）操作步骤

1.**床上横向转移** 一般选用一人辅助移动法，当患者体重较重，单人无法操作时可选用双人辅助法。

（1）一人辅助转移法：

①患者取平卧位，双手置于腹部，护理人员站于离患者较远一侧，单腿跪于床上，将患者双下肢移至近侧。

②护理人员移动至患者髋部，面向患者足端，一手拉住患者腰带用力将患者臀部抬离床面，另一手拉住患者另一侧腰带，双手同时用力将患者臀部移向近侧。

③护理人员移至患者上半身，面向患者，双手拉住肩部衣服用力将肩膀稍提起向近侧移动。

④护理人员双手托起患者头颈部将头部移至相应位置（图7-4-1）。

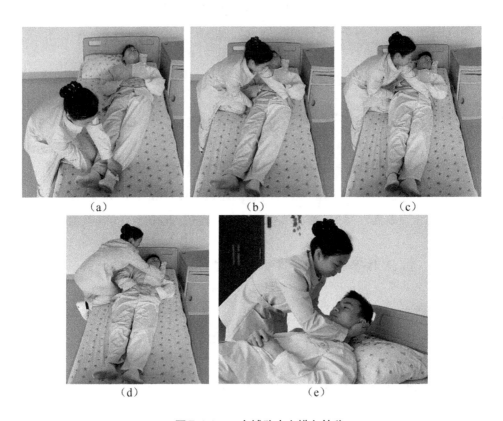

（a）　　　　　　　　（b）　　　　　　　　（c）

（d）　　　　　　　　　　　（e）

图7-4-1　一人辅助床上横向转移

（2）双人辅助移动法：

①患者取平卧位，双手置于腹部，两位护理人员各站一侧。

②首先，站于患者较远一侧的护理人员单腿跪于床上，将患者双下肢移至近侧。

③然后，两位护理人员同时一手拉住患者腰带，另一手拉住肩部衣服将肩膀稍提起，两人同时用力将患者向左或向右移动，站于离患者较远一侧的护理人员可单腿跪于床上以便于用力（图7-4-2）。

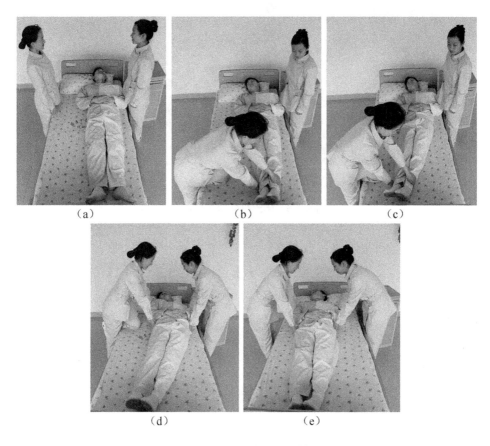

（a）　　　　　　　　（b）　　　　　　　　（c）

（d）　　　　　　　　（e）

图7-4-2　双人辅助床上横向转移

（3）独立转移法：①患者仰卧位时，将健足置于患足下方；健手将患手固定在胸前，健足插入患足下方利用健侧下肢将患侧下肢抬起向一侧移动。②健足屈曲支撑于床面上，与肩共同支起臀部，将臀部移向同侧。③将肩、头向同方向移动。

2. 床上纵向转移

（1）双人辅助移动法：此法适用于向床头移动。患者取平卧位，双手置于腹部，两位康复护理人员各站一侧，单腿跪于床上，一手拉住患者腰带，另一手拉住肩部衣服将肩膀稍提起，两人同时用力将患者向床头或床尾移动（图7-4-3）。

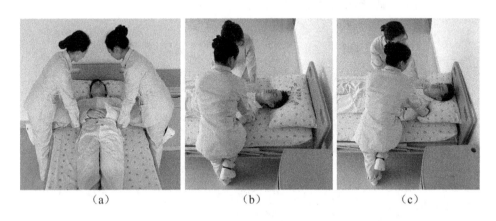

（a）   （b）   （c）

图7-4-3　床上纵向双人移动法

（2）一人辅助移动法：患者取平卧位，双手置于腹部，髋、膝关节屈曲，双足踏于床面上，康复护理人员可坐于患者足端床上，双手扶住患者大腿部，护理人员向后倒借助自身重力协助患者将臀部抬离床面同时向床尾移动（图7-4-4）。

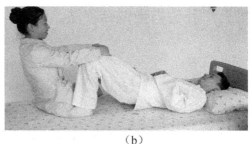

（b）

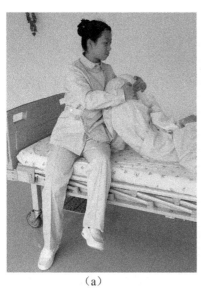

（a）

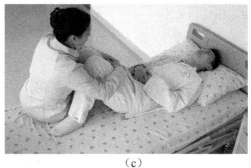

（c）

图7-4-4　床上纵向单人移动法

（四）注意事项

（1）护理人员应熟知患者病情，且应与患者互相信任。

（2）在转移过程中应注意安全。动作应协调轻稳，不可拖拉，并鼓励患者尽可能发挥自己的残存能力，同时给予必要的指导和协助。

（3）患者能够独立转移时则尽量不要提供帮助；能提供少量帮助时则不要提供大量帮助；被动转移作为最后选择的转移方法。

（4）体位转移后，一定要确保患者感觉舒适、稳定和安全，并保持良肢位。必要时使用软枕、海绵垫或其他辅助具支持或固定。要注意对患者的皮肤进行保护。

技术五　卧位与坐位转移法

（一）目　的

（1）根据治疗、护理以及康复的要求，协助患者或指导患者独立进行卧位与坐位的转移。

（2）通过训练，锻炼健侧肩、肘及关节肌群，锻炼颈、腰背、腹部肌肉，防止失用性肌萎缩。

（二）用物准备

无。

（三）操作步骤

1. 从卧位到坐位

（1）一人辅助坐起：患者侧卧位，两膝屈曲。康复护理人员先将患者双腿放于床边，然后一手托着患者位于下方的颈肩部，另一手按着患者位于上方的骨盆，嘱患者向上侧屈头部，继而康复护理人员抬起患者下方的肩部，以骨盆为枢纽使患者转移成坐位（图7-5-1）。

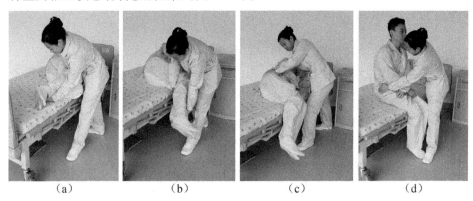

|（a）|（b）|（c）|（d）|

图7-5-1　一人辅助偏瘫患者坐起

（2）独立坐起：

1）从健侧坐起：①患者取健侧卧位，健足置于患足下方，用健腿带动患腿移到床缘下；②用健侧前臂支撑自身体重，头、颈和躯干同时向上方侧屈；③改用健手支撑，使躯干直立（图7-5-2）。

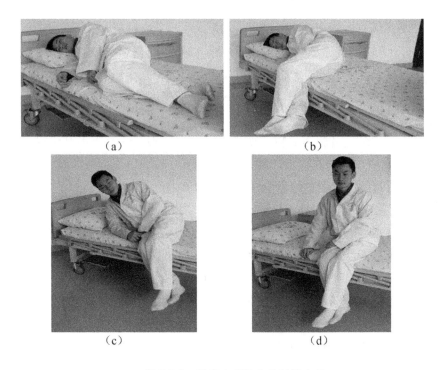

图7-5-2 偏瘫患者独立从健侧坐起

2）从患侧坐起：①患者取患侧卧位，用健足将患足移到床缘下。用健手将患臂置于胸前，健侧上肢横过胸前支撑于床面上，健腿跨过患腿，在健腿帮助下将双腿置于床缘下；②头、颈和躯干向上方侧屈坐起（图7-5-3）。

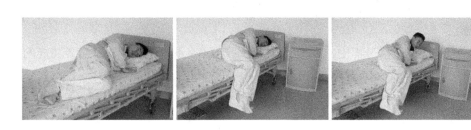

图7-5-3 偏瘫患者独立从患侧坐起

2. 从坐位到卧位

（1）一人协助转移法（与一人协助坐起动作相同，顺序相反）：

①偏瘫患者坐于床边，患手放在大腿上，健腿置于患腿下方。

②康复护理人员站在患者患侧，一手托住患者的颈部和肩部，另一手置于患者的骨盆处。

③康复护理人员微屈双膝，协助患者从患侧躺下，并帮助其将双下肢抬到床面上。

④最后帮助患者调整好姿势，取舒适的侧卧位。

（2）独立转移法（与独立坐起动作相同，顺序相反）：

①从患侧躺下：患者坐于床边，患手放在大腿上。健手从前方横过身体，置于患侧髋部旁的床面上，逐渐将患侧身体放低，最后躺在床面上。再将健腿置于患腿下方，利用健腿将患腿抬到床面上。

②从健侧躺下：患者坐于床边，患手放在大腿上，健腿置于患腿后方。躯干向健侧倾斜，健侧肘关节支撑于床上，逐渐将身体放低，最后躺在床面上，再利用健腿将患腿抬到床面上。

（四）注意事项

（1）护理人员应熟知患者病情，注意评估患者是否受到不稳定的骨折、体位性低血压等不安全因素的影响；评估患者是否有较好的躯干控制力，能否耐受坐位，是否掌握从卧位到坐位转移的技巧。

（2）协助转移前，护理人员应准备好必要的空间与设施。必须穿防滑的鞋子或赤脚，指令应简单、明确，应用技巧实施辅助。在转移过程中，应注意安全。

（3）协助转移过程中，应做到动作协调轻稳，不可拖拉，随着患者功能的恢复，提供的帮助应逐渐减少。

（4）患者学习独立转移的时机要适当。

技术六　坐位与站立位转移法

（一）目　的

（1）根据治疗、护理以及康复的要求，协助患者或指导患者独立完成坐位与站立位的转移。

（2）通过训练使患者主动而努力地完成体位转移的动作，并保持身体的姿势和位置，同时进行躯干及下肢力量训练。

（二）用物准备

无。

（三）操作步骤

1. 坐位到站立位

（1）一人协助转移法：

①患者坐于床边或坐椅上，躯干向前倾斜，双足着地，力量较强的足稍靠后。

②康复护理人员面向患者站立，双下肢分开于患腿两侧，用双膝夹紧患者患侧膝前外侧呈"品"字形以固定（图7-6-1），患者健侧手放于康复护理人员肩部。

③护理人员双手托住患者臀部或拉住其腰带，两人同时用力一起向前向上拉起，患者同时完成抬臀、伸膝至站立位。

④护理人员将一手置于患者胸骨前，另一手置于患者腰背部，以保持患者上身直立，避免其身体前倾。患者调整重心，双下肢直立承重，维持站立平衡（图7-6-2）。

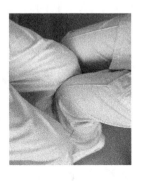

图7-6-1 护理人员双膝夹紧患者患侧膝前外侧

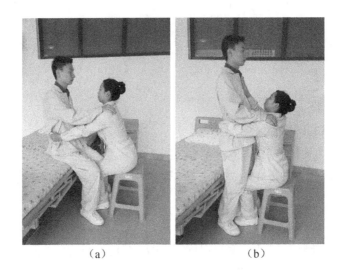

（a）　　　　　　　　　（b）

图7-6-2　一人协助从坐位到站立位

（2）独立站起：

①偏瘫患者坐于床边，双足分开与肩同宽，双侧足跟落后于双侧膝关节，患足稍后，以利于负重及防止健侧代偿。

②双手Bobath握手，双臂前伸；躯干前倾，使重心前移，患侧下肢充分负重。

③臀部离开床面，双膝前移，双下肢同时用力慢慢站起，立位时双下肢同等负重（图7-6-3）。

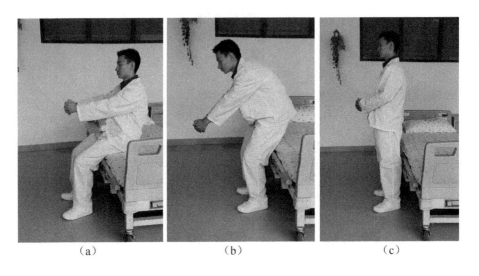

（a）　　　　　　　　　（b）　　　　　　　　　（c）

图7-6-3　偏瘫患者独立从椅坐位到站立位

2. 站立位到坐位

（1）一人协助转移法：患者站立位，康复护理人员立于患者正前方，双手拉住患者两侧裤腰带，使患者大腿靠于床沿，嘱其屈曲双侧膝关节，使其坐于床面上。另一种方法是康复护理人员立于患者的患侧，一手抓住患者后面正中裤腰带，另一手扶住患者靠近康复护理人员一侧的肩部，将患者身体向床边轻拉，待大腿靠近床沿，嘱患者屈膝，坐于床面上。

（2）独立坐下：

①偏瘫患者背靠床站立，双下肢平均负重，双手 Bobath 握手，双臂前伸。

②躯干前倾，同时保持脊柱伸直，两膝前移，屈髋、屈膝。

③最后慢慢向后、向下移动臀部，坐于床面上。

（四）注意事项

（1）评估患者能否耐受轮椅坐位，有无不稳定的骨折、体位性低血压等不安全因素；评估患者是否有二级以上的站位平衡，有无较好的膝、髋控制能力及躯干控制力；是否有遵从简单指令的认知能力。

（2）从椅子或轮椅上站起和坐下的方法同上，但应注意以下几点：椅子应结实、牢固、椅面硬，具有一定的高度。高椅子比矮椅子易于站起，开始训练时，应选择高椅子。有扶手的椅子比较理想，有利于站起和坐下时的支撑。轮椅应制动，脚踏板向两侧移开。

（3）无论是站起还是坐下，患者必须学会向前倾斜躯干，保持脊柱伸直；学会两侧臀部和下肢平均承重。

（4）在训练过程中，应注意安全。

（5）患者学习独立转移的时机要适当。转移的方法并非固定不变的。护理人员必须根据患者的病情、身体力量状况以及周围的环境进行个体化的设计，才能使患者找到最适合自己的转移方法。

（6）进行坐起训练时，护理人员应教会患者在完全伸膝前将重心充分前移，鼓励患者站立时两腿充分负重。

技术七　床与轮椅转移法

（一）目　的

（1）根据治疗、护理以及康复的要求，协助患者或指导患者独立进行不同的床椅转移。

（2）通过训练使患者主动而努力地完成体位转移的动作，并保持身体的姿势和位置，实现身体的转移。

（二）用物准备

偏瘫轮椅；必要时备软枕、转移板、手杖等。

（三）操作步骤

1. 一人协助床与椅侧方转移法

（1）从床转移到轮椅：

①将轮椅置于患者健侧，并与床呈30°夹角，刹住车闸，移开脚踏板。若轮椅的扶手可卸下，此时可卸下近床侧扶手。

②患者取床边坐位，双足平放于地面上，躯干前屈；护理人员直背屈髋，面向患者，让患者的下巴或健侧手搭在护理人员的肩上。

③护理人员的双手抱住患者臀部，如果患者较重则可以抓住患者的裤子或腰带，但要注意避免造成患者的皮肤损伤，用一只脚顶住患者膝部防止其屈曲。

④护理人员的双脚和双膝抵住患者的双脚和双膝外侧将膝关节锁住，然后挺直背并后仰将患者拉起呈站立位；此时一定要注意护理人员双膝要将患者膝关节夹紧锁定。护理人员应利用自己的重心而非腰部力量来平衡患者的体重。在患者站稳后，护理人员慢慢转身使患者背向轮椅正面，将一只手移到患者的肩胛部使其胸部稳定，然后护理人员慢慢屈髋，将患者轻轻放到轮椅上。

⑤将患者双足放于脚踏上，打开车闸，调整重心，维持舒适坐位(图7-7-1)。

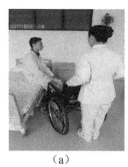 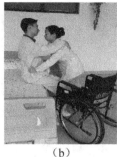 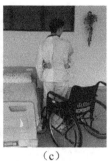 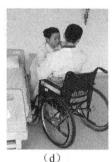

（a）　　　　　　（b）　　　　　　（c）　　　　　　（d）

图7-7-1　一人协助从床到轮椅转移法

（2）从轮椅转移到床：

①患者坐于轮椅上，推轮椅到床旁，使患者健侧靠近床沿并与床呈30°夹角，刹住车闸，移开脚踏板。若轮椅的扶手可卸下，此时可卸下近床侧扶手。

②协助患者双足平放于地面上，躯干前屈；护理人员直背屈髋，面向患者，让患者的健手搭在护理人员的肩上。

③护理人员的双手抱住患者臀部，如果患者较重则可以抓住患者的裤子或腰带，但要注意避免造成患者的皮肤损伤，用一只脚顶住患者膝部防止其屈曲。

④护理人员的双脚和双膝抵住患者的双脚和双膝外侧将膝关节锁住，然后挺直背并后仰将患者拉起呈站立位；此时一定要注意护理人员双膝要将患者膝部夹紧锁定。护理人员应利用自己的重心而非腰部力量来平衡患者的体重。在患者站稳后，护理人员慢慢转身使患者背向床，将一只手移到患者的肩胛部使其胸部稳定，然后护理人员慢慢屈髋，将患者轻轻放到床上。

⑤调整重心，维持舒适床边坐位（图7-7-2）。

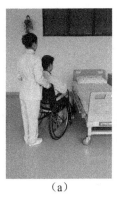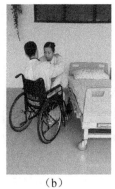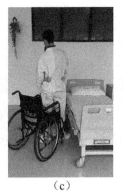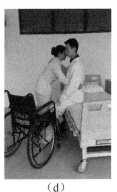

(a)　　　　　　(b)　　　　　　(c)　　　　　　(d)

图7-7-2　一人协助从轮椅到床转移法

2.独立床与椅转移法　适用于有二级以上的站位平衡，较好的膝、髋控制能力及躯干控制力的患者。

（1）从床转移到轮椅：

①将轮椅置于患者健侧，并与床呈30°夹角，刹住车闸，移开脚踏板。若轮椅的扶手可卸下，此时可卸下近床侧扶手。

②患者取床边坐位，双足平放于地面上。

③患者用健手支撑于轮椅远侧扶手，患手支撑于床上，患足置于健足稍后方，向前倾斜躯干，健手用力支撑，抬起臀部，以双足为支点旋转身体直至背对轮椅。

④确认双腿后侧贴近轮椅后坐下。

⑤将患者双足放于脚踏上，打开车闸，调整重心，维持舒适坐位（图7-7-3）。

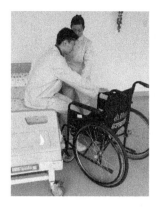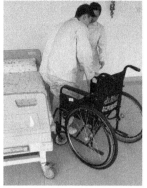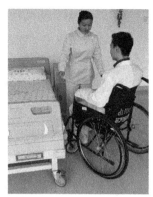

图7-7-3　独立从床到轮椅转移法

（2）从轮椅转移到床：

①患者坐在轮椅上，转移至床旁，健侧靠近床沿并与床呈30°夹角，刹住车闸，移开脚踏板。若轮椅的扶手可卸下，此时可卸下近床侧扶手。

②患者双足平放于地面上，用健手支撑于床面远侧，患足置于健足稍后方，向前倾斜躯干，健手用力支撑，抬起臀部，以双足为支点旋转身体直至背对床面后坐下。

③调整重心，维持舒适床边坐位（图7-7-4）。

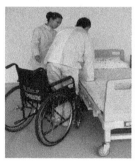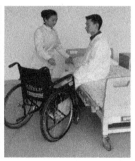

图7-7-4　独立从轮椅到床转移法

（四）注意事项

1. 一人协助床与椅转移法

（1）护理人员应熟知患者病情，且应与患者互相信任。

（2）转移前护理人员应准备好必要的空间与设施。必须穿防滑的鞋子或赤脚，指令应简单、明确，应用技巧实施辅助。

（3）转移过程中，护理人员应注意患者是否出现突然或不正常的动作，以免意外的发生。

（4）随着患者功能的恢复，提供的帮助应逐渐减少。要注意对患者的皮肤进行保护。

（5）如果患者下肢有痉挛则必须在充分缓解痉挛后才能进行经站立位的转移活动。

（6）护理人员必须注意自我保护，充分利用自己的重心来控制患者的活动。

（7）在轮椅与床落差较小的情况下应用垂直法。

2.独立床与椅转移法

（1）床垫和椅面应有一定的硬度，床与轮椅应稳定并尽可能地靠近。

（2）床与轮椅之间的落差要尽可能小。

（3）在进行床与轮椅间转移的护理过程中我们应遵循安全、快捷、实用的原则指导并帮助患者完成这一动作。

技术八　轮椅与坐便器转移法

（一）目　的

（1）根据治疗、护理以及康复的要求，协助患者或指导患者独立进行不同的轮椅与坐便器转移。

（2）通过训练使患者主动完成体位转移的动作，实现身体的转移，提高日常生活自理能力。

（二）用物准备

偏瘫轮椅；必要时备坐便器增高垫、转移板、手杖等。

（三）操作步骤

1.一人协助转移法

（1）患者轮椅正面接近坐便器，刹住车闸，移开脚踏板。轮椅与坐便器之间留有一定空间，以利于康复护理人员活动。

（2）康复护理人员站在患者患侧，面向患者，同侧手握住患者患手，另一手托住患侧肘部。

（3）患者用健手支撑于轮椅扶手，患手拉住康复护理人员的手站起，再将健手移到坐便器旁的扶栏上。康复护理人员和患者同时移动双足向后转身，直至患者双腿后侧贴近坐便器。

（4）脱下裤子，康复护理人员协助患者臀部向后、向下坐于坐便器上（图7-8-1）。

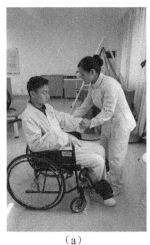 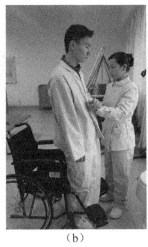 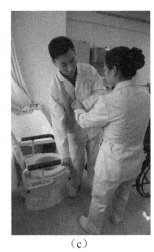

（a） （b） （c）

图7-8-1 一人协助偏瘫患者从轮椅到坐便器转移法

2.独立转移法

（1）患者驱动轮椅正面接近坐便器，刹住车闸，移开脚踏板，双手支撑轮椅扶手站起。

（2）将健手移到对侧坐便器旁的扶栏上，健腿向前迈一步，健侧上下肢同时支撑，向后转身，背向坐便器。

（3）患手置于轮椅另一边扶手上，然后再移到坐便器旁的另一侧扶栏上。

（4）脱下裤子，然后坐下（图7-8-2）。

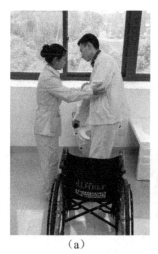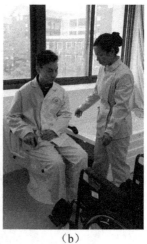

（a） （b）

图7-8-2 偏瘫患者独立从轮椅到坐便器转移法

（四）注意事项

1.一人协助转移法

（1）随着患者功能的恢复，提供的帮助应逐渐减少。要注意保护患者安全。

（2）如果患者下肢有痉挛则必须在充分缓解痉挛后才能进行经站立位的转移活动。

（3）护理人员必须注意自我保护，充分利用自己的重心来控制患者的活动。

2.独立转移法

（1）椅面应有一定的硬度，床与坐便器应稳定并尽可能地靠近。

（2）坐便器与轮椅之间的落差要尽可能小。

（3）在坐便器与轮椅间转移的护理过程中我们应遵循安全、快捷、实用的原则来指导和帮助患者完成这一动作。

技术九 轮椅与浴盆转移法

（一）目 的

（1）根据治疗、护理以及康复的要求，协助患者或指导患者独立进行不同的轮椅与浴盆转移。

（2）通过训练使患者主动完成体位转移的动作，提高日常生活自理能力。

（二）用物准备

偏瘫轮椅、转移板；必要时备手杖等。

（三）操作步骤

1. 一人协助转移法

（1）驱动轮椅与浴盆成30°夹角，刹住车闸，竖起脚踏板。

（2）康复护理人员站在患者患侧，面向患者，用同侧手握住患者患手，另一手托住患侧肘部。

（3）患者健手支撑于浴板，同时患手拉住康复护理人员的手站起。

（4）患者以下肢为支点转动身体，直至双腿后侧碰到浴板，然后移到浴盆中央上方坐好。患者自行将健腿跨进浴盆，康复护理人员帮助患者把患腿放入浴盆。然后移到浴盆中央上方坐好。

2. 独立转移法

（1）驱动轮椅健侧靠近浴盆，并与浴盆成30°夹角。轮椅与浴盆之间留有一定空间，以便放置转移板。

（2）刹住轮椅车闸，卸下靠近浴盆侧扶手，移开脚踏板，双足平放于地面，然后脱下衣裤。

（3）患者健手支撑于转移板，患手支撑于轮椅扶手，同时用力撑起上身，以下肢为支点转动身体，直至双腿后侧碰到转移板，先将患手移动到转移板的一端，然后向下坐到转移板上。

（4）患者先将健腿放入浴盆，然后再协助将患腿放入浴盆，逐渐移到浴盆中央上方坐好。

（四）注意事项

（1）随着患者功能的恢复，提供的帮助应逐渐减少。要注意保护患者安全。

（2）转移过程中应遵循安全、快捷、实用的原则来指导和帮助患者完成这一动作。

技术十 平地步行训练

（一）目 的

（1）根据治疗、护理以及康复的要求，指导患者进行步行训练。

（2）通过训练使患者主动而努力地完成步行训练，提高日常生活自理能力。

（二）用物准备

步行器、多脚手杖。

（三）操作步骤

1. 步行前训练 患者在扶持站位下，患腿做前后迈步、屈膝、伸髋练习；患腿负重，健腿向前向后移动，进一步训练患腿的平衡；也可借助平行杠或手杖等进行练习。

2. 扶持步行训练 康复护理人员站在患者偏瘫侧，一手扶住患侧的前臂，另一手放在患者背部裤腰处，与患者一起缓缓向前步行，训练时要按照正确的步行动作行走或在平行杠内步行（图7-10-1）。

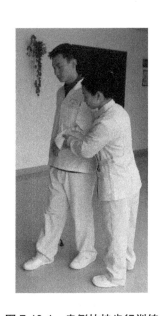

图7-10-1 患侧扶持步行训练

3. 使用步行器的步行训练 适用于患侧上肢功能较好且有一定的抓握和支撑能力的患者。

（1）选择并调整合适的步行器：患者身体直立，在肘关节屈曲30°的状态下持步行器，通过调节伸缩杆使步行器的高度与大转子保持水平位置。

（2）框式步行器步行：患者双手握住步行器，站稳，提起步行器放置于身前一臂远的地方，然后患腿向前迈出，足跟落在步行器后腿的位置，健腿跟上，站稳。重复动作稳步前进。

（3）交互式步行器步行：患者双手握住步行器，站稳，先推动一侧步行器前移，对侧腿前移一步；再推动另一侧步行器前移，另一侧腿前移一步，重复动作交互式前进。

4.扶杖行走

（1）选择并调整合适的手杖：患者穿上鞋或下肢支具站立。肘关节屈曲呈25°～30°，腕关节背伸，足小趾前外侧15 cm处至背伸手掌面的距离即为手杖的长度。

（2）手杖步行：

①三点步：大多数偏瘫患者使用这种步行方式。由于步行时至少有两个点在支撑，故稳定性较高。具体步骤是先伸出手杖，后迈出对侧腿（患侧腿），最后迈出同侧腿（健侧腿）（图7-10-2）。

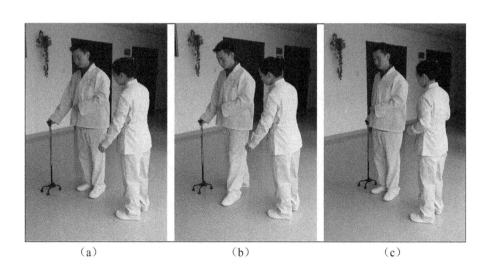

|（a）|（b）|（c）|

图7-10-2 三点步

②两点步：适合于瘫痪程度较轻、平衡功能较好的患者。具体步骤是先同时伸出手杖和对侧腿（患侧腿），再迈出同侧腿（健侧腿）（图7-10-3）。

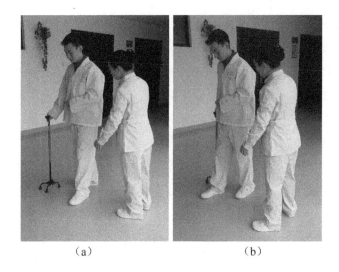

（a）   （b）

图7-10-3　两点步

（四）注意事项

（1）随着患者功能的恢复，选择合适的步行训练方式。

（2）注意保护患者安全。

技术十一　上、下楼梯训练

（一）目　的

（1）根据治疗、护理以及康复的要求，协助患者进行上、下楼梯的训练。

（2）通过训练使患者提高转移的能力以及提高日常生活自理能力。

（二）用物准备

无。

（三）操作步骤

1. 上楼梯

（1）患者健手扶手杖，康复护理人员站在患者患侧后方，一手协助控制患侧膝关节，另一手扶持健侧腰部，帮助患者将重心转移至患侧，健侧足先上第一个台阶。

（2）当健侧下肢在高一层台阶上支撑时，重心充分前移于健侧下肢，康复护理人员一手固定患者腰部，另一手协助患足抬起，髋、膝关节屈曲，将患足置于高一层台阶。

（3）患者健足再上台阶时，康复护理人员固定腰部的手不动，另一手上移至患侧大腿向下压，并向前拉膝部至足的前方（图7-11-1）。

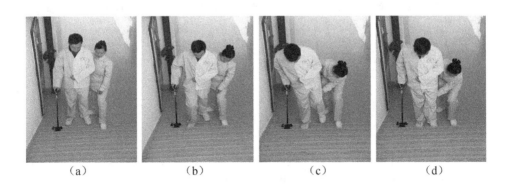

（a）　　　　（b）　　　　（c）　　　　（d）

图 7-11-1　偏瘫患者上楼梯

2.下楼梯

（1）偏瘫患者健手扶手杖，康复护理人员站在患侧，患足先下第一层台阶，护理人员一手置于患膝上方，稍向外展方向引导，协助完成膝关节的屈曲及迈步，另一手置于健侧骨盆处，用前臂保护患侧腰部，并将其身体重心向前方移动。

（2）健足下第二个台阶时，康复护理人员位于患侧的手保持原位，另一手继续将骨盆向前推移（图7-11-2）。

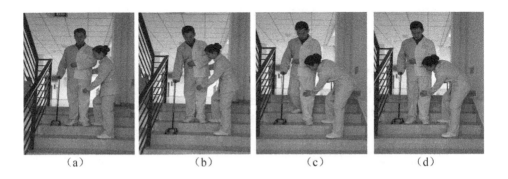

（a）　　　　（b）　　　　（c）　　　　（d）

图 7-11-2　偏瘫患者下楼梯

（四）注意事项

（1）辅助者不可随意拉拽患侧手臂，以免引起肩关节脱位。

（2）辅助者应立于患侧的下方，即患者所在阶梯的下一级，同时双脚分别站于上下两级阶梯上。当患者跌下来时，辅助者位于下一级阶梯的脚可起到卸去下跌冲力的作用。

（3）注意保护患者安全。

技术十二　穿、脱衣物训练

（一）目　的

（1）提高生活自理能力，改善患者的心理状态。

（2）避免错误的日常生活动作诱发或强化联合反应或痉挛等病理反应。

（二）用物准备

适宜的座椅、前开襟上衣、套头上衣、松紧带的裤子、袜子、船鞋或尼龙搭扣的鞋子；必要时备穿袜辅助具、鞋拔子。

（三）操作步骤

1. 正确坐位　患者取坐位，坐在高度适宜的椅子上，双足平放在地上，而不应坐在床边。因为床垫的稳定性差，会增加患者维持坐位平衡的难度，并且床的高度也常常不适合进行穿、脱衣物的训练。

2. 正确摆放衣物　将衣物以正确的顺序放置并摆放在患者面前，即衣服在患者的视觉范围内，位置要固定，则穿衣过程就更为简单，并符合患者的认知水平。

3. 穿、脱上衣

（1）穿、脱套头上衣：

①穿上衣：先取上衣，衣领朝前，衣服正面在下背面在上；再用健手将患手穿入衣袖并拉到肘以上，然后穿健侧的袖子，最后套头（图7-12-1）。

②脱上衣：先将上衣拉至胸部以上，再用健手将衣服从颈背部拉住，使衣服从头上脱出，然后脱出健手，最后脱患手（图7-12-2）。

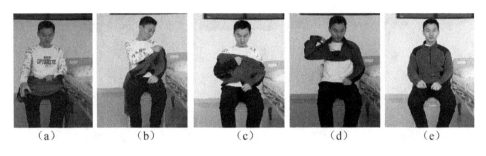

图 7-12-1　穿套头上衣

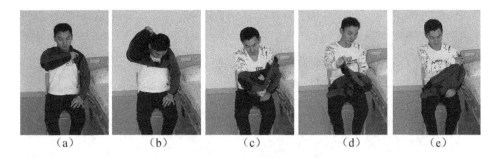

图 7-12-2　脱套头上衣

（2）穿、脱开身上衣：

①穿衣时，用健侧手找到衣领，将衣领朝前平铺在双膝上，将患侧衣袖垂直于双腿之间；将患侧上肢伸入衣袖内，再用健手将衣领拉到肩上；健手转到身后将另一侧衣袖拉到健侧，然后穿入健侧上肢；最后系好扣子（图7-12-3）

②脱衣时，应先将患侧脱至肩以下，再脱健侧衣袖（必要时可将衣服下摆压于身下，便于健手脱出），最后脱患手（图7-12-4）。

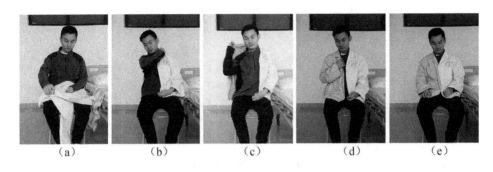

（a）　　　　　（b）　　　　　（c）　　　　　（d）　　　　　（e）

图7-12-3　穿开身上衣

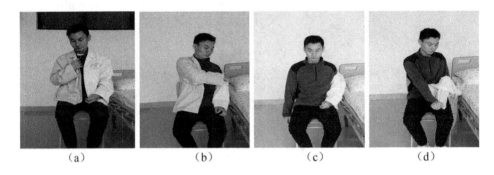

（a）　　　　　　（b）　　　　　　（c）　　　　　　（d）

图7-12-4　脱开身上衣

4.穿、脱裤子

（1）卧位穿、脱裤子：

①穿：患者从床上坐起，将患腿屈膝、屈髋放于健腿上，套上裤腿，拉至膝以上；健腿穿入裤腿，拉到膝以上；患者躺下，做双桥式运动将臀部抬起，将裤子拉至腰部；臀部放下，整理裤子。

②脱：脱裤时与上面动作相反，用健足将患侧裤腿脱下（图7-12-5）。

（2）坐位穿、脱裤子：

①穿：患者坐位，用健手协助患腿屈膝、屈髋放在健腿上，套上裤腿，拉至膝以上，放下患腿；健腿穿裤腿，拉到膝以上；站起来向上拉至腰部，整理。

②脱：脱裤时与上面动作相反，先脱健侧，再脱患侧（图7-12-6）。

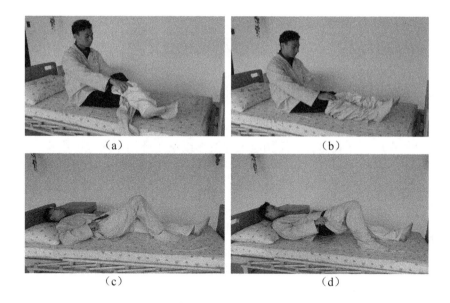

图 7-12-5　卧位穿、脱裤子

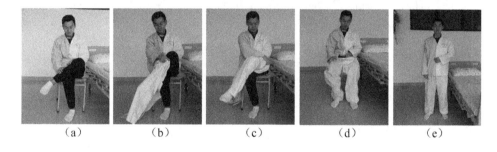

图 7-12-6　坐位穿、脱裤子

5. 穿、脱袜子和鞋

（1）穿袜子：患者用健手将患侧腿抬起置于健腿上，找好袜子的上下面，用健手将袜口撑开，将袜子套到患足上，再抽出健手，边整理袜子边将袜子拉到踝关节处。用健手将患侧下肢放回原地，全脚掌着地，重心转移至患侧，再将健侧下肢放在患侧下肢上方，最后穿好健侧的袜子或鞋。

（2）穿鞋：鞋子大小要合适，不得过紧，鞋带要改成尼龙搭扣或是带环的扣带。动作同穿袜子。

（3）脱袜子和鞋：与穿袜子和鞋的动作顺序相反。

（四）注意事项

（1）患者学习自己穿、脱衣服时，健侧肢体应具备基本活动功能，有一定的协调性、准确性和肌力。

（2）穿脱裤子时，患者应具备坐位和控制平衡的能力，掌握桥式运动方法，以便将裤子拉到腰上。

（3）外衣以宽松式为宜。纽扣应改为按扣或尼龙搭扣。内衣以质软、平滑，穿着舒适，脱下方便，前开身的为宜。裤子可选用背带挂钩式或松紧带裤腰。

（4）鞋应选择软底、不系带的，鞋后帮最好稍硬些，有利于穿脱。

技术十三　上肢关节训练

（一）目　的

（1）维持患侧上肢正常关节活动范围，预防肩关节挛缩、肩周炎、肩手综合征、肩关节半脱位，预防肘关节屈曲挛缩，预防掌指关节伸展位的挛缩，预防腕关节与指关节屈曲挛缩，预防拇指关节挛缩等并发症。

（2）促进拇指的运动功能，预防手部血循环障碍导致的手肿。

（3）在早期使患者体会正常的运动感觉以促使运动功能改善，提高生活自理能力，改善患者的心理状态。

（二）用物准备

训练床。

（三）操作步骤

1.肩关节被动运动训练

（1）活动肩胛胸廓关节：患者平卧，协助者站于患侧，首先充分活动肩胛胸廓关节，即一手固定肱骨近端，另一手固定肩胛下角，被动地完成各方向的运动（图7-13-1）。

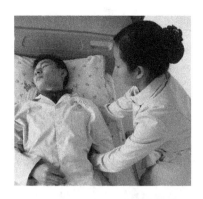

图 7-13-1　被动活动肩胛胸廓关节

（2）肩关节屈曲运动：患者 Bobath 握手，护理人员一手扶持患者肘部，另一手握住患者腕部，缓慢地将患者上肢向前上方抬起做肩关节屈曲运动，幅度大约90°，然后将上肢放下，反复进行（图7-13-2）。

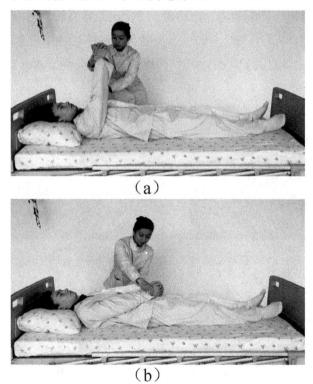

（a）

（b）

图 7-13-2　肩关节被动屈曲运动

（3）肩关节外展、内收运动：康复护理人员站于患侧，一手握住患侧肘关节，另一手握住患侧腕部，将患侧肘关节屈曲，缓慢外展，幅度近90°（图7-13-3），然后复位，反复进行。在肩关节运动过程中要将肱骨头向关节窝内按压，预防关节半脱位。

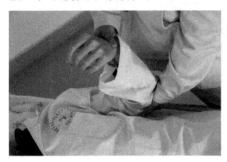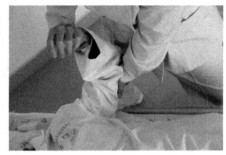

图 7-13-3　肩关节被动外展、内收运动

（4）肩关节内、外旋运动：协助者一手固定肱骨近端，另一手握住患者腕部，将患侧上肢外展至30°～60°；协助者用左手握住患者患侧前臂，右手握住患侧肘部，将肘关节屈曲近90°，肩关节内旋，然后再外旋（图7-13-4），反复进行。

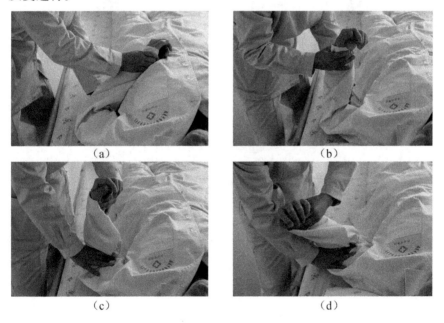

图 7-13-4　肩关节被动内、外旋运动

（5）肩关节水平外展、内收运动：患者双手 Bobath 握手，双上肢尽可能伸直，康复护理人员协助其由健侧上肢带动患侧上肢进行肩关节屈曲上举过头（图7-13-5），反复进行。

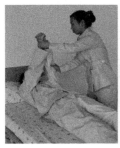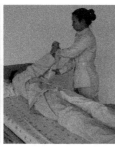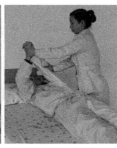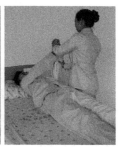

图7-13-5　肩关节被动水平外展、内收运动

2. 肩关节主动运动训练　患者双手 Bobath 握手，双上肢尽可能伸直，自主由健侧上肢带动患侧上肢进行肩关节屈曲上举过头，反复进行。

3. 肘关节运动训练

（1）被动屈伸运动：协助者近患者头侧手握住患侧肘关节上部，近患者足侧手握住患侧腕部，将患侧上肢稍向外展，将前臂向上抬起，使肘关节屈曲，然后将肘关节伸展（图7-13-6），反复进行。训练时保持腕关节伸展。

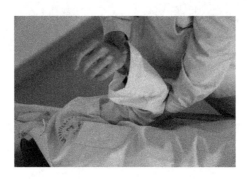

图 7-13-6　肘关节被动屈伸运动

（2）被动前臂旋转运动：协助者手握患者患侧手腕，使患侧手掌旋向患者颜面部，紧接着反方向旋向协助者（图7-13-7）。

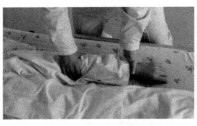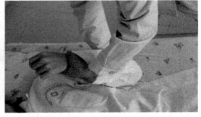

图 7-13-7　被动前臂旋转运动

（3）主动运动：患者坐位，双手 Bobath 握手，健手带动患手完成屈肘、复位动作，反复进行；患者坐位，双手 Bobath 握手，患侧前臂可置于患侧大腿上，健手带动患手完成前臂旋转运动，掌心向上为旋后，掌心向下为旋前，反复进行。

4.腕关节及手指关节运动训练

（1）被动腕关节背屈：协助患者患侧上肢外展30°～60°，屈肘近90°，协助者一手握住患者腕关节上方。做腕掌屈动作时，协助者另一手握住患者大鱼际肌协助完成掌屈运动；做腕背屈动作时，协助者另一手握住患者四指，背屈腕关节的同时伸展患者四指（图7-13-8）。

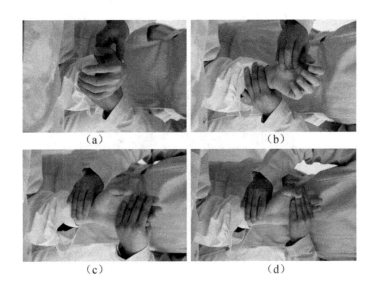

（a）　　　　　　　　　　（b）

（c）　　　　　　　　　　（d）

图 7-13-8　被动腕关节背屈运动

（2）被动掌指关节和指间关节运动：协助患者患侧上肢外展30°～60°，屈肘近90°。协助者右手握住患侧手的拇指及指间关节，左手将其余四指伸直，然后展开拇指，其余四指向后伸展，带动腕关节背屈；再将其余四指向前屈曲（图7-13-9），反复进行，幅度不宜过大。

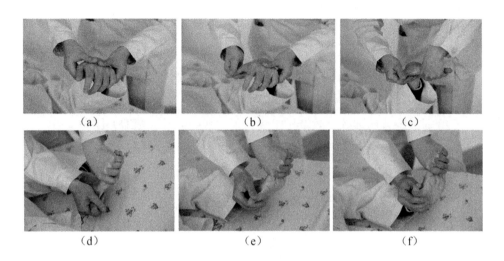

（a） （b） （c）

（d） （e） （f）

图7-13-9　被动掌指关节和指间关节运动

（3）主动运动：患者坐位，将患侧手放在健侧大腿上，患手掌心向下，用健手协助患侧腕关节背屈，再将患侧手指伸展；用健手从后方握住患手的四根手指，向掌心屈曲掌指关节，反复进行。

（四）注意事项

（1）进行肩关节被动活动前，首先要先活动肩胛胸廓关节。重点训练肩胛胸廓关节的运动。

（2）肩肱关节是人体活动度最大也是最不稳定的关节，在偏瘫早期必须予以保护，防止出现半脱位及关节周围软组织损伤。

（3）弛缓期肩关节的被动活动范围要控制在正常活动度的50%。肩关节屈曲运动0°～90°即可。做大于90°的运动时，应保护好肩关节，不允许达到甚至超过180°。

（4）避免关节出现疼痛。禁止关节牵拉手法。随着肌张力的增高，关节活动范围逐渐扩大。

（5）手部诸关节均要做到全关节活动范围的运动。

（6）预防手关节挛缩的重点是掌指关节伸展位、指间关节屈曲位的运动。

（7）拇指运动时防止仅运动远端关节，协助者的手要握住大鱼际肌，保证腕掌关节的运动。

技术十四　下肢关节训练

（一）目　的

（1）维持患侧髋、膝、踝关节正常关节活动范围，预防髋关节屈曲挛缩，预防踝关节跖屈、内翻挛缩；预防足趾屈曲挛缩。

（2）通过踝背屈训练有效牵拉跟腱，预防踝关节变形挛缩，保护足弓。

（3）在早期使患者体会正常的运动感觉以促使运动功能改善。

（二）用物准备

训练床、小凳子、沙袋（备用）。

（三）操作步骤

1. 髋、膝关节被动关节活动度维持训练

（1）髋、膝关节屈曲和伸展：患者平卧，协助者一手握住患者脚踝部，另一手放在腘窝部（图7-14-1），使髋关节和膝关节各屈曲至最大活动范围（图7-14-2）。然后恢复至起始位，反复进行。

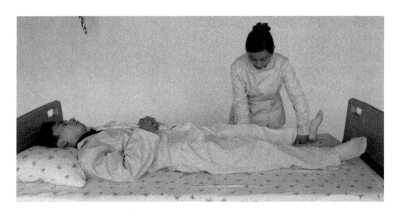

图7-14-1　髋、膝关节屈曲（起始位）

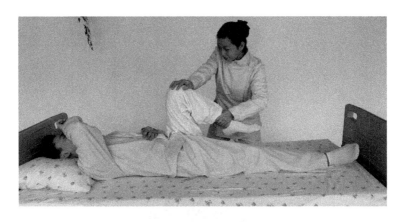

图 7-14-2　髋、膝关节屈曲（终末位）

（2）髋关节外旋和内旋：患者双下肢伸展位，协助者一手放在患者的膝关节上，另一手扶持踝关节内侧或外侧做向内侧或外侧的转动，完成髋关节内外旋运动（图7-14-3），反复进行。

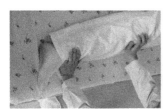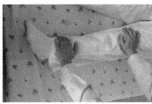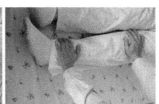

图 7-14-3　髋关节外旋和内旋

2. 踝关节与足趾关节运动被动活动度维持训练

（1）踝关节：协助者一手固定患足踝关节上方，另一手握住患足的足跟，向前下方牵拉跟骨，同时用前臂抵住足底前外侧缘，协助者通过身体重心的前移，向下方施加压力，使患足踝关节背屈（图7-14-4）。

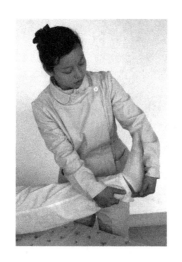

图 7-14-4　踝关节被动背屈运动

（2）被动运动足趾时，护理人员应以左手固定前脚掌，右手活动足趾间关节和跖趾关节。

（四）注意事项

（1）髋关节运动要充分，防止手法粗暴，骨盆不得出现代偿动作。

（2）当关节出现疼痛或周围软组织出现红、肿、热、痛等异常现象时，要做进一步检查，预防异位骨化的发生。

（3）被动运动踝关节时，不可握住前脚掌用力，以免造成足纵弓与横弓的塌陷。

（4）进行趾关节的训练可以预防足趾的屈曲挛缩。

（5）除训练时间外，应根据痉挛程度的不同，分别采用软支具、足托、短下肢支具等维持训练效果。

（6）对中度以上痉挛的患者，应配合踝背屈训练器逐渐缓解跖屈、内翻的痉挛模式。

技术十五　抑制肢体痉挛的训练

（一）目　的

（1）预防躯干和肢体的痉挛，使肌肉在任何姿势下均具有快速协调的控制能力。

（2）在早期使患者体会正常的运动感觉以促使运动功能改善。

（二）用物准备

训练床。

（三）操作步骤

1. 抑制躯干痉挛的训练

（1）患者取仰卧位，屈曲患侧髋关节和膝关节，足放于床上，协助者双手置于患侧髋、膝部，向健侧推动患侧下肢，保持肩部不动。通过伸展患侧躯干以抑制痉挛。

（2）患者取健侧卧位，协助者一手置于患侧肩部，另一手置于患侧髋关节处。训练时，协助者将患侧肩部向前推，将髋部向后拉，维持片刻，再做相反方向的运动（图7-15-1），重复操作数次。该活动既可伸展躯干，又可以增加躯干的灵活性。

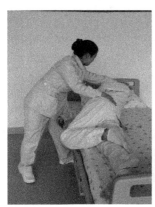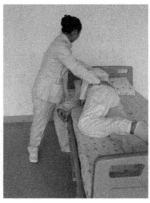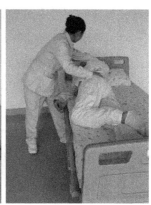

图 7-15-1　抑制躯干痉挛训练

2. 抑制下肢伸肌痉挛的训练　抑制下肢伸肌痉挛的活动，以骨盆旋转为主，包括卧位、坐位和站立位的活动。

（1）患者取仰卧位，双下肢屈髋、屈膝，双足平放于床面，协助者一手置于膝部，另一手固定双足，向两侧推动膝部，通过下肢的内旋、外旋来旋转骨盆，降低下肢伸肌张力。

（2）患者取坐位，双手交叉相握，伸直上肢，做躯干的左右旋转，通过腰椎相对于骨盆的旋转来抑制下肢伸肌痉挛。

（3）患者取站立位，双上肢放松，左右旋转躯干。

3.抑制上肢屈肌、下肢伸肌痉挛的训练　患者取仰卧位，双下肢屈髋、屈膝，双手交叉相握做抱膝的动作（如果抱双侧膝困难，可只抱患侧膝部，健侧下肢置于床面），并向腹部牵拉下肢，协助者可辅助患者身体做左右小幅度摇动。

4.抑制上肢痉挛的训练

（1）被动活动肩胛骨：预防肩胛骨周围肌肉的痉挛、挛缩，包括向上、向下、旋转及前伸活动。

（2）被动前屈肩关节：为抑制上肢屈肌痉挛，在前屈肩关节的过程中，应保持肘关节伸展及腕关节背伸，同时协助者运用手法抑制腕关节和手指的屈肌痉挛。被动活动时，患者取仰卧位，协助者位于患侧，一手把持患侧手（用中指、无名指和小指握住患者取拇指外的其余四指，拇指抵于手掌背侧，示指保持患者拇指伸展并置于外展位），保持腕关节背伸，另一手置于肘部，保持肘关节伸展，做肩关节的前屈运动。

（3）被动外展肩关节：患者仰卧位，协助者一手握持患侧拇指外的四指，保持伸展，另一手把持拇指，保持在伸展、外展位，肘关节伸展，做肩关节的被动外展运动。该活动可充分牵张肩关节的屈肌群和内旋肌群，以抑制其痉挛。

（4）抑制前臂旋前痉挛：患者取坐位，双手 Bobath 交叉相握，双上肢前伸置于面前的治疗桌上。用健手带动患手做旋后动作，并将重心向患侧移动，使得患侧上肢负重。

（四）注意事项

（1）训练动作应缓慢、有节奏，用力平稳，逐渐加力，结束时应逐渐减小力量。

（2）训练动作要准确、到位，在康复的各阶段均位坚持训练。

技术十六　轮椅训练

（一）目　的

（1）帮助患者熟悉、掌握轮椅的使用技术，使患者独立完成轮椅上的活动，提高生活自理能力，改善患者的生存质量。

（2）指导患者在使用轮椅期间避免并发症的发生。

（二）用物准备

偏瘫轮椅。

（三）操作步骤

1. 轮椅的选用　为了使患者能够保持坐位稳定，轮椅的坐面、靠背、脚踏板等与身体接触的部位要与患者的身体功能水平相适应。

2. 打开与收起　打开轮椅时，双手分别放在坐位两边的横杆上（扶手下方），同时向下用力即可打开。收起轮椅时，先将脚踏板翻起，然后双手握住坐垫前后两端，同时向上提拉即可收起。

3. 操纵轮椅　掌握正确的轮椅推行方法会更安全、更省力（图7-16-1）。

（1）向前推时，身体向后坐下，眼看前方，先将刹车松开，然后健侧上肢后伸，肘稍屈，双手紧握手推圈的后半部分，从10点钟方向向2点钟方向推行。

（2）一侧肢体功能正常而另一侧功能障碍的患者（如偏瘫），可以使用健侧上下肢同时操纵轮椅（图7-16-1）。

①先将健侧脚踏板翻起，健足放在地上，健手握住手推圈。推动时，健足在地上向前踏步，与健手配合，移动轮椅向前。

②转向时，健手驱动轮圈提供动力，健侧下肢则作为掌控方向的舵。

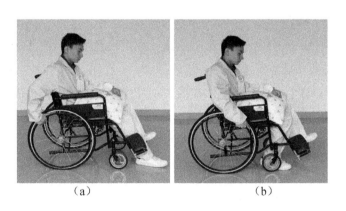

（a）　　　　　　　　　　　　　　　　（b）

图 7-16-1 偏瘫患者正确的轮椅驱动

（四）注意事项

（1）端正坐姿，使患者坐于轮椅的正中，背靠靠背并抬头，髋、膝关节尽量保持在90°左右。坐位平衡难以维持者，应加系安全带固定，以保证患者安全。

（2）轮椅适合在平整的地面上行驶，当前面遇到障碍物时，应绕道避开，以防出现轮椅倾倒的危险。

（3）在倾斜路面上使用轮椅时，切勿突然转换方向，以防轮椅侧翻。上坡时躯干前倾，重心前移，防止轮椅后翻。下坡时不要突然紧急刹车，防止轮椅前翻。当倾斜角度大于10°时，无论是上坡还是下坡必须要有协助人员站在其身后以保证安全。

（4）压疮是长时间使用轮椅最常见的并发症之一。为避免压疮发生，应保持轮椅坐面的清洁、柔软、干燥、舒适，并定时进行臀部减压，一般每30分钟抬臀一次，即用双手支撑轮椅的扶手，使臀部悬空并保持15秒左右。双手支撑困难者，可选择向前弯腰或向一侧倾斜的方法来达到臀部减压的目的，同时也要注意对乘坐轮椅时其他容易受压部位进行减压。

（5）对患者进行安全教育，帮助患者养成制动轮椅手闸的习惯，加强保护。定期对轮椅进行检查，切勿粗心大意。

（6）练习操纵轮椅上下斜坡时，要有协助人员站在其身后以保证安全。

技术十七　呼吸功能训练

（一）目　的

（1）各种呼吸训练可保证呼吸道通畅，纠正病理性呼吸模式，提高呼吸肌功能，促进排痰和痰液引流。

（2）改善肺与毛细血管的气体交换，加强气体交换效率，提高生活质量。

（二）用物准备

治疗床、1～2kg的沙袋、呼吸阻力仪器、呼吸训练器、蜡烛。

（三）操作步骤

1. 放松训练　在进行呼吸训练前，必须先使患者全身放松。放松训练有利于气急、气短所致的肌肉痉挛和精神紧张症状的缓解，减少体内能量消耗，提高呼吸效率。

（1）患者可采取卧位、坐位或站立体位，放松全身肌肉。

（2）对肌肉不易松弛的患者可以教其学会放松技术，让患者先充分收缩待放松的肌肉，然后再松弛紧张的肌肉，以达到放松的目的。还可以做肌紧张部位的节律性摆动或转动，以利于该部肌群的放松。缓慢地按摩或牵拉也有助于紧张肌肉的放松。

2.呼吸肌训练

（1）横膈肌阻力训练：患者取仰卧位，头稍抬高。指导患者掌握横膈吸气，在患者上腹部放置1～2 kg的沙袋或用辅助者的双手施加压力，让患者深吸气同时保持上胸廓平静，沙袋重量必须以不妨碍膈肌活动及上腹部鼓起为宜（图7-17-1）。逐渐延长患者阻力呼吸时间，当患者可以保持横膈肌呼吸模式且吸气不会使用到辅助肌约15分钟时，则可增加沙袋重量。

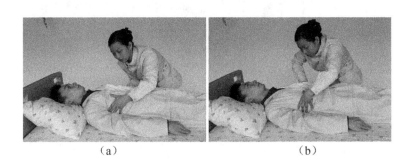

（a） （b）

图 7-17-1 横膈肌阻力训练

（2）吸气阻力训练：患者经手握式阻力训练器（各种不同直径的管子提供吸气时气流的阻力，管径愈窄则阻力愈大）吸气，每天进行阻力吸气数次。每次训练时间逐渐增加到20分钟、30分钟，以增加吸气肌耐力。当患者的吸气肌力/耐力有所改善时，逐渐将训练器的管子直径减小。

（3）使用呼吸训练器的呼吸训练：患者取仰卧或半坐卧位，放松舒适姿势。让患者做4次缓慢、轻松的呼吸。让患者在第4次呼吸时做最大呼气。然后将呼吸器放入患者口中，经由呼吸器做最大吸气并且持续吸气数秒钟。每天重复数次，每次练习5～10个呼吸训练。训练中避免任何形式的吸气肌长时间的阻力训练。如果出现颈部肌肉（吸气辅助肌）参与吸气动作，则表明膈肌疲劳。

3.腹式呼吸训练

（1）患者处于舒适放松姿势，取斜躺坐姿位。

（2）协助者将手置于患者前肋骨下方的腹直肌上。让患者用鼻缓慢地深吸气，患者的肩部及胸廓保持平静，只有腹部鼓起。然后让患者有控制地呼气，将空气缓慢地排出体外（图7-17-2）。重复上述动作三四次后休息，不要让患者换气过度。让患者将手放置于腹直肌上，体会腹部的运动，吸气时手上升，呼气时手下降。

（3）患者学会膈肌呼吸后，让患者用鼻吸气，以口呼气。让患者在各种体位下（坐、站）及活动下（行走、上楼梯）练习腹式呼吸。

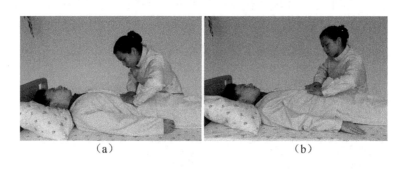

（a）　　　　　　　　　（b）

图 7-17-2　腹式呼吸

4.局部呼吸　适用于因手术后疼痛及防卫性肺扩张不全或肺炎等原因导致的肺部特定区域的换气不足。

（1）单侧或双侧肋骨扩张：患者坐位或屈膝仰卧位，协助者双手置于患者下肋骨侧方，让患者呼气，同时可感到肋骨向下、向内移动。让患者呼气，协助者置于肋骨上的手掌向下施压。恰好在吸气前，快速地向下、向内牵张胸廓，从而诱发肋间外肌的收缩。让患者吸气时抵抗协助者手掌的阻力，以扩张下肋。在患者吸气、胸廓扩张且肋骨外张时，可给予下肋区轻微阻力以增强患者抗阻意识。当患者再次呼气时，协助者手轻柔地向下、向内挤压胸腔来协助。教会患者独立使用这种方法。患者可将双手置于肋骨上或利用皮带提供阻力。

（2）后侧底部扩张：患者取坐位，垫枕，身体前倾，髋关节屈曲，双手置于肋后侧。按照上述的"侧边肋骨扩张"方法进行。这种方法适用于手术后需长期在床上保持半卧位的患者，因为分泌物很容易堆积在肺下叶的后侧部分。

5. 缩唇呼吸　患者闭嘴经鼻吸气后，将口唇收拢为吹口哨状，让气体缓慢地通过缩窄的口形，徐徐吹出。一般吸气2秒，呼气4～6秒，呼吸频率＜20次/分。训练时，患者应避免用力呼气使小气道过早闭合。呼气的时间不必过长，否则会导致过度换气。呼气流量以能使距口唇15～20 cm处的蜡烛火焰倾斜而不熄灭为度，以后可逐渐延长距离至90 cm，并逐渐延长时间。

6. 预防及解除呼吸急促　患者放松、身体前倾，该体位可刺激膈肌呼吸。按医嘱使用支气管扩张剂。让患者进行吹笛式呼气，同时减少呼气速率，呼气时不要用力。每次吹笛式呼气后，以腹式吸气，不要使用辅助肌。让患者保持此姿势，并尽可能放松地继续吸气。

（四）注意事项

（1）选择适宜环境训练。

（2）训练过程中应注意患者的生命体征，锻炼时或锻炼后若出现心慌、胸闷等，应立即停止。

（3）训练适度，吸气后不宜长时间憋气。

技术十八　排痰训练

（一）目　的

（1）各种呼吸训练可保证呼吸道通畅，纠正病理性呼吸模式，提高呼吸肌功能，促进排痰和痰液引流。

（2）改善肺与毛细血管气体交换，加强气体交换效率，提高生活质量。

（二）用物准备

治疗床。

（三）操作步骤

1. 有效咳嗽训练　将患者安置于舒适和放松的位置，指导患者在咳嗽前先缓慢深吸气，吸气后稍屏气片刻，快速打开声门，用力收腹将气体迅速排出，引起咳嗽。一次吸气，可连续咳嗽3声，并于停止咳嗽后，缩唇将余气尽量呼尽。之后平静呼吸片刻，准备再次咳嗽。如深吸气可能诱发咳嗽，可试断续分次吸气，争取肺泡充分膨胀，增加咳嗽频率。咳嗽训练一般不宜长时间进行，可在早晨起床后、晚上睡觉前或餐前半小时进行。

2.**辅助咳嗽技术** 患者仰卧于硬板床上或坐在有靠背的椅子上，面对着协助者，协助者的手置于患者的肋骨下角处，嘱患者深吸气，并尽量屏住呼吸，当其准备咳嗽时，协助者的手向上、向里用力推，帮助患者快速呼气，引起咳嗽。

3.**叩击** 协助者五指并拢，掌心空虚，呈杯状（图7-18-1），患者呼气时在与肺段相应的特定胸壁部位进行有节律的快速叩击（80～100次／分），每一部位叩击2～5分钟，叩击与体位引流相结合可使排痰效果更佳。

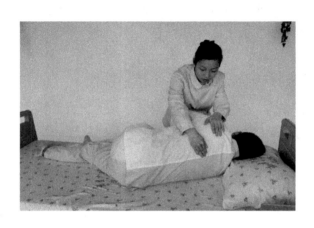

图7-18-1 叩击

4.**振动** 协助者两只手直接放在患者胸壁的皮肤上并压紧，在患者呼气的时候给予快速、细小的压力振动，每次0.5～1分钟，每一部位振动5～7次。振动法有助于纤毛系统清除分泌物，常用于叩击之后，禁忌证同叩击法。

5.**体位引流**

（1）向患者解释体位引流的目的、方法以及如何配合，消除患者的紧张情绪；准备好体位引流用物。

（2）借助X线或采用听诊、触诊、叩诊等方式判断痰液潴留的部位。

（3）根据检查将患者置于正确的引流姿势，即使痰液的潴留部位位于高处，使次肺段向主支气管垂直引流，同时观察患者的反应。每次引流一个部位，一般5～10分钟，如有多个部位，则总时间不要超过45分钟，以防止造成患者疲劳。

（4）在体位引流时，联合不同的徒手操作技术如叩击、振动等，同时指导患者深呼吸或者有效地咳嗽以促进痰液排出。

（5）治疗频率应根据患者的病情而定，一般情况下，每天上、下午各引流一次，痰量较多时，可增至每天三四次。

6.吸痰法 利用机械吸引的方法，经口、鼻腔、人工气道将呼吸道的分泌物吸出，用于年老体弱、危重、昏迷、麻醉未清醒前、气管切开等不能有效咳嗽、排痰者。临床上常用的吸痰装置有电动吸引器和中心负压吸引装置两种，它们利用负压吸引原理，连接导管以吸出痰液。注射器吸痰法一般采用50 mL或100 mL注射器连接吸痰管进行抽吸，适用于紧急状态下的吸痰。

（四）注意事项

（1）排痰训练期间应配合饮水、支气管湿化、化痰、雾化吸入、胸部的扩张练习、呼吸控制等措施以增加疗效。

（2）体位引流宜在早晨清醒后进行，不允许安排在饭后立即进行，应在饭后1～2 h或饭前1 h进行头低位引流，防止胃食管反流、恶心和呕吐；引流过程中需注意生命体征的变化。

（3）操作不应该引起疼痛或者不适。